SABINE KRIEGER

POSITIVE AGING YOGA

SABINE KRIEGER

POSITIVE AGING YOGA

Harmonie für Körper und Geist

COPRESS

Inhaltsverzeichnis

Mit Freude!

Sabine Krieger ist für mich eines der besten Beispiele für Positive Aging: Ich habe sie vor einigen Jahren als sehr fitte, intelligente, neugierige und warmherzige Frau voller Entdeckergeist kennengelernt, von der man gerne lernen möchte, und sie seitdem immer wieder getroffen – wobei ich auch ihre eigene enorme und intensive Weiterentwicklung beobachten durfte.

Sie hat mit »Positive Aging Yoga« ein Buch geschrieben, in dem nichts schöngeredet wird, in dem es aber viele Ansätze gibt, das eigene Älterwerden als Chance und spannende Entwicklung wahrzunehmen und nicht als Last. Vor allem nicht als einen Prozess, der einem eben »passiert« und an dem man nicht aktiv mitwirken kann.

Sabine gibt ihren Leser:innen viele Werkzeuge an die Hand, um diese Lebensphase mit Freude, Neugierde, Elan, aber auch Gelassenheit und Akzeptanz anzugehen. Sie arbeitet mit Ansätzen der Positiven Psychologie, Patanjalis achtgliedrigem Pfad, mit Yogaübungen, Embodiment und Focusing – um nur einige ihrer Grundlagen zu nennen.

Es geht dabei nicht um Selbstoptimierung, sondern ums Beobachten. Darum, sich selbst besser kennenzulernen und mehr innere Freiheit zu gewinnen. Darum, sich selbst näherzukommen und wirklich das zu leben, was einem ganz persönlich entspricht.

Sie macht aber auch ganz klar, dass wir eine gelassene Haltung gegenüber unserem Älterwerden nur selbst entwickeln können, indem wir Freude daran aufkommen lassen. Sie führt es uns in einer sehr klaren, liebevollen Ansprache vor Augen, zitiert inspirierende Quellen und bringt uns wertvolle Übungen bei. Man fühlt sich mitgenommen und getragen von ihrer eigenen Begeisterung und langjährigen Erfahrung.

Ich bin selbst in meinen Fünfzigern und habe mich beim Lesen des Buches und bei allen Übungen, die ich ausprobiert habe, sehr erweitert und inspiriert gefühlt. Meine Vorfreude ist gewachsen: Vorfreude auf die Veränderungen, die noch kommen dürfen, egal, wie alt ich werde. Gleichzeitig habe ich mich auch ganz in diesem Moment spüren können und mich an allem, was mein Leben jetzt schon ausmacht, freuen können.

»Werde, der du bist« hat schon der griechische Dichter Pindar geschrieben. Mit diesem Buch kann das gelingen.

IRINA ALEX,
Yogalehrerin

Aufs Gute konzentriert

Dieses Vorwort müsste eigentlich aus der Feder von Barbara Fredrickson stammen. Die US-amerikanische Psychologin gehört zu jenen Wissenschaftler:innen, die vor mehr als 20 Jahren das Manifest der Positiven Psychologie zusammen verfassten. In diesem Manifest geht es darum, sich in der Forschung auf Quellen der psychischen Gesundheit zu konzentrieren, anstatt sie nur vom Defizitären her, über Krankheit und Störung, zu betrachten. Fredrickson selbst legte ihren Forschungsschwerpunkt auf die Wirkungsweise von positiven Emotionen, und viele Disziplinen profitierten von ihren Erkenntnissen.

Nun wird dieses Wissen auf ein weiteres Feld übertragen: Sabine Krieger zeigt mit ihrem Buch die Bedeutung der positiven Emotionen für ein gelungenes Älterwerden auf, und zwar in sehr praktischer Weise, denn ihr Ansatz und die Auswahl und Bedeutungserweiterungen der Emotionen machen Sinn und leuchten ein. Es geht um Dankbarkeit, Stolz und Gelassenheit. Freude wird bei ihr zur Lebensfreude, die Liebe ergänzt sie um die Selbstliebe. Dieser Modulierung der positiven Emotionen im Kontext von Älterwerden würde Barbara Fredrickson Beifall spenden!

Und nicht nur Fredrickson, sondern auch Martin Seligman, der »Begründer« der Positiven Psychologie. Er ermutigt seine Studierenden stets, sein PERMA-Konzept weiterzuentwickeln. Sabine Krieger tut dies auf sehr stimmige Weise und nimmt ihre Leser:innen mit auf eine lohnende Entdeckungsreise. Sie erweitert die PERMA-Faktoren (positive Emotionen, Engagement, Beziehungen, Sinnhaftigkeit und Zielerreichung) um zwei weitere, die bedeutsam für einen neu zu gestaltenden Lebensabschnitt sind: Rituale pflegen und Kraft aus Erinnerungen schöpfen. Rituale verankern und erleichtern den Tagesablauf, sie geben Struktur – Faktoren, die bedeutsam sind, wenn ein Arbeitsalltag nicht mehr gegeben ist. Und sie gibt wichtige Anregungen, wie sich diese Faktoren neu etablieren können. Wertvoll ist ihre Empfehlung, eine Timeline mit den positiven Erinnerungen zu erstellen.

Somit ist »Positive Aging Yoga« ein sehr praxisbezogenes Buch sowohl für den Körper als auch für den Geist. Sabine Krieger schlägt interessante Brücken zur Gehirnforschung, zur Anti-Aging-Medizin, zur Philosophie und zum Yoga. Es ist daher auch ein sehr wertvolles Buch für Coaches, Trainer:innen und Lehrer:innen, da die Themengebiete fundiert und bündig dargestellt werden und konkrete Übungen zeigen, wie Menschen in der Selbstreflexion und bei der Gestaltung ihres neuen Lebensabschnitts unterstützt werden können.

Es ist zudem ein sehr ehrliches Buch. Sabine Krieger schreibt über das Älterwerden in entlarvender Offenheit. Ungeschönt gelangt sie angesichts der Falten und des Bauchspecks zu der ernüchternden Erkenntnis, dass der Körper sich verändert. Doch sie zeigt uns, was das Älterwerden auch ist: ein natürlicher Prozess, der auf der einen Seite Verluste mit sich bringt, auf der anderen Seite aber auch einen Mehrwert an Glück und Zufriedenheit. Sie regt an zu einem schönen Nachdenken, was Glück für jeden von uns ganz persönlich bedeutet. Und sie unterstützt die Leser:innen dabei durch ihre eigene Sichtweise. Denn sie ist eine Kämpferin für wertebasiertes Glück, das sich in der Verbundenheit mit sich und anderen zeigt. Ihrer Einladung, den Prozess des Älterwerdens stark und mutig zu gestalten, folgt man gerne und mit großem Nutzen. Älterwerden ist ein Prozess, bei dem man sehr viel gewinnen kann: ein gutes, langes Leben.

ELISABETH WALCHER,
Coach, Trainerin und Ausbildnerin
für Positive Psychologie

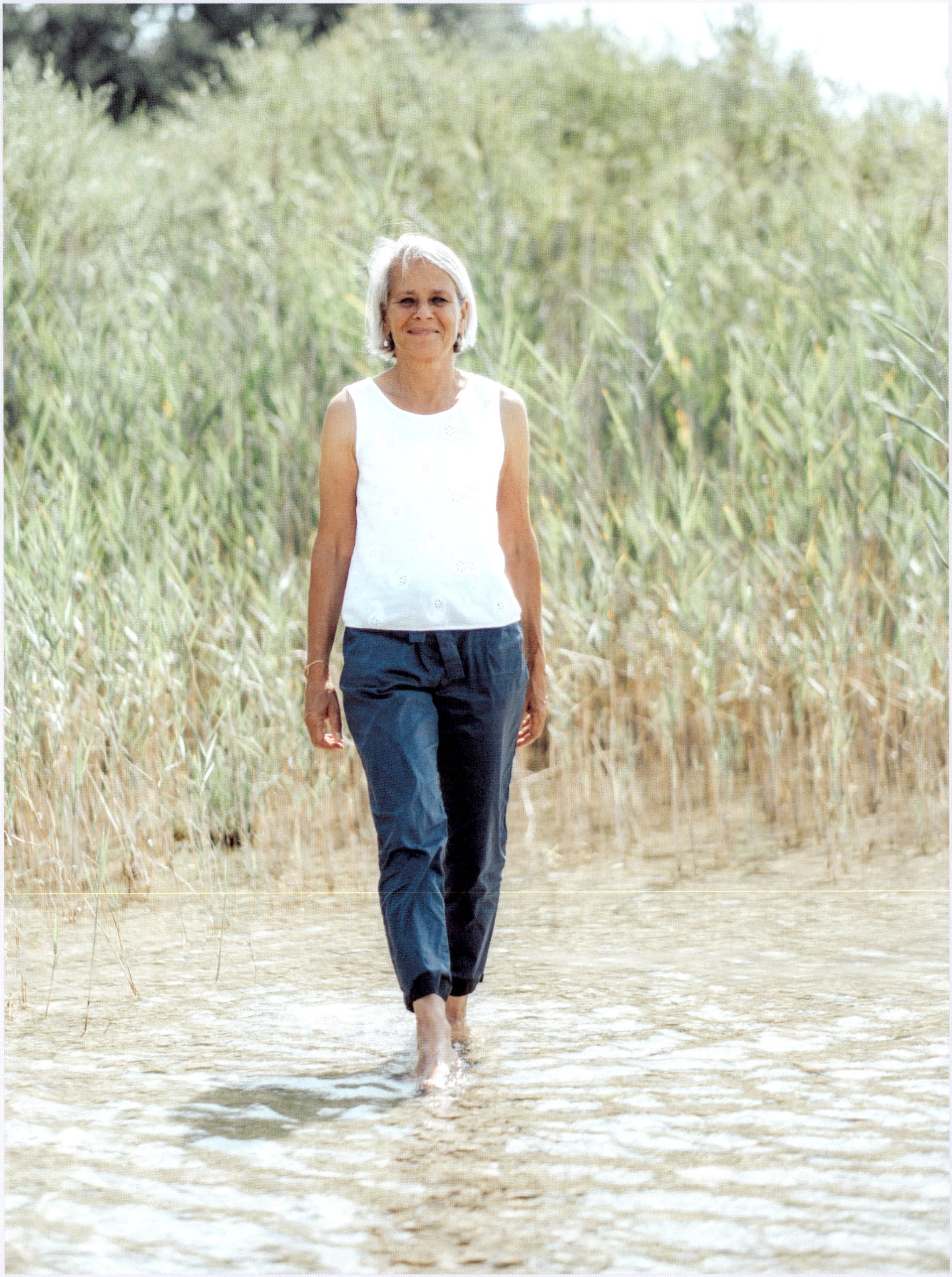

Kapitel 1

Zeit zu leben

Vor einigen Jahren brachte Reinhard Mey ein neues Album heraus und ich war fasziniert von dem Song »Zeit zu leben«. In dem Lied geht es darum, dass nichts bleibt, wenn wir sterben. Wir können nichts mitnehmen und sollten deshalb jetzt leben. Für mich war das der Anlass, mein Leben zu überdenken. Bin ich zufrieden, bin ich glücklich? Was ist mir wirklich wichtig? Sehe ich zu oft das Negative? Lamentiere ich zu viel darüber, was nicht mehr geht? Mir wurde bewusst, dass so vieles in meinem Leben positiv ist. Doch oft war mir der Blick darauf verstellt. Eine tiefe Dankbarkeit hat mich seitdem erfasst und mir langsam den Weg zu einer positiven Sicht auf mein Leben eröffnet.

Mein Weg hat mich dazu geführt, Positive Aging Yoga zu entwickeln – die Verbindung von Positiver Psychologie und Yoga. Und diesen Weg, die Veränderung der inneren Haltung, möchte ich gerne mit dir teilen.

Wir leben in einer Gesellschaft, in der wir immer älter werden. Die Lebenserwartung steigt Jahr für Jahr. Ein heute geborenes Kind wird im Durchschnitt 79–84 Jahre alt.[1] Das heißt, dass es für uns durchaus realistisch ist, 90 oder gar 100 zu werden. Das ist ein Segen, dank der medizinischen Errungenschaften, aber es ist auch eine Herausforderung. Denn ein so langes Leben beinhaltet auch viele Veränderungen – körperlich, psychisch, geistig – und viele Lebensphasen, die sich stark voneinander unterscheiden. Es ist nicht immer alles gut und vieles wird nicht besser, wenn wir älter werden.

Doch wie würden wir am liebsten alt werden? Wahrscheinlich aktiv, gesund, faltenarm, beweglich, energiegeladen … oder?

Doch so wird es nicht kommen. Unsere Haut wird faltiger, die Elastizität des Bindegewebes nimmt ab, die Muskelmasse wird immer weniger und durch Fett ersetzt, die körperliche und seelische Belastbarkeit sinkt deutlich. Heilungsprozesse dauern länger – lauter Einschränkungen, mit denen wir leben lernen müssen.

Natürlich können wir etwas für uns tun. Für unsere Kraft und Beweglichkeit, für unsere Gesundheit, für unsere äußere Schönheit, für unseren Geist und unsere Seele. Aber wir können damit die Alterungsprozesse nur hinauszögern. Wenn wir also glücklich und zufrieden 90 Jahre alt werden wollen, dann sollten wir nicht lamentieren und frustriert sein. Dann sollten wir nicht zurückschauen und dem, was mal war, nachtrauern.

Denn es gibt einen anderen Weg, nämlich die Veränderungen positiv anzunehmen und unsere innere Haltung zu verändern. Nur dann können wir auch die schönen Dinge des Älterwerdens sehen. Und ja, auch wenn du es vielleicht nicht glaubst, die gibt es!

Unsere Lebenserfahrung hat uns gelehrt, mit Schwierigkeiten umzugehen und dadurch Dinge nicht mehr so ernst zu nehmen. Immer wieder haben wir einen Weg aus unseren Dilemmata gefunden. Das macht uns gelassener, je älter wir werden.

Auch wissen wir meist deutlich besser, was uns guttut und was nicht. Und nicht zuletzt nimmt auch unsere Resilienz zu. Wir sind widerstandsfähiger und können uns dadurch leichter an die Veränderungen eines fortschreitenden Alters anpassen. Und nach der »Rushhour« des Lebens, wenn die Kinder aus dem Haus sind und der berufliche Gipfel erreicht ist, bleibt auch meist mehr Zeit für die persönlichen Bedürfnisse. Es ist endlich Zeit für Selfcare: auf sich selbst zu schauen, sich selbst zu akzeptieren und lieben zu lernen.

Das Glück des Älterwerdens im 21. Jahrhundert

Kannst du dich noch erinnern, als du das erste Mal bewusst wahrgenommen hast, dass du langsam älter wirst? Wahrscheinlich hat irgendetwas nicht mehr so funktioniert wie früher oder du hast dich wiederholt müde und schlapp gefühlt, obwohl doch eigentlich gar nicht so viel los war. Oder die Rückenschmerzen waren nach ein paar Tagen noch nicht vorbei. Kommt dir das bekannt vor? Dann ist es gut, dass du dieses Buch in den Händen hältst, denn ab diesem Zeitpunkt des bewussten Wahrnehmens des Älterwerdens hast du wahrscheinlich noch ein langes Leben vor dir.

Wer jetzt 65 Jahre alt ist, hat nach der Veröffentlichung des Statistischen Bundesamtes durchschnittlich eine weitere Lebenserwartung von 21,1 (Frauen) bzw. 17,8 (Männer) Lebensjahren.[2] Aber auch die Zahl der Hochbetagten über 90 Jahre nimmt jährlich zu.

Es gibt viele Faktoren, die dazu beitragen, dass wir immer älter werden. Da ist vor allem die immer bessere medizinische Versorgung. Der medizinische Fortschritt verhindert oder heilt zahlreiche Krankheiten, an denen früher viele Menschen gestorben sind. Durch Früherkennung können auch viele Krebserkrankungen geheilt werden. Und die Entwicklung geht immer weiter. Theoretisch können wir über 100 Jahre alt werden, aber dafür brauchen wir eine genetische Veranlagung und eine gute Lebensweise. Und das heißt viel Bewegung, gesunde Ernährung, aber auch wenig Stress. Und vor allem eine positive Grundhaltung zum Leben. Denn was nützt es uns, wenn wir immer älter werden, wenn wir mit den Veränderungen hadern und nur dem nachweinen, was nicht mehr geht oder nicht mehr so ist? Ein langes Leben ist nur dann ein gutes Leben, wenn wir unsere Haltung verändern. Nicht das halb leere Glas sehen, sondern das halb volle. Wir haben es schließlich selbst in der Hand, ob wir zufrieden alt werden. Was für ein Privileg!

Altern in Körper und Geist

Der Blick in den Spiegel zeigt es uns jeden Morgen. Wir werden älter. Hier eine neue Falte, dort ein Altersfleck, ein weiteres graues Haar. Altern ist ein natürlicher Prozess. Wie und wie schnell wir altern, ist genetisch vorbestimmt. Doch wir können diese Disposition durch eine gesunde Lebensführung erheblich beeinflussen.

Was aber passiert im Alterungsprozess in unserem **Körper**? Warum verlieren wir an Beweglichkeit, warum bekommen wir Falten? Das liegt beispielsweise daran, dass der Körper weniger Wasser speichert. Ab 30 verlieren wir jährlich Muskelmasse. Stattdessen wird mehr Bindegewebe und Fett in den Muskeln eingelagert. Die Muskelzellen verlieren ihre Anpassungsfähigkeit. Doch die gute Nachricht ist, dass sie sich bis ins hohe Alter trainieren lassen. Allerdings ist, je älter wir werden, mehr Training notwendig. Die Knochendichte nimmt ab. Das Knorpelgewebe verliert an Elastizität und Substanz und wird zudem durch Abnützung beansprucht. Das gilt auch für Sehnen und Bänder, besonders, wenn sie nicht regelmäßig beansprucht und gedehnt werden. Das Immunsystem wird schwächer, Heilung dauert länger. Der Stoffwechsel wird langsamer. Das klingt erst mal nach einem Horrorszenario – ist es aber nicht, denn die Veränderungen verlaufen so langsam, dass die Anpassung kontinuierlich stattfindet.

Aber nicht nur der Körper verändert sich, wenn wir älter werden. Auch unsere Bedürfnisse verändern sich. Der Arzt und Gesundheitswissenschaftler Tobias Esch[3] hat zahlreiche neurowissenschaftliche Studien ausgewertet und daraus drei Glückstypen entwickelt. Er kommt zu dem Schluss, dass sich das Glücksgefühl im Laufe des Lebens verändert. Es hängt stark mit dem Belohnungssystem des Gehirns zusammen.

Die Jugend ist geprägt von Glückstyp A, dem »Glück des Erreichenwollens«, der Vorfreude, der Ekstase, dem Bewältigen von Herausforderungen, der Abenteuerlust. Es besteht vor allem aus kurzen, sehr intensiven Hochmomenten, die vergänglich sind, aber als positive Erfahrungen abgespeichert werden. Dadurch lernen wir, was uns guttut und was nicht.

Aus der Jugend treten wir in die Lebensphase der Verantwortung über. Die intensive Berufsphase, die Familiengründungsphase – eine Zeit, geprägt von Erwartungen, Verpflichtungen, Mehrfachbelastungen. In dieser Phase des Lebens empfinden wir dann meist Glückstyp B – das »Erleichterungsglück«. Das Auf- und Durchatmen nach einem stressigen Tag, das Gefühl, loslassen zu können, einfach sein zu können.

Und nach der »Rushhour« des Lebens treten wir in die Phase des Glückstyps C ein. Sie ist geprägt von Zufriedenheit und einer Kultur des Weitertragens. Wir geben unser Wissen, unsere Weisheit, unsere Erfahrungen weiter an jüngere Generationen, sorgen uns um Familienmitglieder oder auch um das große »Wir«. Diese sogenannte Generativität begünstigt inneres Loslassen und Zufriedenheit.

Je erfüllter das bisherige Leben gewesen ist, desto eher können wir unsere Erwartungen den Umständen anpassen. Studien wie die Generali Altersstudie von 2017[4] haben ergeben, dass zwei Drittel der 65- bis 85-Jährigen völlig zufrieden sind. Und das trotz steigender körperlicher Beeinträchtigungen. Die Forschung spricht vom **Zufriedenheitsparadoxon**. Zur Stabilisierung ihres Wohlbefindens nutzen viele ältere Menschen verschiedene Strategien, um die Beeinträchtigungen zu kompensieren. Sie konzentrieren sich auf die Menschen und Dinge im Leben, die ihnen Freude machen, und werfen den Ballast der Negativität ab. Denn die Erfahrung hat gelehrt, dass es sich nicht lohnt, sich aufzuregen. Vieles, was früher eine große Bedeutung hatte, wird kleiner. Sie vereinfachen ihre Tätigkeiten und sie haben mehr Zeit. Doch das ist natürlich kein Selbstläufer. Älterwerden ist ein fließender Prozess. Es gibt nicht diesen einen Zeitpunkt, an dem wir nur noch Glückstyp C erleben. Deshalb müssen wir immer etwas dafür tun, dass wir dieses zufriedene Glück, die Gelassenheit und die Dankbarkeit im Alter auch spüren können.

Die Bedeutung von Selbstwahrnehmung, Akzeptanz und Loslassen

Bis Ende 40 glaubte ich, dass ich alles schaffen würde, wenn ich es nur wollte. Signale meines Körpers ignorierte ich, warf eine Tablette ein und machte weiter wie bisher. Ich hatte bis dahin keine Verletzung gehabt, obwohl ich Sport studiert hatte und viel Sport trieb. Husten und Schnupfen schob ich beiseite, war nie richtig krank. Bewegung war mein Ausgleich zum Stress in der Politik, mein Lebenselixier! Ich lief Marathon, und plötzlich schickte mir mein Körper ein Signal, das ich eigentlich nicht ignorieren konnte. Aber ich tat es. Kurz vor dem Marathon, nach einem intensiven, mühevollen Training, bekam ich eine Blasenentzündung. Doch anstatt sie auszukurieren, absolvierte ich meinen letzten 30-km-Trainingslauf und startete ein paar Tage später beim Marathon. Zwar mit dem Vorsatz, aufzuhören, wenn die Beschwerden zu stark wurden – doch ich überging meinen Körper, meine Schmerzen, und lief bis zum Ende. Der Wille setzte sich durch. Und die Folgen waren fatal. Die Blasenschmerzen gingen nicht weg, sie blieben viele Monate. Ich hatte die Zeichen meines Körpers, der nach Ruhe, Entspannung und weniger Stress schrien, missachtet. Und ich tat es weiter. Es musste doch wieder alles so werden wie früher!

Irgendwann wurde es tatsächlich besser und ich glaubte, dass ich nun wieder wie früher leben könnte. Doch die Freude war kurz. Der Rücken meldete sich. Bandscheibenvorfall. Was tun? Nichts half richtig und nach einem Jahr ließ ich mich von einer OP überzeugen. Immer noch in der Hoffnung, dass alles wieder werden würde wie früher.

Der Stress in der Politik war enorm, aber ich brachte das nicht mit meinen körperlichen Beschwerden in Zusammenhang. Erst als nach der OP alles noch schlimmer wurde, begann ich zu akzeptieren, dass ich nicht so weitermachen konnte. Ich nahm meine körperlichen Symptome endlich ernst und fing an, in meinem Leben etwas zu verändern. Ich befasste mich zum ersten Mal mit mir selbst, mit meinen Bedürfnissen, und ich ließ es endlich zu, dass es neben Leistung auch noch etwas anderes gibt.

Dazu musste ich meinen Körper so akzeptieren, wie er sich mir zeigte, musste akzeptieren, dass ich nicht so leistungsfähig bin wie andere, musste das Joggen loslassen. Und mein Körper ließ erst los, als mein Leben ruhiger wurde und ich mehr auf ihn hörte. In dieser Zeit habe ich zum Yoga gefunden und es war eine der besten Entscheidungen meines Lebens.

Um diesen Sprung zu schaffen, musste es natürlich ein sportlicher Yogastil sein. Jivamukti war damals perfekt für mich, denn hier hatte ich intensive Bewegung und trotzdem bekam ich Tools an die Hand, mehr zu mir zu kommen. Und langsam hatte ich auch immer mehr Freude an den ruhigen Seiten des Yoga.

Aus der anfänglichen reinen Körperpraxis entwickelte sich über die Jahre eine ganzheitliche Praxis, die Achtsamkeit, Bewusstheit und Selbstwahrnehmung integrierte. Sie eröffnete mir eine neue Perspektive auf mein weiteres Leben – den Blick mehr nach innen zu richten und weniger nach außen. Und seitdem hat sich mein Weg der Selbstwahrnehmung, des Annehmens und Akzeptierens, des Loslassens immer weiterentwickelt.

Yoga hat mich verändert, mich dankbarer, demütiger und ruhiger gemacht.

Aber keine Angst, du musst dein Leben nicht vollständig ändern und alles infrage stellen. Es geht darum, die Signale des Körpers zu hören und ihnen immer mehr zu folgen. Die innere Balance zu finden, aus Anspannung und Entspannung, aus Herausforderung und Muße. Es ist ein wunderbarer Weg, der immer wieder Neues eröffnet und viel Lebensqualität gewinnen lässt. Für mich begann damals eine neue Lebensphase, die jetzt in dieses Buch mündet.

Denn nur wenn wir uns bewusst wahrnehmen – unseren Körper, unsere Gefühle, unsere Gedanken –, können wir unsere wahren Bedürfnisse erkennen. Annehmen, was ist, und loslassen, was nicht mehr geht. Und damit Raum für Neues schaffen.

Für wen ist dieses Buch

Dieses Buch wurde geschrieben für Frauen, aber auch Männer ab 50 Jahren, die nicht dem ewig Jungsein hinterhertrauern wollen, sondern die Veränderungen annehmen und die wunderbaren und erfüllenden Seiten des Älterwerdens erkennen, leben, gestalten und genießen wollen.

Das Szenario-Buch des Zukunftsinstituts »Pro-Aging«[5] beschreibt die Phasen der sogenannten zweiten Lebenshälfte in unserer Gesellschaft sehr treffend. Nach der »Rushhour« des Lebens folgt eben nicht gleich der Ruhestand, sondern eine zweite Aufbruchsphase. Sie beginnt ab Anfang 50, konsolidiert ab 60 und geht ab etwa 70 in die Weisheitsphase über. Die Studie spricht von »Free-Agern«, die nicht mit dem Älterwerden hadern, sondern sich neu entdecken und aus ihrer Lebenserfahrung Gelassenheit und Weisheit entwickeln.

Erst ab Mitte 80 beginnt dann langsam die Abschiedsphase, in der es ums Loslassen geht. Natürlich ist das alles fließend und individuell, aber es beschreibt doch das große Potenzial der zweiten Lebensphase. Eckart von Hirschhausen und Tobias Esch nennen sie in ihrem Buch »die bessere Hälfte«.[6] Und wir können viel tun, um diese »bessere Hälfte« zu gestalten und zu genießen. Für unseren Körper, aber auch für unseren Geist. Für unser ganzes Wohlbefinden. Dazu will dieses Buch beitragen.

Wie nutze ich dieses Buch

Das Buch ist ein Lesebuch und ein Praxisbuch. Der erste Teil hat dich über das Älterwerden informiert. Der zweite Teil stellt sich der Frage: Wer bin ich? Mein Ego oder mein Selbst? Um das herauszufinden, werden verschiedene Methoden – Yoga, Embodiment, Focusing und die Positive Psychologie – vorgestellt und ihre Bedeutung fürs positive Älterwerden beleuchtet. Der dritte Teil widmet sich der Frage: Wer will ich sein und was kann ich tun? Er ist unterteilt in einen Mind- und einen Body-Teil.

Der **Mind-Teil** orientiert sich an den Methoden der Positiven Psychologie. Er zeigt auf, was wichtig ist, um immer wieder auf die guten Seiten des Lebens zu schauen, auch wenn vieles sich verändert und manches nicht mehr geht.

Du kannst diesen Teil im Ganzen lesen oder auch einzeln in die Themen einsteigen. Vielfältige praktische Aufgaben animieren dazu. Du erfährst auch, wie Yoga dich bei dem Thema begleiten kann. Du findest Asanas, Meditationen, Atemübungen, Embodiment-Haltungen, Denkanstöße und Methoden aus der Positiven Psychologie und dem Focusing.

Der **Body-Teil** betont die Bedeutung von Beweglichkeit und Kraft, von gutem Schlaf und dem richtigen Umgang mit Schmerz im Alter. Eine breite Auswahl an Übungen aus dem Yoga regt dazu an, praktisch in die einzelnen Bereiche einzusteigen. Am Ende werden noch kurz die häufigsten Beschwerden im Alter beleuchtet und yogatherapeutische Tipps zum Umgang mit den körperlichen Problemen gegeben. Doch diese Tipps ersetzen keinen Arzt oder Physiotherapeuten! Sie sollen dir nur als Hilfestellung für ein möglichst beschwerdefreies Praktizieren dienen. Die Meditationen kannst du auf dein Handy sprechen und sie dann ganz entspannt praktizieren. Manche Asana-Sequenzen kannst du dir auf meiner Website herunterladen (positive-aging-yoga.de).

»Ein Weiser wurde gefragt,
welches die wichtigste Stunde sei,
die der Mensch erlebt,
welches der bedeutendste Mensch,
der ihm begegnet,
und welches das notwendigste Werk sei.

Die Antwort lautete:
Die wichtigste Stunde ist immer die Gegenwart,
der bedeutendste Mensch immer der,
der dir gerade gegenübersteht,
und das notwendigste Werk
ist immer die Liebe.«

Meister Eckhart

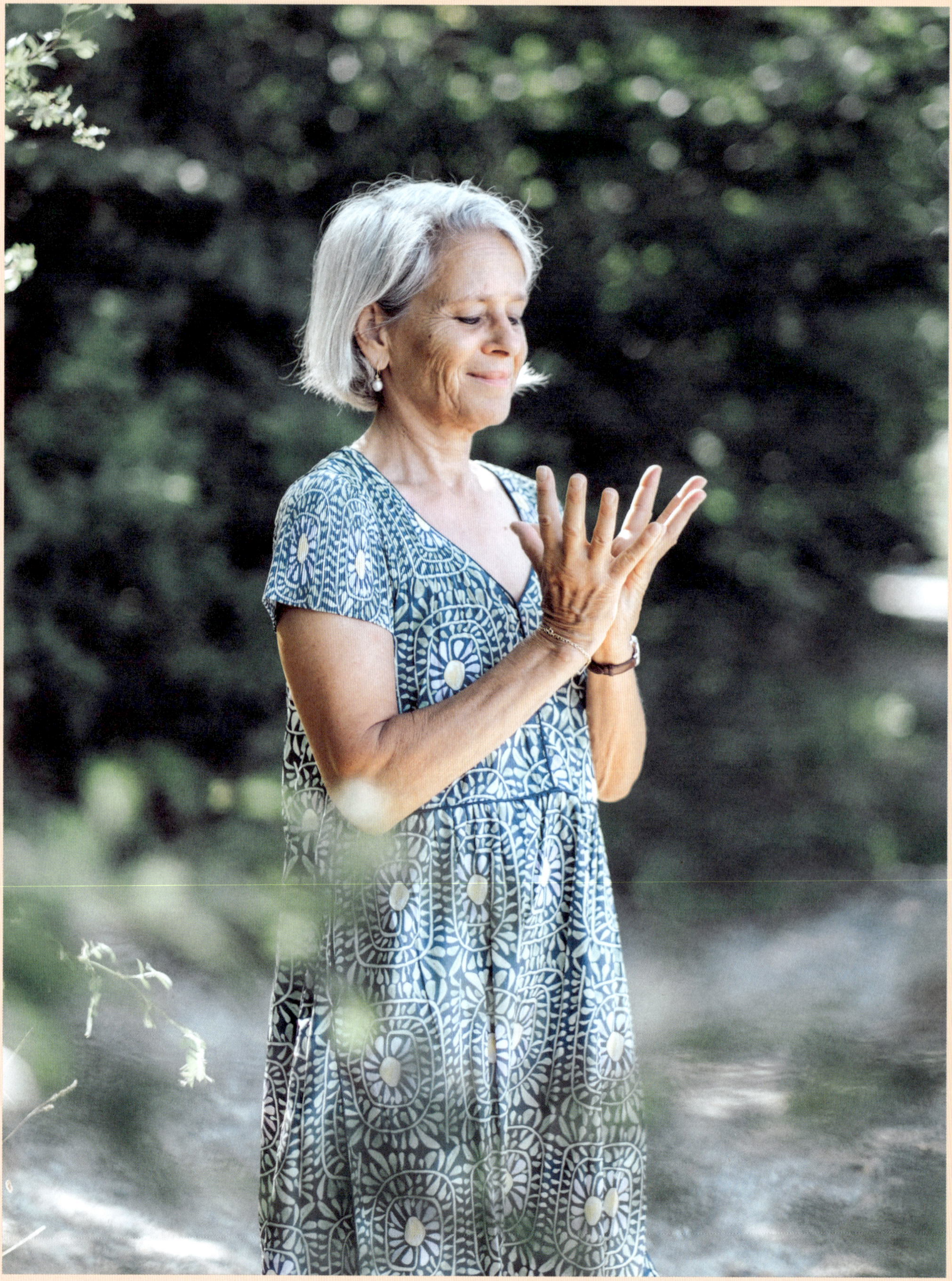

Kapitel 2

So bin ich – Wege zur Selbsterkenntnis

Wie würdest du auf die Frage antworten: Wer bist du? Meine Antwort lautet etwa so: Ich bin Sabine, Münchnerin, Deutsche, Politikerin, Yogalehrerin, Mutter, Ehefrau, Mitglied im Vorstand des Bund Naturschutz München, Tennisspielerin, Bergsteigerin, Skifahrerin ... Doch was sagt das über mich aus? Über meine Gefühle, meine Gedanken?

Unseren Status zu beschreiben, vermittelt uns die Sicherheit, zu wissen, wer wir sind. Doch sind wir das wirklich, oder ist das nur unser Verstand, der uns sagt, wer wir sind? Das »Ego«, wie es in der Psychologie genannt wird, das sich aus den Prägungen über viele Jahre entwickelt hat?

Wir beschreiben unsere Etiketten in der Gesellschaft, mit denen wir uns identifizieren. Diese Rollen haben wir erworben durch Prägungen, Erziehung, Sozialisation, Erlebnisse, Ereignisse und viele andere Einflüsse. Es sind Rollen, die mit unserem »Selbst« aber wenig zu tun haben. Denn wir sind nicht dieses Ego. Wir sind mehr. Wir sind einzigartig.

Unser Verstand blockiert das Erkennen des wahren »Selbst«, indem er uns immer wieder in unsere Rollen schickt. Damit steuern wir uns nicht selbst, sondern werden von äußeren Einflüssen gelenkt. Wir reagieren unbewusst auf Reize, die von außen kommen. Bin ich eine gute Mutter, wenn ich Vollzeit arbeite? Bin ich zu alt, um Yogalehrerin zu sein? Wir messen uns an anderen und gehen in den Vergleich. Doch was hat das eigentlich mit uns zu tun? Sind das nicht nur Gedanken, die diese Ängste und Zweifel entstehen lassen?

Um herauszufinden, wer wir wirklich sind, müssen wir unsere Rollen beiseiteschieben und lernen, unsere Gedanken und Gefühle zu beobachten. Wir müssen Distanz zu den Rollen bekommen. So haben wir die Chance, das nächste Mal eben nicht auf den Reiz, der von außen kommt, zu reagieren. Das ist der einzige Weg!

Diesen Weg haben schon die alten Inder in den Upanishaden, Schriften aus dem 7. bis 2. Jahrhundert v. Chr., beschrieben. Das Selbst wird in den Upanishaden als »Atman« bezeichnet. »Es drückt das Innere, Subjektiv-Essenzielle aus – im Gegensatz zur Objektwelt, zu dem, was uns gegenübersteht«, beschreibt Bettina Bäumer es.[8] Das, was dem Atman gegenübersteht, ist das Ego. »Das Ego zeigt nicht das, was wir sind, sondern das, zu dem wir gemacht worden sind und wozu wir uns – bedingt durch unser Wertesystem und die inneren Haltungen, die wir kultivieren – selbst gemacht haben bzw. wofür wir uns halten. Vor allem aber drücken wir mit unserem Ego aus, womit und wodurch wir uns identifizieren: mit unserem Körper, mit unseren Gedanken und Gefühlen, unserem Status und unserem Besitz«, so Anna Trökes in »Die kleine Yogaphilosophie«.[9]

Und was hat das jetzt mit dem Älterwerden zu tun? Viel, denn wenn wir älter werden, nimmt die Bedeutung des Außen immer mehr ab. Unsere Erfahrungen und unsere Lebenssituation erlauben uns, mehr Gelassenheit gegenüber dem Leben zu entwickeln. Aber wir müssen es auch zulassen und nicht dem unerreichbaren Ziel hinterherlaufen, immer jung, fit und dauernd leistungsfähig sein zu wollen. Dann haben wir eine Lebensphase vor uns, in der wir endlich mehr Zeit für die eigenen Bedürfnisse haben. Weniger Ego, mehr Selbst. Das ist doch eine wunderbare Perspektive!

Dieses Buch will dich auf diesem Weg begleiten mit Methoden und Praktiken aus dem Yoga, Embodiment, Focusing und der Positiven Psychologie.

Yoga und das positive Älterwerden

Was ist Yoga? Sport, Gymnastik, spirituelle Praxis, Esoterik, Philosophie ...?

Von allem etwas, je nach Ausrichtung, doch der moderne Yoga ist vor allem von der körperlichen Ausrichtung geprägt.

Als ich vor 25 Jahren schon mal einen Yogaversuch gemacht habe, landete ich in einem Sivananda-Yoga-Studio in meiner Nähe. Der europäisch aussehende Lehrer war orange gekleidet, trug eine Art Turban und hatte auch noch so einen eigenartigen, indisch klingenden Namen. Neben ein paar wenigen Asanas bestand die Stunde vor allem aus Meditation, Atemübungen und spirituellen Mantras. Ich fand es sehr befremdlich, aber ich schleppte mich noch mehrere Male in das Studio, denn ich hatte gelesen, dass Yoga mir helfen könne, ruhiger zu werden und mich mehr zu entspannen. Doch ich war noch nicht so weit. Als Sportlehrerin fehlte mir hier einfach die Bewegung. Diese statischen Haltungen waren mir völlig fremd und ich schaffte es nicht, mich dem Yoga zu öffnen. Nach einigen Versuchen gab ich auf. Damals gab es noch kein dynamisches Yoga in München. Vielleicht wäre dann alles anders gekommen.

So wie mir damals geht es vielleicht auch vielen anderen. Sie müssen erst einmal einen Zugang zum Yoga finden.

In den letzten 25 Jahren hat sich viel verändert. Yoga ist im Mainstream angekommen. Es gibt inzwischen unzählige Stile, die unterschiedliche Schwerpunkte setzen. Und doch liegt der Hauptfokus des heutigen Yoga auf den Körperhaltungen, eher statisch wie im Iyengar-Stil oder sehr dynamisch wie im Vinyasa-Stil. Gemeinsam ist allen die Verbindung von Atem und Bewegung, ergänzt je nach Stil durch Atemübungen, Meditationen, Kirtan, Musik, Chanten und anderen philosophischen Aspekten.

Die meisten Menschen beginnen Yoga als Körperübungen. Kraft, Beweglichkeit, Dynamik stehen im Vordergrund. Die anderen Aspekte des Yoga eröffnen sich vielen erst später.

Die jahrhundertealte indische Tradition des Yoga besteht aus drei großen Linien: Die **religiöse Linie** kommt aus den Upanishaden (einer Textsammlung aus dem 7. bis 2. Jahrhundert v. Chr.), den Veden (altindischen Schriften zu Religion und Philosophie) und der Bhagavadgita, einem großen Lehrgedicht. Die **klassisch-philosophische Linie** beruht auf dem Yogasutra von Patanjali (200 v.–200 n.Chr.) und die **Hatha-Linie** auf der Yoga Pradipika (800–1200 n. Chr.), einem Praxishandbuch zu Patanjalis Sutra. Daraus ist über die Jahrhunderte die yogische Weltanschauung entstanden.

Der moderne Yoga orientiert sich vor allem an Patanjalis Yogasutra und an dessen »Achtgliedrigem Pfad«, einem Leitfaden zur inneren Freiheit. Patanjali war ein indischer Weiser, der wohl zwischen dem 2. Jh. v. Chr. und dem 4. Jh. n. Chr. gelebt hat. Er gilt als Vater des Yoga.[10]

Der achtgliedrige Pfad umfasst:

1. **Yamas** – den Umgang mit der Umwelt
2. **Nyamas** – den Umgang mit dir selbst
3. **Asana** – den Umgang mit dem Körper
4. **Pranayama** – den Umgang mit dem Atem
5. **Pratyahara** – den Umgang mit den Sinnen
6. **Dharana** – Konzentration
7. **Dhyana** – Meditation
8. **Samadhi** – die innere Freiheit

Dieser Pfad ist ein Prozess, ein langer Weg, der viel Disziplin **(Abhyasa)**, aber auch Gleichmut **(Vairagya)** erfordert.

Die Weisheiten des Patanjali sind ein wunderbarer Begleiter im Alter. Eine regelmäßige **Asana-Praxis** mit der großen Vielfalt an Asanas schult Kraft, Gleichgewicht und Beweglichkeit. Und gerade diese Fähigkeiten gehen uns im Alter immer mehr verloren und benötigen regelmäßiges Training, um erhalten zu werden.

Meditationen helfen uns, ruhiger und gelassener zu werden, und lassen uns mehr nach innen schauen, um unsere tiefsten Bedürfnisse zu erkennen und diese endlich mehr zu leben. **Pranayama** (Atemübungen) lenkt die Energie im Körper und beruhigt den Geist.

Neben der aktiven Praxis kann aber gerade die Yogaphilosophie der **Yamas** und **Nyamas** im Alter ein wichtiger Leitfaden für das Leben sein.

DIE YAMAS

Ahimsa - Gewaltlosigkeit

ist eines der obersten Gebote der Yogalehre, und das nicht nur gegenüber anderen, sondern auch uns selbst gegenüber. Gerade wenn wir älter werden, sollten wir uns weniger verurteilen und bewerten, sondern sanftmütiger mit uns umgehen. Dadurch senden wir auch eine liebevolle Schwingung an andere. Und das kommt dann als Resonanz zu uns zurück und macht unser Leben und unsere Beziehungen deutlich entspannter.

Satya – Wahrhaftigkeit
lehrt uns den wahren Blick auf das, was ist. Dadurch erkennen wir, was gut für uns ist, wo wir gut sind und was wir wollen. Es eröffnet uns die Sicht auf unsere Stärken und Potenziale. Und ermöglicht uns, ehrlich zu uns selbst und zu anderen zu sein. Wenn wir älter werden, schärft sich der Blick auf das, was wirklich richtig und wichtig ist, denn wir können auf viele Lebenserfahrungen zurückblicken.

Asteya – Nicht begehren
möchte uns motivieren, uns mehr um unsere innere Entwicklung als um unseren Besitzstand zu kümmern. In unserer Konsumgesellschaft sind die Verlockungen und Versprechungen durch materiellen Wohlstand groß. Doch wenn wir älter werden, merken wir immer mehr, dass Konsum nur wenig glücklich macht. Denn der Reiz des Neuen ist schnell vorbei und verblasst. Und ständig Neues mit dem Älteren zu vergleichen, setzt uns unter Stress. Es ist die Zeit, zu erkennen, dass wir nur glücklich werden, wenn wir unsere inneren Werte leben und in unserem Tun Sinn finden.

Brahmacarya – Maßhalten
lehrt uns Maß und Ausgewogenheit. Unser Körper und Geist verändern sich im Laufe der Jahre. Es geht nicht mehr alles, wenn wir älter werden. Das sollten wir erkennen, mehr auf uns achten und maßvoller mit uns umgehen.

Aparigraha – Bescheidenheit
möchte uns lehren, das Leben so anzunehmen, wie es ist, sich mit dem zu bescheiden, was wir haben, Erwartungen und alte Denkmuster loszulassen und unseren eigenen Wert zu erkennen.

DIE NYAMAS

Shauca – Reinheit
Um Lebensfreude zu finden, müssen wir uns reinigen von Hindernissen, alten Glaubenssätzen und Erwartungen. Gerade im Alter geht es darum, sich bewusst fit und beweglich zu halten, sich gesund zu ernähren und den Körper zu pflegen. Aber auch dem Geist immer mehr Ruhe zu gönnen, sich mehr zu besinnen und zu erkennen, was wir wirklich wollen.

Samtosha – Zufriedenheit
lehrt uns, unser Leben so anzunehmen, wie es ist. Gerade wenn wir älter werden, fällt uns das oft schwer. Doch anstatt zu jammern und Zufriedenheit nur von Äußerlichem abhängig zu machen, gilt es in den reiferen Lebensjahren umso mehr, den Blick nach innen zu wenden. Dankbarkeit zu praktizieren für das, was wir haben. Wenn wir das erkennen, wird aus Zufriedenheit Glück. Denn Samtosha ist eine Frage der inneren Haltung.

Tapas – Selbstdisziplin und Enthusiasmus
Unser inneres Feuer ist die Antriebskraft in unserem Leben. Das Älterwerden steht uns oft im Weg, unsere innere Kraft zu entfalten. Glaubenssätze wie »ich bin zu alt« oder »wenn ich jünger wäre« halten uns von der Erfüllung unserer Wünsche ab. Wir brauchen Selbstdisziplin und Ausdauer, um diese Blockaden zu überwinden – sowohl im Geist als auch im Körper –, um gesund zu bleiben. Wenn wir Hindernisse überwunden haben, fühlen wir uns leichter und unsere Lebensfreude kann sich entfalten.

Svadhyaya– Selbststudium und Selbstreflexion
Das Leben ist ein langer persönlicher Entwicklungsprozess. Diesen bewusst wahrzunehmen und zu steuern, will uns Svadhyaya lehren. Je bewusster wir wahrnehmen, was wir denken und tun, desto weniger leben wir nur in unseren automatischen Reiz- und Reaktionsmustern, die durch viele Erfahrungen und Prägungen entstanden sind. Je genauer wir hinschauen, die inneren Dialoge zulassen, sie wahrnehmen, desto mehr werden wir erkennen, wer wir wirklich sind, und Weisheit erlangen.

Ishvara Pranidana – Hingabe
Lehrt uns, dass alles in unserem Leben einen Sinn hat, auch wenn unsere Pläne plötzlich durch ein Ereignis über den Haufen geworfen werden. Es hilft uns, Widrigkeiten zu akzeptieren und darin die Chance auf Weiterentwicklung zu sehen. Es ist das Urvertrauen in uns, dass alles irgendwie gut ist und werden wird. Diese Haltung hilft uns auch, die Widrigkeiten des Älterwerdens anzunehmen und auf die positiven Seiten des Lebens zu schauen.[11]

Die Einheit von Körper und Geist – Yoga & Embodiment

Stell dir vor, du hast dich für ein spannendes Yoga-Retreat angemeldet. Die Lehrerin kennst du nur aus dem Internet. In ihren Videos wirkt sie sehr kompetent, offen und freundlich. Du freust dich, sie endlich persönlich kennenzulernen.

Du bist auf deiner Matte, da betritt sie live den Yogaraum. Sie geht schnell, leicht gebeugt, den Kopf leicht gesenkt, die Schultern gehoben, zielstrebig auf ihre Matte zu, als ob diese der rettende Anker ist. Das Gesicht ist angespannt, sie findet keinen Blickkontakt zu den Teilnehmer:innen. Sie hat noch nichts gesagt oder gemacht und du bist wahrscheinlich irritiert. Das Bild, das du dir von ihr gemacht hast, passt nicht zu diesem ersten Eindruck. Doch auf der Matte angekommen, verändert sich ihre Körperhaltung. Sie setzt sich, das Becken richtet sich auf, die Wirbelsäule streckt sich, der Brustkorb wird weiter, die Schultern entspannen sich – sie öffnet sich ihrem Publikum. Ein leichtes Lächeln beginnt sich über ihr Gesicht auszubreiten, sie sucht und findet den Augenkontakt mit ihren Yogaschüler:innen.

Ihre Körperhaltung hat dir ganz eindeutig gezeigt, wie sie sich gefühlt hat in jedem Moment seit Betreten des Raumes. Erst unsicher, ängstlich, noch nicht angekommen. Und dann sicher, offen, freudig.

Dieses Beispiel zeigt, wie Körper und Geist eine Einheit sind, wie sie sich gegenseitig beeinflussen. Die innere Haltung drückt sich in der äußeren Haltung aus. Unsere gelebten Erfahrungen, Denk- und Handlungsmuster und Emotionen sind in unseren Körperhaltungen sichtbar.

Gerhard Hüther beschreibt im Buch »Embodiment«[12] den Verlust der Verbindung zum Körper: »Jeder Mensch passt sich im Verlaufe seiner Kindheit an die Vorstellungswelt und die Verhaltensweisen der Erwachsenen an, mit denen er aufwächst. Später, als Jugendlicher, orientiert er sich zunehmend an den Denk- und Verhaltensweisen seiner Altersgenossen, Peer-Groups, zu denen er oder sie gerne gehört oder gehören möchte. Ohne es selbst zu bemerken, entfernt sich der betroffene Mensch im Verlauf dieses Anpassungsprozesses immer weiter von dem, was sein Denken, Fühlen und Handeln ursprünglich, als er noch ein Kind war, primär geprägt hatte: Die eigene Körpererfahrung und die eigene Sinneserfahrung.« Doch die gute Nachricht ist, dass wir zurückkönnen zu dieser Körpererfahrung und uns über unsere Körperhaltungen auch verändern können, wenn wir unsere Muster erkennen. Das ist das Konzept des Embodiment – wörtlich übersetzt »Verkörperung«.

Praktisch heißt das: Zum einen kann ich an meiner Körperhaltung erkennen, wie es mir wirklich geht, und umgekehrt kann ich über meine Körperhaltung meine Emotionen aktiv beeinflussen.

Embodiment können wir gerade im Yoga nutzen, um uns selbst besser wahrzunehmen, uns besser kennenzulernen. Denn der Körper zeigt uns immer, wie es uns geht und was wir brauchen. Doch häufig ignorieren wir das und versuchen unser Nicht-Funktionieren mit Tabletten zu lösen oder mit anderen Ablenkungen zu übertünchen. Doch wenn wir älter werden, werden die Signale des Körpers immer lauter. Es wird deshalb Zeit, nicht mehr auf die bisherigen Strategien zu setzen, sondern genauer hinzuschauen. Was will mir mein Körper sagen?

Yoga ist der ideale Partner des Embodiments. Der bewusste Umgang mit dem Körper in Asanas, Meditation und Pranayama für mehr Achtsamkeit sind eine wunderbare Basis, um uns besser kennenzulernen.

Daraus hat Mark Walsh die »Embodied Yoga Principles«[13, 14] entwickelt. Er verwendet 24 Hauptstellungen, die eine archetypische Landkarte des Menschseins abbilden. Darunter sind klassische Yogahaltungen wie der Krieger II, die Berghaltung oder die Haltung des Kindes.

Die Kriegerhaltung z. B. verkörpert Fokus, Entschlossenheit, Raum-Einnehmen. Es geht darum, wahrzunehmen, wie sich die Haltung anfühlt – mache ich sie gerne, will ich zeigen, dass ich sie lange halten kann, oder kommt schnell der Gedanke, nicht mehr zu wollen … Das sagt schon viel aus über meine Grundhaltung zu den Themen Fokus, Entschlossenheit und Raum. Und dann geht es darum, zu erkennen, wo ich in meinem Leben diese Qualität finden kann und ob ich irgendwo mehr oder auch weniger davon haben möchte.

Der Körper zeigt dir deine Muster, deine Verhaltensweisen, deine Erfahrungen. Und das Tolle ist, du kannst, wenn du diese Haltungen öfter praktizierst und sie so veränderst, wie du sie brauchst, auch deine Muster und Verhaltensweisen verändern – und damit auch deine Emotionen. Im Positive Aging Yoga ist Embodiment so wertvoll, weil es einen weiteren Weg neben Meditation und Pranayama zur Selbstwahrnehmung aufzeigt. Den Weg über den Körper, der so viel gespeichert und zu Denk- und Handlungsmustern verdichtet hat, die uns gar nicht bewusst sind.

Auf S. 122 findest du einen Link zu einem Video zum Embodiment »Inspiration Pose«.

Finde deine innere Wahrheit – Yoga und Focusing

Hast du heute schon deinen Körper gespürt? Ihn bewusst wahrgenommen? Nein, nicht bei einer Meditation oder im Yoga, das meine ich nicht. Einfach so, in deinem Alltag, beim Abspülen oder Einkaufen, beim Zähneputzen, bei deiner Arbeit, ...

Wann nehmen wir unseren Körper richtig wahr? Wann spüren wir die Feinheiten dieses Wunderwerks, das ununterbrochen für uns arbeitet? Meist sind wir im Kopf, mit unseren Gedanken beschäftigt, mit unseren Problemen, Wünschen oder dem, was wir gerade tun. Den Körper nehmen wir meist erst wahr, wenn er sich meldet. Sei es durch einen schnelleren Puls, Ängste, Verspannungen, Tinnitus, psychosomatische Beschwerden oder Schmerzen. Doch unser Körper ist unsere Basis, er ist immer bei uns, solange wir leben. Er ist unser Mittelpunkt. Und aus dieser Mitte »schauen, hören, riechen, schmecken und berühren wir die Welt, wir symbolisieren die Welt in Form von gedanklichen Konzepten, wir haben unsere Erinnerungen im Kopf und unser Körper trägt unsere gesamte Lebensgeschichte in sich«, beschreibt es der Focusing-Therapeut Klaus Renn.[15] Diese Perspektive ist für jeden Menschen einzigartig. Der Körper reagiert auf alles: was wir denken, unsere Ideen, Situationen, andere Menschen und natürlich auf Probleme. Und diese Reaktionen können wir wahrnehmen. Es ist unser Körper, der uns unsere innere Wahrheit offenbaren kann, nur der Körper. Im Kopf kommen wir da nicht hin.

Die Methode des Focusing und ihre Verbindung zum Yoga durfte ich auf einer Fortbildung im Yogahotel Kubatzki in Sankt Peter-Ording mit der Heilpraktikerin und Focusing-Beraterin Eva Gregor und der Yogalehrerin Dörte Kubatzki erleben.

Im Focusing geht es darum, mit seinen Gefühlen, dem Unterbewusstsein, der inneren Wahrheit, dem inneren Erleben in Kontakt zu treten. Klaus Renn nennt es »unser Zuhause«. Doch wie kommen wir dorthin?

FREIRAUM UND »FELT SENSE«

Ich liege im wunderschönen Yogaraum des Hotel Kubatzki und suche gerade meinen »guten Ort« im Körper. Was ist damit gemeint, frage ich mich. Eva hat uns den Tipp gegeben, den Ort im Körper zu suchen, der sich besser anfühlt als die anderen Stellen. Und den gibt es immer, auch wenn alles schmerzt oder sich nicht gut anfühlt.

Mein Ort, den ich an diesem Dezembertag an der Nordsee finde, ist mein Bauch. Ich verweile dort mit meiner Aufmerksamkeit, schicke mein Gewahrsein und den Atem in die Mitte des angenehmen Gefühls. Ich spüre tief hinein und dann beginne ich, mein körperliches Empfinden zu beschreiben. Dort ist es warm, hell, entspannt und ganz weit. Ich fühle mich geborgen und sicher und es entsteht langsam das Bild einer gemütlichen Höhle. Ich genieße das Gefühl und stelle mir die Frage, was das mit meinem Leben zu tun hat. Wo könnte ich diese Qualität brauchen? Und es kommen Bilder meines Alltags, die ich mit dieser Qualität innerlich fülle. Was für ein gutes Gefühl!

So habe ich schon mal Kontakt zu meinem Innersten aufgenommen. Der »gute Ort« kann der Beginn eines Prozesses sein, um die eigene innere Wahrheit zu finden. Er schafft erst mal Distanz zu unseren schwierigen oder beängstigenden Gefühlen und zu unseren Problemen. Denn nachdem erst einmal »Freiraum« geschaffen wurde, taucht vielleicht ein Thema auf, das ich gerne bearbeiten will. Etwas, das mich bewegt, eine Situation, ein Konflikt, ein Problem, eine Angst. Es kann alles sein, wozu ich meinen Körper befragen möchte. Das ist der eigentliche Focusing-Prozess.

Gene Gendlin,[16] der Begründer des Focusing, nennt das den »Felt sense« – den gefühlten Sinn. Es geht nicht darum, das Problem genau zu beschreiben, darüber zu reden, sondern das wahrzunehmen, was über die Sprache hinausgeht. Die Wahrnehmung zu deinem Thema im Körper. Die Gedanken, die inneren Bilder, Gefühle, Empfindungen, Impulse, Stimmungen. Dazu dienen Fragen wie:

Wo genau im Körper spürst du …? Wie fühlt es sich genau an? Was sagt dir diese Empfindung?

Den Prozess des Focusing können wir auch im Yoga nutzen, um uns selbst besser kennenzulernen und Schritte zur persönlichen Weiterentwicklung und Veränderung zu ermöglichen.

Der **Yoga der inneren Achtsamkeit** basiert auf vier Grundprinzipien des Focusing. Sie sind besonders hilfreich, wenn wir älter werden, denn sie schulen Fähigkeiten, die uns helfen, besser mit dem Alterungsprozess zurechtzukommen.

ANWESENHEIT

Anwesend zu sein, bedeutet, im Moment zu sein. Diesen bewusst in seiner ganzen Vielfalt wahrzunehmen, wird immer wichtiger, gerade mit fortschreitendem Alter. Denn es sind die **Augenblicke**, die im Leben zählen. Die Augenblicke, die wir mit Gefühlen in Verbindung bringen. Es geht um Achtsamkeit, wie wir sie im Yoga auch in der Meditation und im Pranayama praktizieren. Diese bewusster auch in die Asana-Praxis zu integrieren, ist das Ziel dieses Yoga.

Anwesend bin ich in meinem Körper, wenn ich alle meine körperlichen Empfindungen, aber auch meine Gedanken, Gefühle und Emotionen wahrnehme. Der Fokus geht dabei nach innen. Es gibt ein breites Spektrum dieser Wahrnehmung. So kannst du dir z. B. folgende Fragen stellen: Äußerlich: Wie nimmst du die Luft auf deiner Haut wahr, die Geräusche, die Unterlage? Oder innerlich: Wie verändert die Atmung dein Körperempfinden, oder ist es möglich, trotz der Anstrengung auch einen anderen Bereich des Körpers zu spüren? Dieser starke Fokus auf den gegenwärtigen Moment ist die Schulung auf der Matte für das Leben.

ANNAHME/AKZEPTANZ

Die Veränderungen des Älterwerdens anzunehmen, sie zu akzeptieren, fällt nicht leicht. Doch sie sind da, ob wir nun wollen oder nicht. Deshalb ist der bessere Weg, sie willkommen zu heißen, sie als Chance für etwas Neues, etwas Gutes in unserem Leben zu sehen.

Akzeptanz und Annahme können wir im Yoga gut üben. Auf der Matte erfahren wir sehr schnell unsere Grenzen. Manches geht nicht mehr oder Widerstände entstehen. So ging es mir auf der Fortbildung, als wir für 20 Atemzüge im Krieger II stehen sollten. Widerstand entstand in mir und schnell tauchten ärgerliche Gedanken in mir auf. »Ich will das nicht«, »Warum soll ich denn so lange bleiben, was bringt das?«, »Überfordere ich mich nicht?«, »Mein Oberschenkel brennt, soll ich weiter bleiben oder aufgeben?«, »Das kann ich nicht machen, was denken die anderen?«, »Nein, es ist mir jetzt egal«.

Kennst du das auch von ähnlichen Situationen? Diese Widerstände sind eine Chance, sich besser kennenzulernen und einen Weg zu finden, damit umzugehen. Auf der Matte kannst du üben, das Ungewollte zu begrüßen, es zu umarmen, es da sein zu lassen und zu beobachten, was passiert, wenn es da sein darf.

»Wende dich nicht ab. Halte deinen Blick auf die bandagierte Stelle gerichtet. Genau da tritt Licht in dich ein«, schrieb der persische Dichter Rumi schon im Mittelalter.

ANFÄNGERGEIST UND NEUGIER

Wir leben in Routinen und Mustern, die teilweise schon sehr tief eingegraben sind. So reagieren wir in 90–95% aller Situationen automatisch, denn unser Gehirn orientiert sich meist am Erfahrungsgedächtnis, dem limbischen System, das über die vielen Jahre unseres Lebens Lösungskonzepte angelegt und verankert hat. Das ist sehr energiesparend, geht schnell, ist aber sehr ungenau. Unsere vielen Erfahrungen geben uns Stabilität und die Sicherheit, zu wissen, was richtig ist und was uns guttut. Das ist positiv und ein großer Vorteil des Alters – doch es macht auch bequem.

Denn je älter sie werden, desto mehr glauben die Menschen, dass sie jetzt so viel Erfahrung haben und deshalb nichts mehr ändern müssen, so Gerald Hüther im 60+-Podcast »Gelassen älter werden«.[17] Doch um sich auch mit zunehmendem Alter wohlzufühlen, beweglich zu bleiben in Körper und Geist, müssen wir weiter tätig sein. Gerald Hüther nennt das Tätigsein »ein Grundbedürfnis des Menschen«. Und das gilt für jede Lebensphase. Es geht nicht nur ums Genießen – das natürlich sein darf –, sondern auch darum, immer wieder Neues zu entdecken, neugierig zu sein. Neue Nervenverknüpfungen zu bilden. »Sogar Nervenzellen werden noch nachgebildet. Und damit besteht die Hoffnung, dass man bis ins hohe Alter die eingefahrenen Denkmuster verlassen und Neues lernen kann. Das nennt man Neuroplastizität«, so Gerald Hüther.[17] Aber dazu müssen wir immer wieder unsere Komfortzone verlassen.

Wir können das auf der Matte sehr gut üben und dann auf unseren Alltag übertragen. So können wir im Yoga mit dem Geist eines Anfängers immer wieder in unsere Praxis einsteigen, freundlich die Bewegungen erforschen, neugierig sein, wie sich die Asanas einmal anders anfühlen, mal spielerisch, mal experimentierfreudig. Dabei werden wir Neues in uns entdecken.

ABSICHTSLOSIGKEIT

Erwartungen loszulassen ist neben der Akzeptanz wohl die schwierigste Übung in fortschreitendem Alter. Denn eigene Erwartungen, die wir früher leicht erfüllt haben, werden jetzt öfter enttäuscht. Es gehört zur Selbstfürsorge, zu lernen, die eigenen Ansprüche zu senken, um nicht im Alter frustriert zu sein. Im Yoga der inneren Achtsamkeit können wir üben, ohne Erwartungen in die Praxis zu gehen. Dabei lassen wir die Bewegungen aus dem eigenen Körpergefühl heraus entstehen, geben den eigenen Körperimpulsen Raum, individualisieren die Ausführungen der Haltungen, experimentieren mit Variationen und Intensität. Und finden so heraus, was dem eigenen Körper guttut.

Den Blick auf das Positive lenken – die Positive Psychologie

Wir leben in einer Welt, die uns täglich mit negativen Informationen überschüttet. Hier eine Krise, dort eine Katastrophe, hier ein Problem, dort ein Verbrechen. Eine Studie, die im März 2023 in der Wissenschaftszeitschrift »Nature Human Behaviour« erschienen ist, hat herausgefunden, warum das so ist: Jedes negative Wort erhöht die Wahrscheinlichkeit eines Klicks um 2 %! Gute Nachrichten haben also wenig Platz in einer Gesellschaft, die um Einschaltquoten und Sichtbarkeit in den sozialen Medien kämpft. Und so spielt uns diese Medienwelt vor, dass es nur wenig Positives gibt. Wenn etwas Gutes berichtet wird, dann über Menschen, die in Krisen und Katastrophen gerettet wurden, oder über besondere Erfolge von Sportlern und anderen bekannten Persönlichkeiten. Vorbilder ja, aber meist unerreichbar. Nicht jeder rettet mal schnell die Welt.

Doch das sind alles nur kleine Ausschnitte aus dem Leben auf diesem Planeten, und sie sind nicht repräsentativ. Deshalb werden sie uns meist nur wenig beeinflussen, wenn die Krise oder Katastrophe nicht direkt vor der Haustür ist. Das mag zynisch klingen und bedeutet nicht, die Probleme auf der Welt zu ignorieren, aber es liegt an uns, den Blick auf das Positive zu lenken, das uns umgibt und das wir haben. Und es gibt immer etwas Positives, denn das Glück liegt für die meisten Menschen vor allem im Persönlichen, im Kleinen, im Augenblick. Die Aneinanderreihung von Augenblicken ist unser wirkliches Leben. Und positive Augenblicke gibt es doch sehr viele. Wir müssen sie nur sehen. Das können Mikromomente sein wie eine kurze Begegnung mit einer Freundin, jemand, der uns die Tür aufhält oder die schöne Herbstfärbung. Aber auch die bewusste Wahrnehmung eines Erfolgs, einer Anerkennung. Es geht immer um die Emotion, die durch etwas entsteht. Sie bewusst wahrzunehmen und nicht sofort zur nächsten Aktivität zu rennen. Sich dafür Zeit zu nehmen. Herbert Grönemeyer nennt es »Sekundenglück«![18]

»Das Leben ist zu kurz, um unglücklich zu sein«, schreibt Martin Seligman, der Begründer der Positiven Psychologie, in seinem Buch »Der Glücksfaktor«.[19] Die psychologische Forschung hat sich bis zum Ende des letzten Jahrhunderts nur mit den menschlichen Problemen und deren Behebung befasst – obwohl es schon früher Ansätze gab, auf Glück und Zufriedenheit zu blicken. Doch es dauerte ab dem Ende des Zweiten Weltkriegs noch über 50 Jahre, bis sich in der Psychologieforschung der Blickwinkel langsam weitete auf das, was das Leben erfüllend und glücklich macht. Auf die positiven Dinge und wie wir unser Leben bewusst positiv sehen und gestalten können. Weg von den Defiziten, hinein in die Wahrnehmung des Habens, der Fülle. Dass diese Sichtweise so jung ist, kann man sich heute gar nicht vorstellen angesichts der Fülle der »Glücksbücher«, die den Markt überschwemmen. Doch das Modell, das Seligman entwickelt hat, basiert auf wissenschaftlichen Fakten und Studien, auch wenn und gerade weil einem vieles davon so vorkommt, als wäre es völlig logisch. Doch es geht neben dem Gewinn von Erkenntnissen vor allem darum, den Blick zu verändern: auf das Gelingen, nicht auf die Defizite, auf die Stärken statt auf die Schwächen.

Wie ein erfülltes und glückliches Leben gelingen kann, beschreibt Seligman in seinem PERMA-Modell.

Dafür müssen diese fünf Aspekte erfüllt sein:

P – Positive Emotions: das häufige Erleben möglichst vieler guter Gefühle
E – Engagement: Nur wenn ich in meinen Stärken arbeite, kann ich in den Flow kommen.
R – Relationship: positive soziale Beziehungen
M – Meaning: Je mehr Sinn unser Tun hat, desto zufriedener sind wir mit unseren Tätigkeiten.
A – Accomplishment: Ziele setzen und erreichen, Spuren im Leben hinterlassen

Diese Aspekte sind in jeder Lebensphase wichtig. Doch gerade wenn wir älter werden, können sie helfen, den Fokus von dem, was nicht mehr geht, auf das zu lenken, was geht. Sich bewusst für die positiven Seiten des Alters zu entscheiden. Die gute Nachricht ist, dass wir es selbst in der Hand haben, wie unsere Zukunft wird!

»Positiv zu denken bedeutet nicht,
dass man immer glücklich und zufrieden sein muss.
Es bedeutet, dass man auch an schweren Tagen weiß,
dass es wieder bessere Tage geben wird.«

Unbekannt

Gut altern mit achtsamem Yoga

Interview mit Bitta Boerger, Yogatherapie-Lehrerin

Liebe Bitta, du praktizierst und unterrichtest seit vielen Jahren Yoga und bist inzwischen eine der renommiertesten Lehrer:innen und Ausbilder:innen für Yogatherapie. Du beschäftigst dich sowohl mit körperlichen als auch mit psychischen Problemstellungen. Körperliche Probleme verstärken sich meist mit dem Altern, oft begleitet von Schmerzen und Ängsten. Beweglichkeit, Kraft und Belastbarkeit nehmen ab. Natürlich ist das individuell sehr verschieden. Aber Alterungsprozesse verlangen einen anderen Umgang mit dem Körper.

Welche Aspekte des Yoga hältst du für besonders wichtig, um im Alter weiter körperlich fit zu bleiben? Auf was sollten Praktizierende ab 50 Jahren besonders achten?

Körperliche Beschwerdebilder gehen sehr häufig mit mentalen Beschwerdebildern einher bzw. sie begünstigen sich gegenseitig. Oft ist die Ursache von z. B. Rückenschmerz nicht ganz klar, vielleicht ist Stress mit im Spiel oder es liegt eine andere Belastung vor, etwa einseitige Bewegungsmuster oder schlicht zu wenig Bewegung.

Unabhängig vom Alter sollten Aktivität und Ruhe in Balance sein, der eigene Anspruch an Leistung hinterfragt werden und eigene Ressourcen auch wirklich genutzt werden. Allerdings verkraften wir stressige Phasen in jüngeren Jahren besser, regenerieren leichter und der Körper verzeiht einem, wenn man mal zu viel oder zu wenig in Bewegung ist.

Selbstfürsorge bekommt im Alter einen anderen Stellenwert. Und da ist ein moderater Mix aus Dynamik und Ruhe sinnvoll.

Was braucht man, um Stabilität auf körperlicher und mentaler Ebene erfahren zu können?

Das ist natürlich individuell, aber eine regelmäßige Praxis, am besten täglich oder vier- bis fünfmal pro Woche, wäre sinnvoll. Das muss ja nicht immer viel Zeit in Anspruch nehmen, aber 20 Minuten sollten für sich selbst und die eigene Gesundheit an einem Tag zur Verfügung stehen. Außerdem sollten die Bewegungen individuell angepasst und nicht zu intensiv, schnell oder endgradig – also bis an die Grenze der Beweglichkeit – ausgeführt werden.

Aber Achtsamkeit gehört im Yoga sowieso dazu, selbst bei dynamischen Stilen. Wenn man die Achtsamkeit früh genug etabliert, ergibt es sich eigentlich ganz von allein, dass der

Körper angemessen trainiert, nicht überfordert wird, nicht in ein Schmerz- oder Beschwerdebild hineingetrieben wird. Im Gegenteil, mit der Praxis wird der Körper lebendig und zugleich können eigene Grenzen erkannt werden: Durch die geschulte Selbstwahrnehmung kann Balance entstehen.

Besteht nicht gerade bei Älteren die Angst, sich zu verletzen?

Das nehme ich anders wahr, denn die Kenntnis über einen selbst steigt ja mit dem Alter, man hat vielleicht die eine oder andere Verletzung hinter sich und weiß schon: Da ist eine Grenze, das muss ich nicht noch weiter ausreizen oder darüber hinweggehen. Ich nehme eher eine höhere Verletzungsquote bei Jüngeren wahr, die mehr Ehrgeiz in die Praxis bringen. Vielleicht steigt das Bewusstsein für die eigene Verletzlichkeit mit dem Älterwerden und daraus resultiert mehr Vorsicht und eine ausgereifte und sinnvolle Praxis.

Angst ist ja nichts Negatives, im Gegenteil, diese Emotion ist wichtig und es lohnt sich, ihr zu begegnen und zu schauen, was dahintersteht. Wenn die Angst es jedoch verhindert, in Kontakt mit sich selbst zu kommen, kann man sie konstruktiv in die Praxis und den damit einhergehenden Prozess integrieren.

Angst kann aber auch ein Signal und somit Selbstschutz sein; z. B. vor Schmerz oder Anstrengung. Das ist durchaus berechtigt, denn Schmerzen sollten bei der Praxis nicht entstehen, vor allem nicht in Gelenken oder gelenknahen Bereichen. Das ist etwas, was sich mit dem Älterwerden verändert: Die myofaszialen Strukturen rund um die Gelenke werden trockener und sind nicht mehr so flexibel und belastbar. Da ist es umso wichtiger, langsam in die Haltungen hineinzugehen und Bewegungen von einer Position in eine andere mit Kraft zu untermauern. Kraftaufbau bleibt also wichtig, bis zum Schluss!

Du lehrst ja ein sehr kraftorientiertes Yoga. Hältst du das im Alter für den wichtigsten Aspekt? Oder geht es eher um Ausgewogenheit: Kraft zu trainieren, aber auch die Beweglichkeit und das Gleichgewicht zu schulen.

Das ist alles wichtig, sowohl Kraft, Koordination und Balance als auch die Beweglichkeit. Yoga ist ja so gut, weil es alle Aspekte bedient und viele koordinative Skills mit sich bringt, die im Alltag oder in anderen Bewegungsarten nicht so zu finden sind. Man stellt sich selten einfach mal so auf ein Bein und wackelt herum und kombiniert das mit Positionsveränderungen. Das findet man vor allem im Yoga. Diese Balancen bauen Kraft auf, indem die tief liegende Muskulatur aktiviert wird, sie schulen die Propriozeption und die Fähigkeit zu koordinieren. All das hilft der Funktionalität des Körpers und dient später auch als Sturzprophylaxe.

Ein weiterer wichtiger Aspekt ist die Regeneration, die oft zu kurz kommt. Jetzt darf mehr Ruhe und Gelassenheit geübt werden – etwas, was in unserer Gesellschaft lange keinen hohen Stellenwert hatte. Aber so langsam kommt das Interesse für Restorative Yoga oder Yoga Nidra. Mit diesen Techniken beruhigen wir das Nervensystem, füllen die leeren Batterien wieder auf und schulen zudem den Geist im »Ruhigwerden«, die Voraussetzung für die Entwicklung der eigenen Spiritualität.

In der Ruhe sich selbst begegnen, sich eigener Muster gewahr werden und das Loslassen üben kann sehr erfüllend sein. Scheinbar mühelos öffnet sich ein Tor zu einer anderen Qualität, wenn nicht sogar Dimension. Die passiven Übungswege sind jedoch gar nicht so leicht zugänglich. Denn Leistung funktioniert scheinbar direkter und hat sich vielleicht bisher bewährt. Die Übung des Loslassens hat dennoch viel Potenzial: Die eigenen Quellen füllen sich wieder mit neuer Energie und zudem kann tiefe Zufriedenheit entstehen.

Wenn wir gerade beim psychologischen Aspekt sind: Wir haben über die Angst gesprochen. Wie kann Yoga ihr begegnen?

Yoga an sich ist ja eigentlich ein philosophisches Konstrukt. Philosophie, die auf so vielen Ebenen greift. Das ist wahrscheinlich auch ein Grund, warum es die Menschheit so anspricht und sich so gut etabliert hat. Wobei die Körperpraxis viel mehr Beachtung bekommt als die unglaublich schlaue und gut anwendbare Philosophie, die genau solche Themen auch behandelt. Angst als Hindernis von Glück bzw. Ursache von Leid; Angst vor Verlust, vor dem Älterwerden, vor dem Tod. Das kann man auch gleichsetzen mit der Angst, das zu verlieren, was man hat. Wenn wir in die Philosophie eintauchen und uns intensiv damit beschäftigen, werden wir merken, dass sie uns die Ängste nimmt. Dann, wenn wir nicht in der falschen Identifikation anhaften, uns nicht mit dem Körper – einem fitten, jungen, schönen Körper – identifizieren, sondern mit einer freien Seele. Diese Auseinandersetzung finde ich durchaus bereichernd, vor allem, wenn es dann tatsächlich dahin geht, dass der Körper vielleicht nicht mehr ganz das tut, was man sich vorgestellt hat oder wie es mal war. Dann gelingt es leichter, diese Veränderungen anzunehmen, weil eben keine Bindung an das Idealbild besteht.

Aber auch über den Körper und die Asana-Praxis können wir mit Ängsten oder psychischen Beschwerden arbeiten: Die stabilisierende Wirkung von z. B. einfachen Standhaltungen kann gegen Unsicherheit oder Angst eingesetzt werden; langsame Flows oder Wiederholungen einer einfachen Sequenz können das Nervensystem beruhigen. Langes

Ausatmen oder Chanten wirkt gegen Nervosität. Berührung kann – wenn sie gewünscht ist – entspannen und beruhigen.

Das alles ist natürlich individuell verschieden, aber mit ein paar Angeboten findet sich eine passende und hilfreiche Praxis bei schwierigen Gefühlen oder leichten psychischen Beschwerden.

Also würdest du auch sagen, dass im Yogaunterricht die Philosophie immer wieder eine Rolle spielen sollte, damit dieses Bewusstsein entsteht?

Unbedingt! Yoga ist mehr als Körperpraxis, das ist ja das Besondere an Yoga. Die Philosophie ist sehr lebensnah und kann uns auf der mentalen, psychischen und seelischen Ebene abholen und uns dort Frieden schenken. Ganz egal, wie alt wir sind, und unabhängig davon, was unser Körper zu leisten vermag oder nicht.

Yoga kann mit großer Bewegung stattfinden oder uns rein auf der mentalen Ebene beschäftigen und transformieren.

Welche Tipps hättest du, wie man besser mit Angst und Schmerz umgehen kann?

Ich denke, man sollte sich mit dem, was ist, auseinandersetzen. Wenn Angst da ist, dann die Angst anschauen. Und wenn Schmerz da ist, den Schmerz erforschen; ein Stück weit das, was ist, akzeptieren und annehmen, denn dann erst kann Veränderung geschehen. Wenn ich alles nur weghaben will, wird es schwierig. Ich denke, ein offener, neugieriger und interessierter Umgang mit sich selbst ist die Voraussetzung. Manchmal lohnt es sich, dabei professionelle Unterstützung zu haben.

Oft setzt der Körper Signale. Es geht dann darum, konstruktive Aufmerksamkeit dorthin zu lenken, freundliches Erforschen. Dann kann positive Veränderung stattfinden. Oft ist Leid, Krankheit oder eine schlechte Phase im Leben der Ausgangspunkt für Veränderung, im Rückblick kann das manchmal positiv wahrgenommen werden.

Welche Rolle spielen dabei Meditation und Pranayama?

Sich zu begegnen in der Meditation, ist die Essenz der Yogapraxis. Ich kann bei mir selbst beobachten, dass die meditative Praxis im Verhältnis zur Körperpraxis wächst, mehr Relevanz findet und einen wichtigen Anker neben der Körperpraxis darstellt. Es gibt Phasen, in denen ich lieber auf die Asana-Praxis verzichte als auf die Stille.

Pranayama berührt den Körper und den Geist auf einer anderen Ebene. Das ist oftmals wie eine Brücke, weil es über den Körper praktiziert wird, aber es wirkt auf die feinstoffliche Ebene, beruhigt und schult den Geist und wirkt wie eine Vorstufe zur Meditation. Trotzdem hat Pranayama auch eine ganz eigene Wirkung, es gleicht das Nervensystem aus, schult das Gewahrsein, kräftigt die Atemwege, schützt und stärkt das Herz-Kreislauf-System, bündelt und kultiviert Energie.

Wie hat sich deine Praxis über die Jahre verändert, auch gerade mit dem Älterwerden?

Ich übe nach wie vor gerne kräftig. Da fühle ich mich wohl, das bringt mir Freude und wenn ich das nicht mache, dann fühle ich mich nicht so lebendig. Aber ich passe vermehrt auf meine Gelenke auf, vor allem auf die Knie, die jetzt nicht mehr alles mitmachen wie früher, und auch auf den unteren Rücken. Ich merke, dass mir lang gehaltene oder intensive Vorbeugen nicht guttun. Aber ich mag nach wie vor dynamische Flows oder Armbalancen; spielerisches Üben zu Musik tut mir ebenso gut wie eine ganz langsame und achtsame Yogapraxis. Alles zu seiner Zeit oder je nach Tagesform.

Und wie viel machst du dann so am Tag, wenn du etwas machst?
Machst du es für dich alleine oder hast du eine Anleitung?

Ganz unterschiedlich. Manchmal gehe ich auf die Matte und übe 90 Minuten, bis ich tropfnass bin, mal ist es eine halbe Stunde. Ich gehe auch nach wie vor noch zu anderen Lehrer:innen und lasse mich inspirieren, ich buche tatsächlich noch Workshops in anderen Städten, wenn dort interessante Stile oder Lehrer:innen vorgestellt werden. Wenn ich selber praktiziere, übe ich gerne langsame Flows, entwickle Sequenzen und Übergänge oder versuche etwas, was ich noch nicht so gut kann. Wenn sich die neue Sequenz so langsam in die Gehirnwindungen strickt und abrufbar wird, ist das ein gutes Gefühl. Das hält auch den Geist wach und schult das räumliche Denken.

Manchmal übe ich aber auch sehr schlicht und spüre nur, nehme die Empfindungen und die Affekte des Nervensystems wahr, integriere fasziales Dehnen. Da sind die Bewegungen dann manchmal repetitiv, denn mit intermittierenden Dehnimpulsen können sich die Faszien gut lockern.

Das habe ich bezüglich des Alters tatsächlich verändert: dass die Sehnenansätze nicht so auf Zug gebracht werden, sondern eher moderat gedehnt werden – durch moderate, vielleicht auch wippende bzw. federnde Bewegungen.

Wie hat sich dein Yogaunterricht verändert über die Jahre, durch die Erfahrung, aber auch durch dein eigenes Älterwerden?

Ich glaube, je mehr Erfahrung ich habe, desto selbstbewusster ist das eigene Unterrichten; auch freier bezüglich Konventionen oder Alignment-Vorgaben. Viel interessanter ist zu erforschen, was für eine Person Sinn macht. Da fließen Inspirationen aus den verschiedensten Bewegungsformen in die Praxis ein, unabhängig davon, ob das dann noch klassisches Yoga genannt werden kann oder nicht, auch weil es ganz frei und spontan entsteht. Ich versuche Yoga noch ganzheitlicher zu vermitteln. Den Fokus auf das Erforschen, Spüren, Empfinden, auf das Eigene, auf die Selbstwahrnehmung während der Praxis zu lenken. So gebe ich zwar genaue Angaben zum Sequenzing, biete aber auch Alternativen an oder fordere die Teilnehmenden auf, zu spüren, was sie brauchen, sodass eigentlich jeder machen kann, was er will.

Je fortgeschrittener die Klassen sind, desto freier kann man sie gestalten, umso mehr Kenntnis und Erfahrung die Schüler:innen haben, desto freier können sie damit umgehen und können diese Freiheit auch annehmen. Ja, spielerischer ist es geworden.

Zum Schluss – hast du noch etwas Spezielles, was für ältere Yogis und Yoginis auf ihrem Yogaweg wichtig ist?

Ich würde empfehlen, in Bewegung zu bleiben. Ich denke, ein achtsamer, reflektierter Umgang mit sich selbst ermöglicht auch eine Praxis, die ewig beibehalten werden kann, die man anpassen kann, die auch veränderbar bleibt. Denn auch der Körper verändert sich und es ist immer möglich, sinnvoll Yoga zu praktizieren; mit etwas Kreativität auch ganz bis zum Schluss. Es mag schwierige oder schmerzhafte Phasen geben, aber auch das kann sich wieder verbessern.

Das ist gerade für Leute, die älter werden, immer gut zu wissen, dass es auch wieder bergauf gehen kann. Einschränkungen fordern Aufmerksamkeit, daraus kann auch etwas Neues entstehen – und sei es, kreativ zu werden. Ich würde sowohl Krankheit als auch das Älterwerden gar nicht in einer negativen oder schmälernden Richtung sehen. Ich sehe darin auch viel Potenzial!

Vielen Dank für das Gespräch!

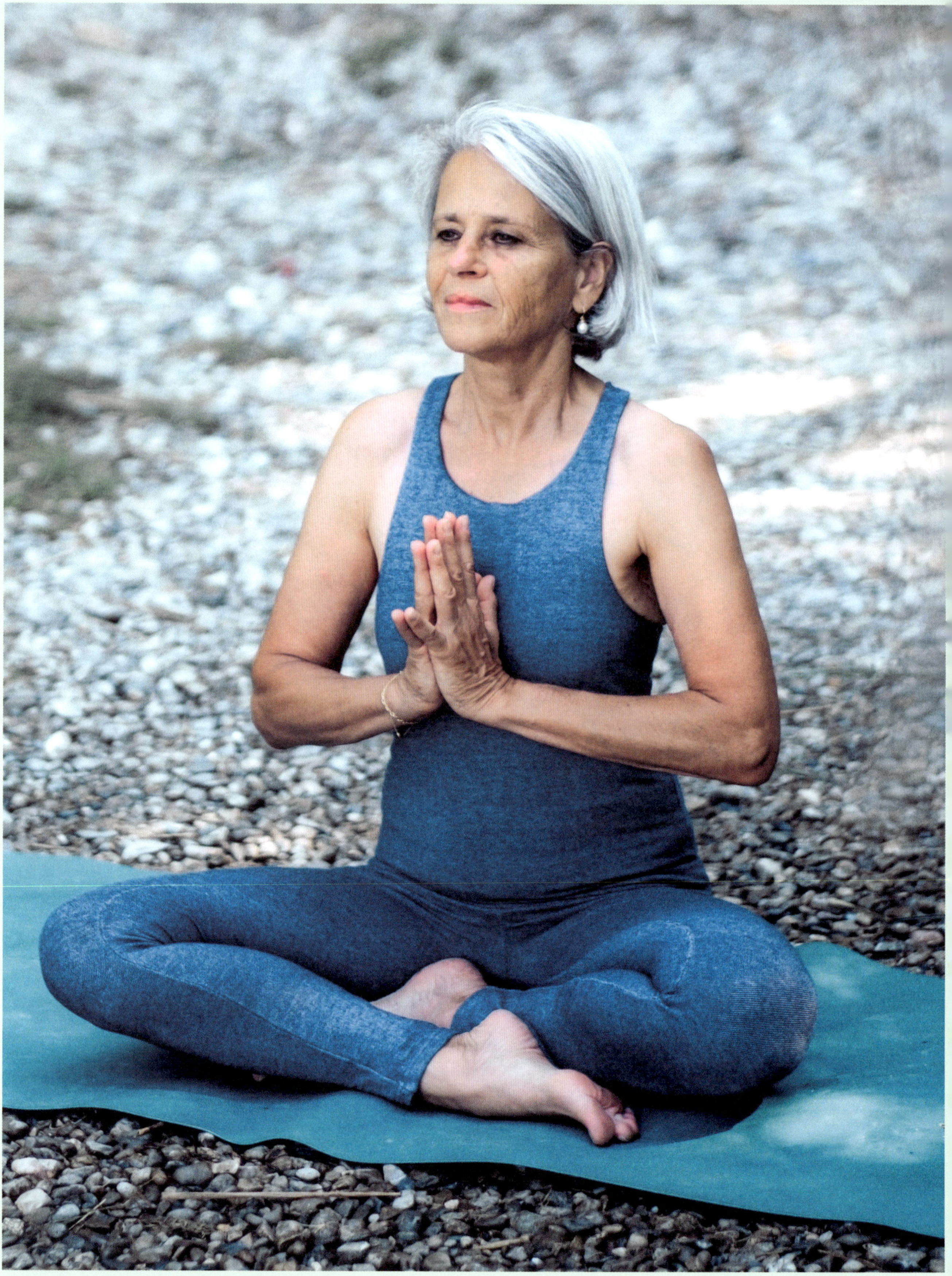

Kapitel 3

So will ich sein – Wege zur positiven Veränderung

Früher war ich sehr stolz auf meinen Körper. Durchtrainiert, schlank, makellose, straffe Haut, leicht gebräunt. Ich sah immer jünger aus, als ich war. Es war ein Teil meiner Identität – glaubte ich.

Und dann, mit Mitte 50, begann sich das langsam zu verändern. Mit Schrecken nahm ich wahr, dass sich ein kleiner Fettring am Bauch entwickelte, was ich bisher nicht kannte. Und der war hartnäckig, egal, ob ich gerade 2 kg mehr oder weniger wog. Auch die Falten im Gesicht wurden deutlich stärker, ein leichtes Doppelkinn und Pigmentflecken im Gesicht und am Körper kamen dazu, immer öfter musste ich meine Haare färben.

Die Erkenntnis, alt zu werden, war bitter. Mein Selbstwertgefühl, das auch auf diesem Aussehen basierte, litt. Wie wollte ich damit umgehen?

Gerade in einer Gesellschaft, die stark auf ewige Jugend und äußere Schönheit setzt, die Makellosigkeit auf bearbeiteten Fotos auf Instagram und Facebook inszeniert? Eine ganze Industrie lebt davon, das Altern des Körpers zu verzögern. Anti-Aging-Cremes, Botox, Schönheitsoperationen, Diäten, Nahrungsergänzungsmittel und vieles mehr.

Für mich war klar: Das kann nicht die Lösung sein! Bis auf eine Anti-Aging-Creme beschloss ich, einen anderen Weg zu gehen und zu lernen, das Älterwerden zu akzeptieren, ja es sogar zu schätzen.

Meine Falten, die einzigartig sind, die mein bisheriges Leben erzählen, die mein Gesicht interessant und lebendig machen. Im Gegensatz zu den Gesichtern so mancher gebotoxter Prominenter, die nur noch wie Marionetten aussehen.

Oder meine Haare, die ich nicht mehr färbte und die langsam grauer und weißer werden durften. Und der Verzicht auf jede Diät, um die Freude an gutem Essen nicht zu verlieren.

Wer will ich sein als Frau Mitte 60? Vor allem zufrieden, gelassen, freudvoll, voller Liebe und Selbstliebe. Ich will genießen und nicht verzichten, auf die schönen Seiten des Lebens schauen und dankbar sein dafür, was geht und was ich habe.

Das ist der Weg zu einem positiven Älterwerden: nicht dem, was gestern war, nachzutrauern, sondern anzunehmen, was ist, und mit Energie und Neugier nach vorne zu schauen.

Wer willst du sein?

Auf den nächsten Seiten findest du viele Aufgaben, Anregungen, Yogahaltungen, Meditationen, Atemübungen, Embodiment-Haltungen, Übungen aus dem Focusing und der Positiven Psychologie, die dir helfen, positiv auf das Altern zu schauen und es zu genießen.

Du kannst dich entweder kontinuierlich durch das Buch arbeiten oder erst einmal ein Thema heraussuchen, das dich besonders anspricht.

Ich wünsche dir viel Spaß auf deinem Weg des »Positive Aging«!

»Wenn ich alt bin, will ich nicht jung aussehen, sondern glücklich.«

Sonja Brückner

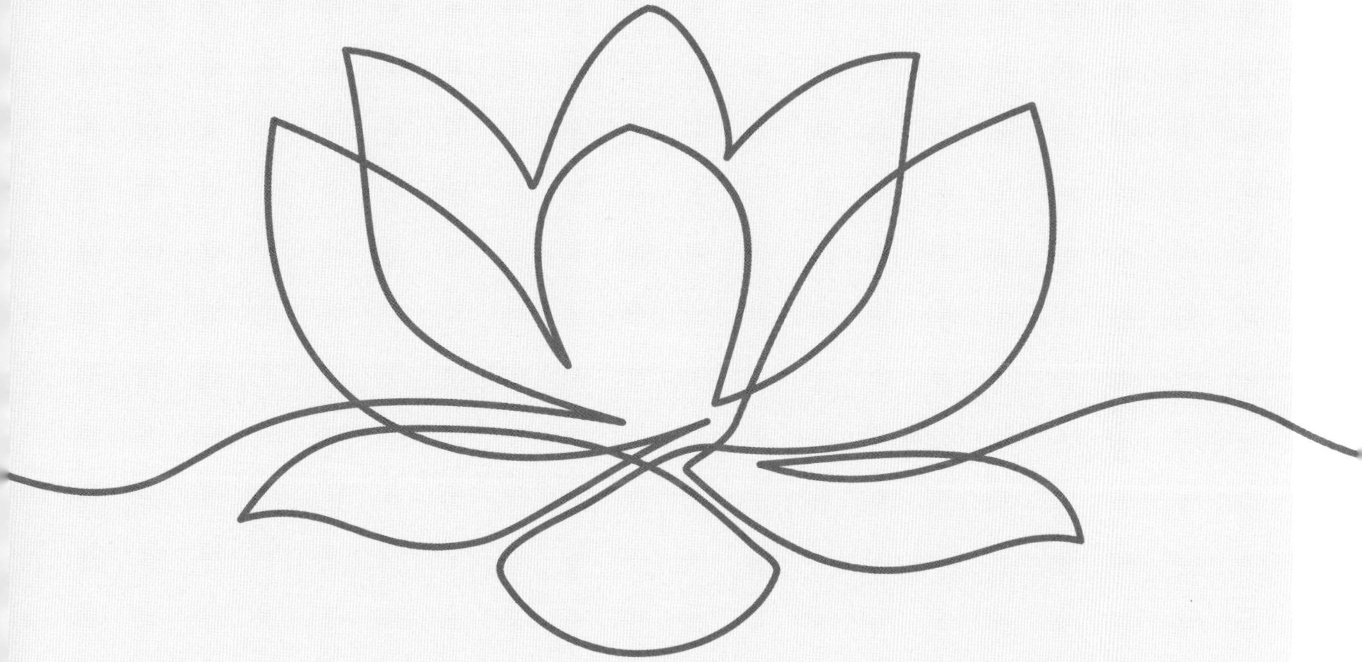

A. Mind

Positive Emotionen leben

Wann hast du dich das letzte Mal richtig gut gefühlt? Beim Yoga, im Sport, im Gespräch mit Freund:innen? Hast du dir das damals bewusst gemacht oder ist es eher rückblickend eine schöne Erinnerung?

Wir alle haben immer wieder positive Emotionen, doch sie sind uns oft nicht bewusst. Aber es verändert den Blickwinkel auf das Leben, wenn wir sie intensiv entdecken und pflegen. Barbara Fredrickson hat sich in ihrem Buch »Die Macht der guten Gefühle«[20] intensiv mit den positiven Emotionen beschäftigt und zehn Gefühle dokumentiert, die unser Glück und Wohlbefinden stark beeinflussen können. Sie kommt zu dem Ergebnis: Wenn wir sie bewusst und intensiv leben, verändert sich unser Leben zum Positiven.

Doch was hat das mit dem Älterwerden zu tun? Ziemlich viel! Denn gerade mit zunehmendem Alter merken wir, dass nicht mehr alles geht und dass wir uns verändern. Aber nicht immer so, wie wir uns das wünschen. Viele Menschen hadern mit diesen Veränderungen, trauern der Vergangenheit nach. Als ich noch keine grauen Haare hatte oder als ich noch locker einen Marathon laufen konnte, meine Rückenschmerzen mit ein paar Tabletten sofort weg waren, oder ...

Aber in dieser Negativschleife zu bleiben, macht uns nur unglücklich – vieles können wir nicht ändern. Der Zahn der Zeit nagt an jeder und jedem von uns, mal langsamer, mal schneller. Deshalb ist die Fokussierung auf die positiven Emotionen so wichtig und wertvoll.

Fredrickson hat folgende gute Gefühle als den Weg zu einem glücklichen Leben definiert: Freude, Dankbarkeit, Gelassenheit, Interesse, Hoffnung, Vergnügen, Stolz, Inspiration, Ehrfurcht und Liebe. Jedes dieser zehn Gefühle hat seine besondere Qualität und verändert, wenn wir es pflegen, etwas in unserer Wahrnehmung des Lebens. Einige sind für einen guten Alterungsprozess besonders wichtig. Deshalb wollen wir uns Freude, Dankbarkeit, Gelassenheit, Hoffnung, Stolz, Liebe und speziell Selbstliebe ein bisschen genauer anschauen.

Lebensfreude

Im Sommer habe ich mir eine besondere Freude gemacht. Ich war in Basel im Rhein schwimmen. Was ist daran so Besonderes, denkst du vielleicht. Seit ich vor einigen Jahren über die Tradition des Rheinschwimmens gelesen hatte, wuchs der Wunsch in mir immer mehr, das auszuprobieren. Denn das Rheinschwimmen ist Volkssport in Basel. Um das Erlebnis so komfortabel wie möglich zu machen, gibt es eine Besonderheit: Man nimmt seine Kleidung mit. Wie kann das gehen? Schlaue Köpfe haben einen Plastiksack entwickelt, in dem man seine Kleidung und Wertsachen wasserdicht verstauen kann. Diesen Sack – den »Wickelfisch« – hatte ich mir einige Wochen vorher bestellt. Schon das erfüllte mich mit Vorfreude. Man hängt sich den Wickelfisch beim Schwimmen um, er treibt an der Wasseroberfläche und gibt ein bisschen Auftrieb. Das wollte ich unbedingt erleben. Im August war es endlich so weit. Ich war aufgeregt wie ein kleines Kind. Wie würde das sein, mitten in der Stadt im großen Fluss zu schwimmen? Alles lief super, ich fand sofort den Einstieg, zog mich um, packte meine Sachen in den Wickelfisch, band ihn mir um und stieg in den warmen Fluss. Es war wunderbar, das warme Wasser, die langsame Strömung, die mich flussabwärts trieb, die Leichtigkeit durch den Auftrieb des Wickelfischs. Es waren nur 15 Minuten bis zum Ausstieg, aber so viel Freude hatte ich schon lange nicht mehr empfunden. Und es war schön, sie mit meinem Mann zu teilen, der mich am Ufer begleitet hatte. Ich zog mich um, packte die nassen Sachen in den Wickelfisch, hängte ihn mir um. Beglückt gingen wir in die Altstadt.

Freude ist so individuell und kann so unterschiedlich sein. Die Positive Psychologie beschreibt es so: **Freude** empfinden wir, wenn ein Ziel erreicht ist, wenn wir uns in vertrauter, sicherer Umgebung befinden und uns entspannen können. Freude macht spielerisch: Wir probieren intellektuell, sozial und ästhetisch-künstlerisch etwas aus.[21]

Freude löst im Körper eine biologische Reaktion aus. Wenn wir Freude empfinden, werden Dopamin, Oxytocin und Endorphine ausgestoßen.

Dopamin steigert unsere Aufmerksamkeit. Endorphine sind dafür verantwortlich, dass wir uns kurzfristig glücklicher fühlen. Und Oxytocin stärkt emotionale Bindungen. So empfinden Menschen Freude z. B. beim Erfolg der eigenen Sportmannschaft, auf dem Gipfel eines Berges, nach einer intensiven Yogastunde oder beim Treffen mit einem geliebten Menschen.

Freude wird individuell empfunden, aber sie wird meist sozial gelebt. Das heißt, Freude in Gemeinschaft zu erleben, sich auszutauschen, ist meist intensiver, als sie still mit sich allein zu genießen.

Freude zu erleben, macht uns resilienter für die Widrigkeiten des Lebens. Und das ist eine wichtige Ressource, wenn wir älter werden. Da das Älterwerden uns immer mehr mit Grenzen, Barrieren und Veränderungen konfrontiert, ist es wichtig, Freude im Leben zu pflegen. Deshalb erkunde jetzt, was macht dir Freude:

WAS LÖST IN DIR FREUDE AUS?

Mache es dir an einem gemütlichen Ort mit einem Blatt Papier oder einem Büchlein bequem, in das du Persönliches notierst. Lies dir die folgenden Fragen durch und nimm dir Zeit, sie aus deinem Innersten heraus zu beantworten:

Was löst in dir Freude aus? Welche Bilder erscheinen in deinem Kopf? Situationen, Menschen, Farben, Tätigkeiten, Erlebnisse, Orte ... Was brauchst du, um Freude zu empfinden? Wie fühlt sich Freude für dich an?

Schreibe alles auf. Vielleicht hast du ja ein paar Fotos oder Gegenstände, die dich mit deiner Freude verbinden. Du kannst sie als realen oder geistigen Anker nutzen. Vielleicht speicherst du dir die Fotos auf deinem Handy. So kannst du sie jederzeit abrufen, wenn du sie brauchst. Und wenn du sie siehst, kannst du dir die Freude innerlich vor Augen führen und sie wieder aufleben lassen.

YOGA FÜR LEBENSFREUDE

Vielleicht hast du eine klare Vorstellung von einer Yogastunde: Meditation, Pranayama, Asana-Praxis oder so ähnlich. Das kann Spaß machen, wenn du dich richtig spürst, wenn du in der Bewegung aufgehst, wenn du voll im Flow bist. Wenn das für dich so ist, dann bist du in diesen Yogastunden richtig.

Unsere Lebensfreude sitzt nach der yogischen Philosophie der Chakrenlehre (das sind Energiezentren im Körper) im 2. Chakra, dem Svadisthana Chakra, etwas unterhalb des Bauchnabels. Das Element des 2. Chakras ist Wasser. Es ist eine Energie, die im Yoga vor allem in spielerischen und fließenden Bewegungen ihren Ausdruck findet. Der Fokus liegt dabei auf Hüftöffnungen.

Doch es müssen im Yoga nicht immer Asanas sein, um Lebensfreude zu spüren. Auch Kundalini Yoga aktiviert die Energie im Körper und hilft uns, uns besser zu spüren. Schön ist es auch, sich einfach frei zu bewegen, von Musik führen zu lassen, zu tanzen, den Körper auszupowern ohne auf Form und Ausdruck zu achten, sich einfach nur aus dem Inneren heraus zu bewegen. Auch das ist Yoga. Und dieses Intuitive tut uns, gerade wenn wir älter werden, besonders gut. Raus aus der Norm, rein in die Intuition!

SCHÜTTELMEDITATION

Kinder hüpfen, springen, schütteln, wackeln den ganzen Tag. Wir Erwachsene nehmen das oft als Zappeln wahr, doch hilft diese Dauerbewegung, Erlebnisse zu verarbeiten, löst Spannungen und baut Stresshormone ab. Der Körper kann loslassen und alles wird leichter und fröhlicher.

Suche dir einen Raum für dich und lege dir eine energiegeladene Musik auf. Stelle dich aufrecht hin und los geht's. Schüttele, hüpfe und wackele mit deinem ganzen Körper, mit allen Körperteilen und auch mit dem Kopf im Rhythmus der Musik. Lass dich von deinem Körper führen, gib ihm die Freiheit, sich so zu bewegen, wie er will. Genieße die Bewegungen für 5–10 Minuten.

Bleib danach ruhig stehen oder lege dich flach auf den Boden, schließe die Augen und spüre nach. Vielleicht magst du deine Hände auf deinen Herzraum legen. Wie fühlt sich dein Körper an, dein Herzschlag, das Blut in deinen Adern, die Wärme, dein Atem? Was denkst du, was fühlst du? Nimm das alles bewusst wahr und spüre die Leichtigkeit und Freude, die entstanden ist.

Kapotasana

halbe Taube

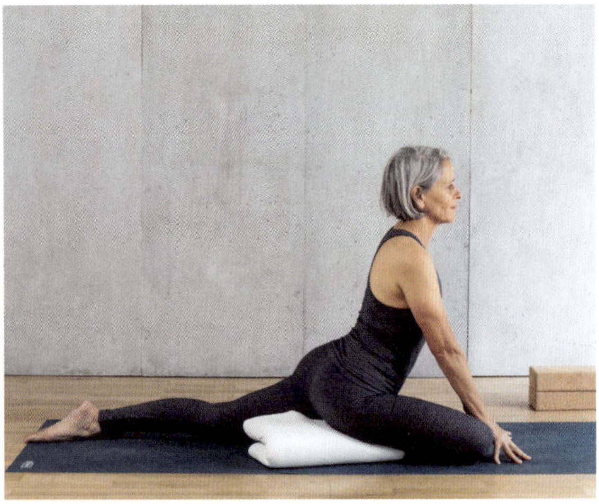

Wirkung:

Öffnet die Hüfte und dehnt den Hüftbeuger (Iliopsoas) und den Gesäßmuskel (Piriformis). Aktiviert und öffnet stark emotional.

Variationen:

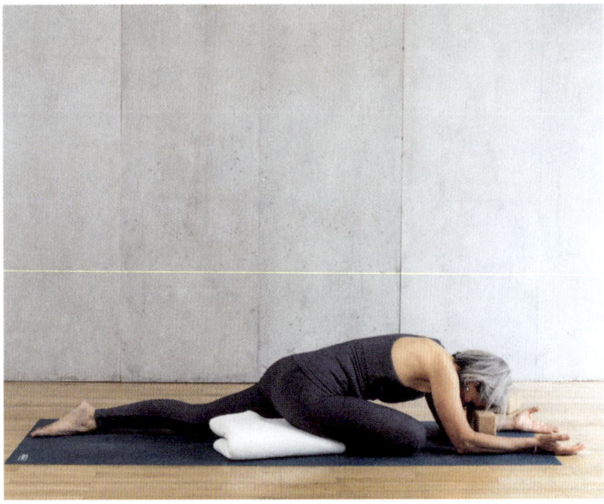

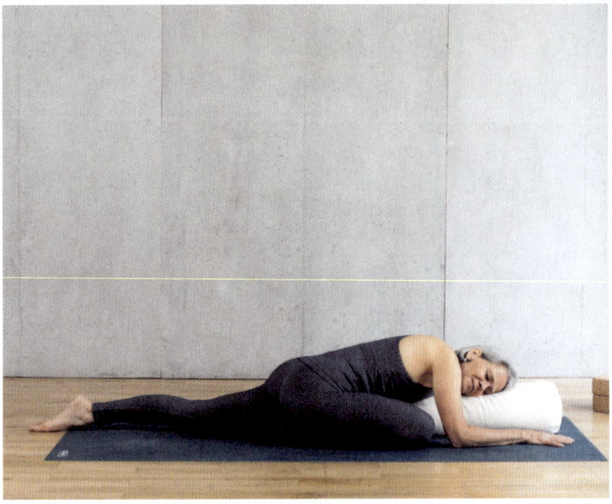

Kamelritt

kommt aus dem Kundalini Yoga und wird mindestens 2 Minuten praktiziert, um die Energie im Körper zu aktivieren

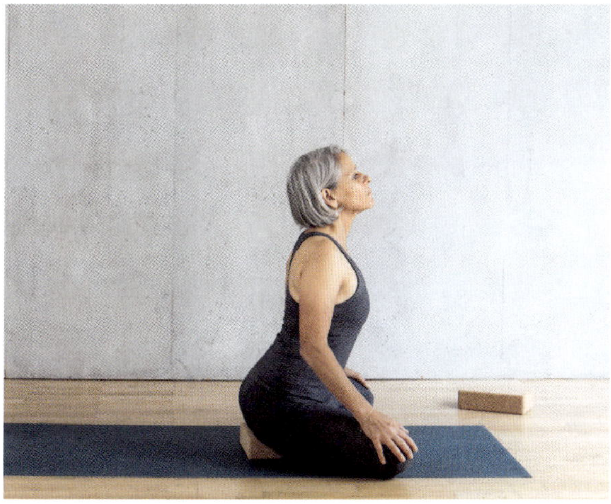

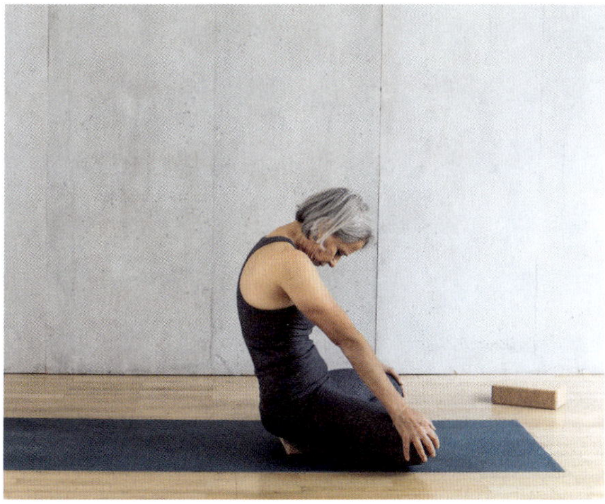

Wirkung:
Erhöht die Flexibilität der Wirbelsäule. Verbessert deine Konzentration und verbindet dich mit dir selbst.

Vrksasana

Baum, hier in spielerischer Form

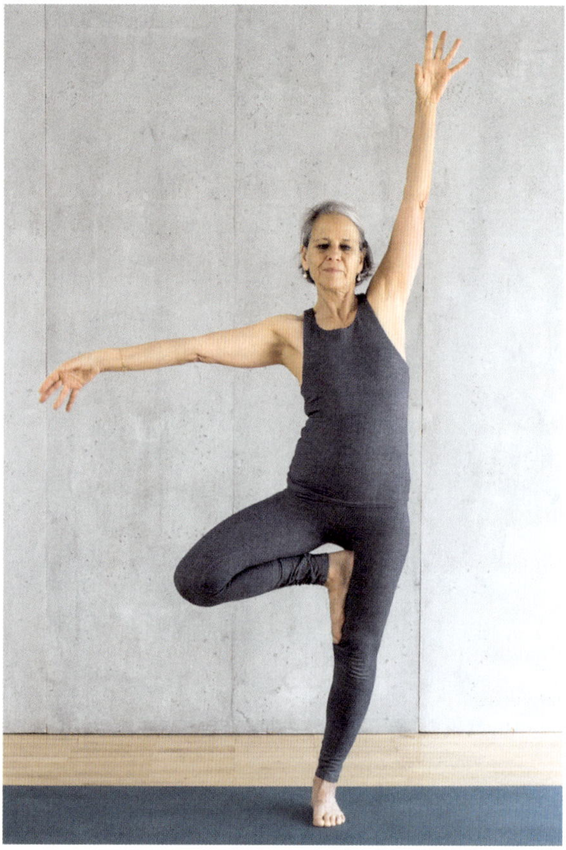

Wirkung:

Stärkt das Gleichgewicht und aktiviert alle Muskeln im Körper, kräftigt vor allem die Fuß- und Hüftmuskulatur.

Wirkt erdend, fokussiert den Geist, schafft Leichtigkeit.

EMBODIMENT: JOKER

Diese Embodiment-Haltung ähnelt dem Krieger III. Sie wird spielerisch ausgeführt. Der Fokus liegt dabei auf der ständigen Veränderung der Balance. Es geht darum, die eigene Haltung zu Freude und Humor zu entdecken.

Stelle dir bei der Einnahme der Position folgende Fragen:

- Ist die Position angenehm oder unangenehm? Möchtest du etwas verändern?
- Wenn ja, wie fühlt sie sich jetzt an?
- Kommt dir dieses Gefühl vertraut vor? Vielleicht aus anderen Situationen?
- Woher kennst du es aus deinem Leben? In der Familie, bei Freunden, im Beruf, in der Freizeit, bei einem persönlichen Engagement? Es kann in den einzelnen Lebensbereichen ganz unterschiedlich sein. Wo möchtest du mehr oder weniger davon haben? Fühle in dich hinein. Lass die Antwort von innen kommen. Und wenn keine Antwort kommt, ist es auch gut.
- Dann komme aus der Haltung und reflektiere kurz in Stille oder in einer Meditation.
- Was hast du für dich gelernt?

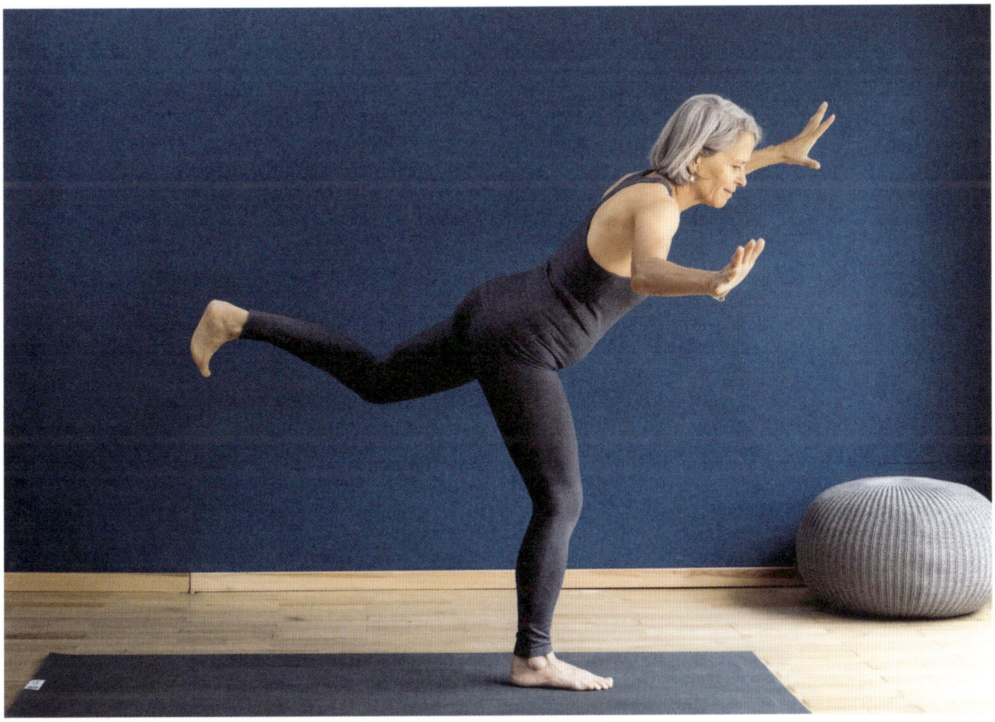

Dankbarkeit

»Danke« ist sicher eines der am meisten benutzten deutschen Wörter. Natürlich ist es schön, ein Danke von einem anderen Menschen zu hören. Aber welches Gefühl ist damit eigentlich verbunden? Echte Dankbarkeit – oder ist es nicht meist eine Höflichkeitsfloskel?

Doch was ist wahre Dankbarkeit? Wann empfinden wir sie? Wenn uns ein Freund beim Umzug hilft, wenn die Nachbarin die Blumen gießt, wenn wir im Urlaub sind oder wenn wir wieder gesund sind nach einer Krankheit?

Es gibt große und kleine Dinge, für die wir dankbar sein können. Für die Hilfe anderer Menschen, für den Sonnenuntergang, gesund zu sein, für die Freundin, die eigenen Kinder, unsere Wohnung, genug zu essen zu haben ...

Dankbarkeit stellt sich dann ein, wenn etwas wertvoll für uns ist. Und um diese Wertschätzung zu spüren, müssen wir uns darüber auch bewusst sein. Das Gefühl bewusst wahrnehmen, innehalten, eine kleine Pause machen. Und das können so viele Dinge sein in unserem Alltag. Kleine: das freundliche Lächeln der Kassiererin im Supermarkt. Oder große wie der Sommerurlaub.

Doch wie wirkt Dankbarkeit? Wenn wir dankbar sind, lenken wir unseren Fokus auf das Positive. Forscher haben herausgefunden, dass dabei das Glückshormon Dopamin ausgeschüttet und der Hypothalamus aktiviert wird, der unsere Stressresistenz positiv beeinflusst. Außerdem richtet sich unsere Dankbarkeit oft an andere Menschen und stärkt damit die Verbundenheit.

Für uns in Europa ist so vieles selbstverständlich. Aber ist es das wirklich? Eine Wohnung, die Heizung im Winter, genug zu essen? Wir relativieren es meist erst, wenn wir Bilder von Flüchtlingslagern sehen, Kriegen oder hungernden Menschen. Aber es braucht nicht immer diese Dramatik für Dankbarkeit!

Es können so kleine Dinge sein. Gut geschlafen zu haben, gehen zu können, die Anerkennung der Kollegin, der Sonnenuntergang ...

Und es gibt so viele Methoden, unsere Dankbarkeit zu schulen. Die Literatur und das Internet sind voll davon. Am einfachsten und meiner Meinung nach auch am effektivsten ist es immer noch, ein Dankbarkeitstagebuch zu führen und sich jeden Tag aufzuschreiben, wofür wir dankbar sind. Das kann ein einfaches Heftchen sein oder ein Büchlein mit vorgegebenen Fragen.

Ich habe mal ein halbes Jahr lang das »6-Minuten-Tagebuch«[22] geführt. Jeden Tag habe ich morgens aufgeschrieben, wofür ich dankbar bin. Das hat mich positiv auf den Tag eingestimmt. Und wenn ich heute lese, was ich geschrieben habe, wird mir noch mehr bewusst, was für ein gutes Leben ich habe. Mit dieser morgendlichen Ausrichtung richtest du den Fokus auf die positive Seite deines Lebens, auf die Fülle, weg vom Mangel. Und das brauchen wir, gerade wenn wir älter werden: zu sehen, was wir haben, was uns trägt, auch in schlechteren Zeiten.

AUFGABE: DIE FÜLLE DEINES LEBENS

Nimm dir ein paar Minuten Zeit, suche dir einen ruhigen Ort, an dem du ungestört bist, schließe, wenn du magst, die Augen und frage dich: Wofür bin ich dankbar in meinem Leben?

Mache dir bewusst, welche Fülle es in deinem Leben gibt. Du musst sie nur wahrnehmen. Verweile in jedem Dankbarkeitsmoment, der dir in den Sinn kommt, und genieße das Gefühl.

Schreibe danach deine Dankbarkeitsmomente auf und notiere dir, warum du dankbar dafür bist. Welche Gefühle haben sie in dir erzeugt?

AUFGABE: DANKBARKEITSTAGEBUCH

Schreibe dir jeden Abend oder jeden Morgen drei Dinge, Situationen oder Personen auf, für die du dankbar bist, und fühle dich in die Dankbarkeit hinein, während du sie aufschreibst. Das können Kleinigkeiten sein wie ein freundlicher Blick deines Nachbarn im Treppenhaus oder das Bewusstsein, dass dein Partner/deine Partnerin da ist. Oder auch deine Gesundheit, die Schönheit der Natur oder das Bewusstsein für deine Talente und Stärken. Es kommt darauf an, sich bewusst zu machen, dass es immer, auch in schwierigen Zeiten, viel Schönes gibt, das uns glücklich machen kann. Und es ist so wichtig für unser Wohlbefinden, den Fokus darauf zu richten. Vielleicht hast du ja Lust, ein Dankbarkeitstagebuch zu beginnen.

AUFGABE: DANKBARKEITSBRIEF

Erinnere dich an jemanden, der noch lebt, der für dich in der Vergangenheit bedeutend war, dem du Wichtiges zu verdanken hast und dem du noch nicht ausreichend gedankt hast. Schreibe einen Dankesbrief, mache einen Termin mit dieser Person aus und überreiche ihr oder ihm diesen Brief.

YOGA FÜR DANKBARKEIT

Wie sieht dein Tagesablauf meist aus? Verbringst du viel Zeit im Sitzen, oft leicht nach vorne gebeugt am Computer oder Smartphone? So geht es vielen Menschen heute! Und sie merken es meist gar nicht. Aber ihr Körper wird oft stundenlang in eine Vorbeugehaltung gedrückt. Diese fühlt sich irgendwann eng an, die Schultern und der Nacken verspannen sich und eine aufrechte Sitzhaltung strengt immer mehr an. Damit verkürzt sich unsere Brustmuskulatur und die Rückenmuskulatur steht unter ständiger Anspannung. Gerade wenn wir älter werden, neigen wir noch mehr dazu, uns leicht nach vorne zu neigen. Denn Aufrichtung ist anstrengend für unsere Muskulatur, die mit zunehmendem Alter schwächer wird. Um diese Vorbeugehaltung nicht immer mehr zu manifestieren, müssen wir regelmäßig üben und ganz bewusst wieder in die Aufrichtung und die Öffnung kommen. Deshalb sind Rückbeugen und Herzöffner so gut für unsere Körperhaltung. Und gleichzeitig lässt uns die Weite und Öffnung im Brustraum auch in ein Dankbarkeitsgefühl kommen. Probiere es doch mal aus, was sich verändert, wenn du dich aufrichtest und deinen Brustkorb öffnest. Wie viel offener kannst du so dir selbst und der Welt begegnen!

DANKBARKEITSMEDITATION: DIE FÜLLE IM LEBEN ERKENNEN

Diese Dankbarkeitsmeditation orientiert sich an einer Meditation von Laura Melina Seiler.[23]

Finde einen bequemen aufrechten Sitz, auf einem Kissen oder Stuhl. Lege die Hände entspannt auf deine Oberschenkel oder Knie entweder mit den Handflächen nach unten oder nach oben. Nimm den Raum um dich herum wahr, die Geräusche, die Luft auf deiner Haut, die Helligkeit, die Unterlage unter dir. Atme tief ein und richte die Wirbelsäule auf und lass den Atem dann langsam durch den Mund wieder ausfließen.
Konzentriere dich dann auf deinen natürlichen Atem. Nimm ihn wahr, wie er ein- und ausfließt in seiner ganzen Länge. Wenn Gedanken kommen, beobachte sie und lass sie dann langsam vorüberziehen wie Wolken am Himmel.
Lenke dann deine Aufmerksamkeit auf dein Herz. Spüre, wie dein Herz schlägt, dein Lebensmotor, die ganze Energie, die von deinem Herzen ausstrahlt, in deinen Körper, deine Umgebung und die ganze Welt.

Erinnere dich jetzt an einen Menschen, für den du besonders dankbar bist. Spüre die Dankbarkeit, dass er in deinem Leben ist. Tauche jetzt ein in deine Erinnerungen und lass das Schöne, das du mit ihm erlebt hast, wieder aufleben. Bedanke dich bei ihm und schenke ihm vielleicht ein kleines Lächeln. Spüre dieses Gefühl der Freude, der Liebe und der Fülle.

Blicke jetzt auf deinen Körper. Dieses Wunderwerk mit seinen tausendfachen komplizierten Funktionen und Abläufen. Das Tag für Tag funktioniert, damit du dein Leben so leben kannst. Betrachte deinen Körper genau und bedanke dich bei ihm. Bei allem, was dein Körper dir ermöglicht! Spüre diese tiefe Dankbarkeit und lass sie in dein Herz fließen.

Erinnere dich jetzt an eine Erfahrung, für die du besonders dankbar bist. Stelle dir diese Erfahrung noch mal mit allen Sinnen vor. Wie sah es in deiner Erfahrung aus, wie hat es gerochen, welche Geräusche hast du gehört, was hast du gefühlt, warst du allein oder waren auch andere Menschen dabei? Spüre deine Dankbarkeit für diese Erfahrung und lass dieses Gefühl in dein Herz fließen.

Erinnere dich jetzt an eine Entscheidung, für die du dankbar bist, die deinem Leben eine positive Richtung gegeben hat. Spüre die Veränderung in dir und in deinem Leben, die Freude, Energie und Kraft dieser Entscheidung. Lass die Dankbarkeit für dein Handeln in dein Herz fließen.

Erinnere dich jetzt an deine Vergangenheit, die von so vielen unterschiedlichen Erfahrungen geprägt ist, die dich haben wachsen lassen und zu dem oder der gemacht haben, der oder die du heute bist. Der Reichtum deines Lebens, auf das du dankbar und stolz zurückblicken kannst. Spüre diese Dankbarkeit und lass sie in dein Herz fließen.

Blicke nun auf deine Zukunft. Auf all die wunderbaren Augenblicke, die noch auf dich warten. Menschen, neue Orte, Reisen, Naturerlebnisse, Liebe, Freundschaften, magische Momente, tiefe Gefühle. Tauche ein in deine Zukunft, die auf dich wartet. Bedanke dich dafür, dass du die Möglichkeit hast, diese Zukunft zu gestalten.

Komme nun wieder zurück ins Hier und Jetzt. Nimm den ganzen Reichtum deines Lebens wahr. Deine Erfahrungen, deine Erlebnisse, deine Begegnungen, die Menschen um dich herum, deine Empfindungen, deine Möglichkeiten. Tauche ein in die Fülle deines Lebens und sage dreimal zu dir: Danke, Danke, Danke. Alles ist da, es gibt keinen Mangel.

Lass die Dankbarkeit in deinem Herzen noch ein bisschen nachwirken und bringe dann die Hände vor deinem Herzen zusammen. Atme noch einmal tief in dein Herz hinein und lass dann den Atem ganz langsam ausströmen. Neige den Kopf zu den Fingerspitzen als letzte Geste der Dankbarkeit, öffne die Augen und hebe den Blick.

YOGA-ASANAS FÜR DANKBARKEIT: HERZÖFFNER

Bhujangasana
Kobra

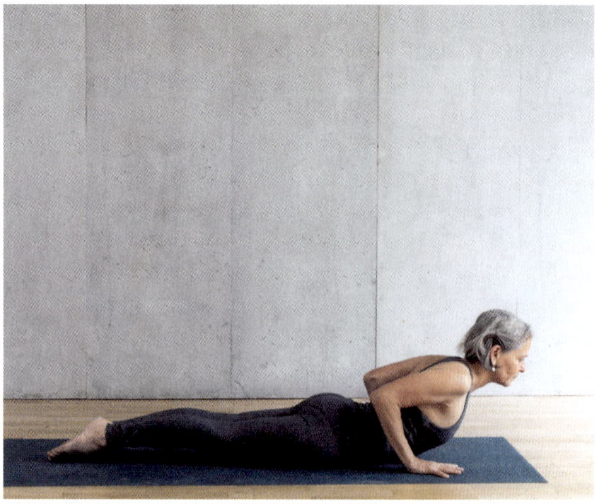

Wirkung:
Stärkt den großen Rückenmuskel (Latissimus dorsi) und die Brust- und Armmuskulatur, dehnt den Oberkörper und Hüftbeuger (Iliopsoas). Energetisiert, entstresst, macht offen und weit.

Alanasana
High Lunge

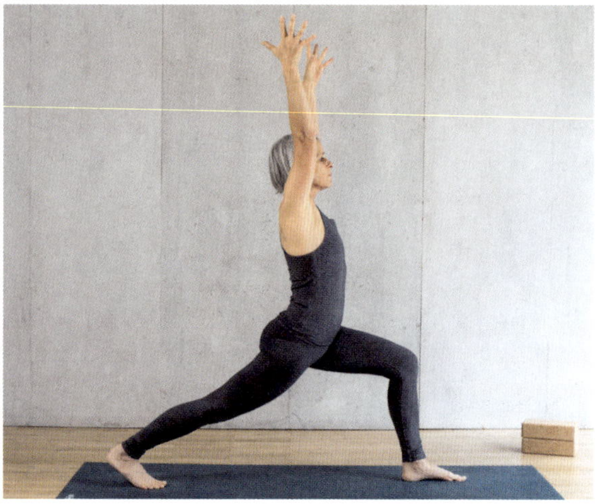

Variationen:

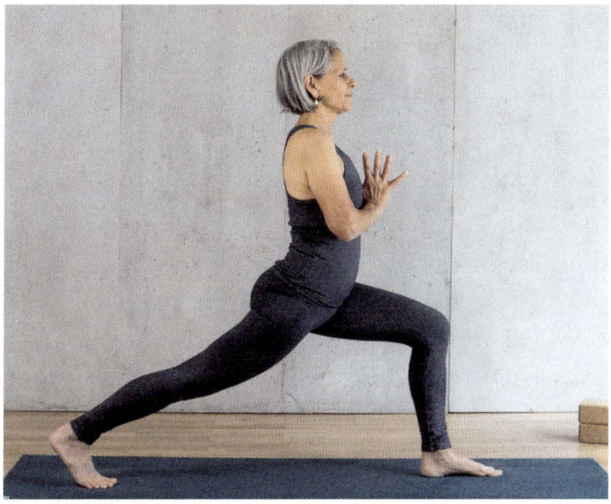

Hände Anjali Mudra

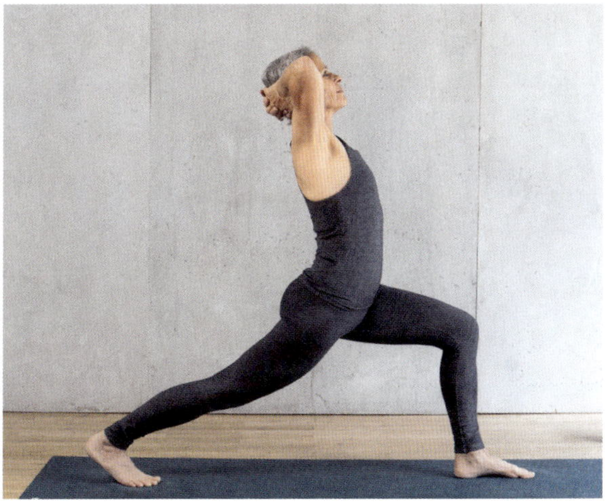

Hände am Hinterkopf

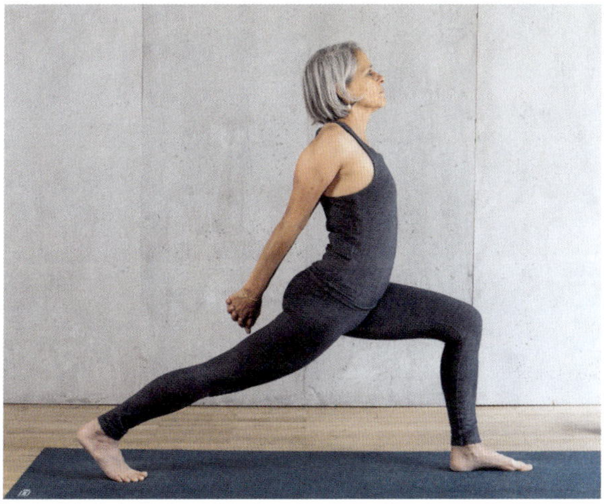

Hände hinter dem Rücken

Wirkung:
Dehnt und aktiviert die Hüft- und Gesäßmuskulatur, aktiviert die Oberschenkel- und Core-Muskulatur mit dem Ziel, die Balance zu halten. Beruhigt, fördert die Konzentration auf dich selbst.

Ustrasana
Kamel

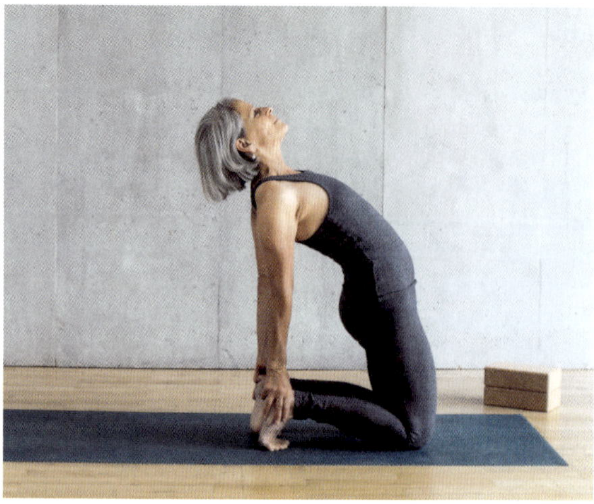

Wirkung:
Dehnt und öffnet die gesamte Körpervorderseite, aktiviert die Körperrückseite. Schenkt Energie und Selbstvertrauen.

Variationen:

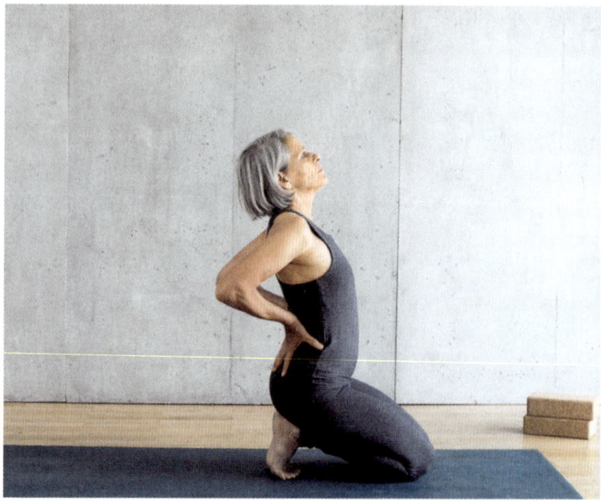

Vorstufe Kamel

»Du kannst die Wellen nicht aufhalten,
aber du kannst lernen, auf ihnen zu surfen.«

Swami Satchidananda

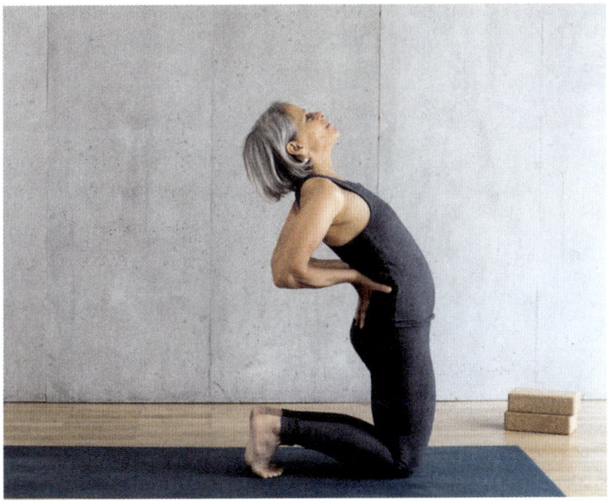

Vorstufe Kamel im Kniestand

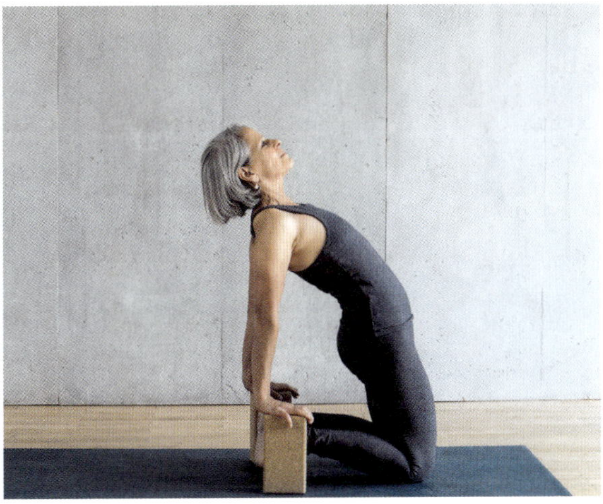

mit Blöcken

EMBODIMENT: TAKING SPACE

Diese Embodiment-Haltung lädt dich ein, zu erforschen, wie offen und sichtbar du sein möchtest. Sie steht auch für Öffentlichkeit und Extrovertiertheit. Du kannst sie im Liegen oder Stehen ausführen.

Stelle dir bei Einnahme der Position folgende Fragen:

- Ist die Position angenehm oder unangenehm?
  Möchtest du etwas verändern?
- Wenn ja, wie fühlt sie sich jetzt an?
- Kommt dir dieses Gefühl vertraut vor? Vielleicht aus anderen Situationen?
- Woher kennst du es aus deinem Leben? In der Familie, bei Freunden, im Beruf, in der Freizeit, bei einem persönlichen Engagement? Es kann in den einzelnen Lebensbereichen ganz unterschiedlich sein.
  Wo möchtest du mehr oder weniger davon haben? Fühle in dich hinein. Lass die Antwort von innen kommen. Und wenn keine Antwort kommt, ist es auch gut.
- Dann komme aus der Haltung und reflektiere kurz in Stille oder in einer Meditation.
- Was hast du für dich gelernt?

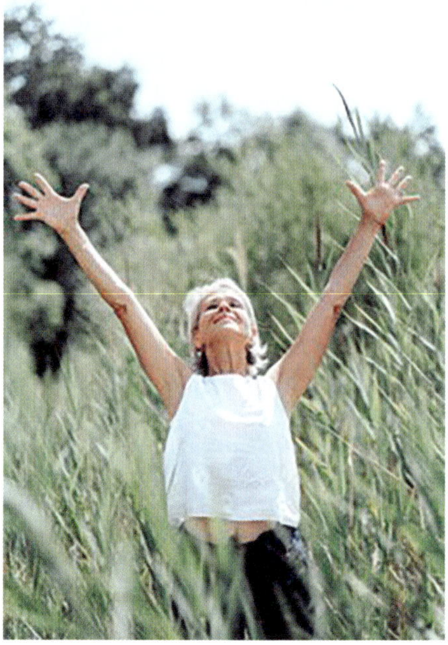

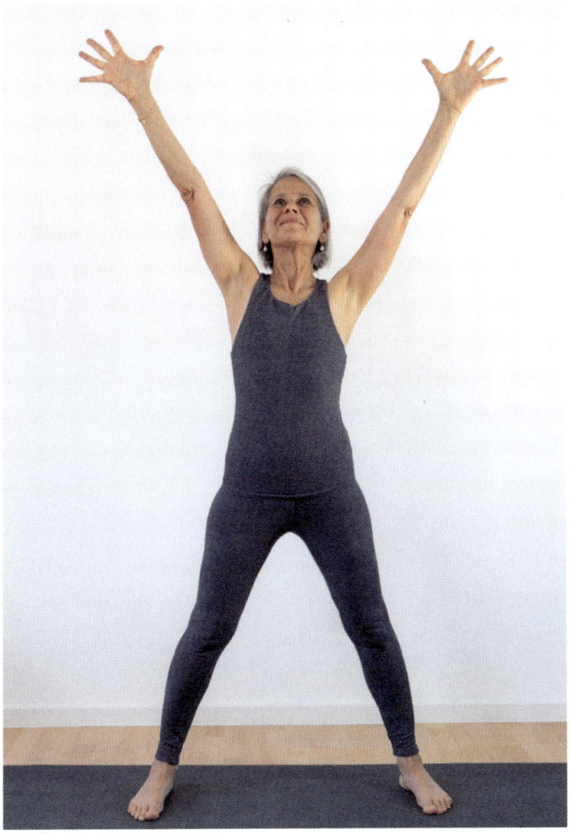

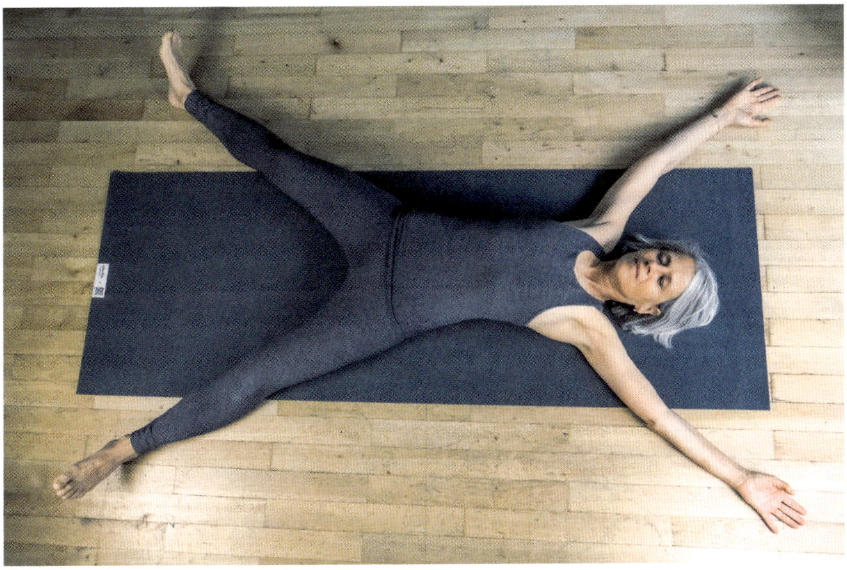

Gelassenheit

Geduld ist nicht meine Stärke. Das fängt schon an der Supermarktkasse an oder wenn die Bahn mal wieder Verspätung hat. Vor allem war ich damit aber in den oft – gefühlt – endlosen Sitzungen meiner Jahre in der Politik konfrontiert. Immer neue Redebeiträge zu demselben Thema, oft ohne Unterschied, frei nach dem Grundsatz »Alles wurde schon gesagt, aber noch nicht von mir«. Das zermürbt und nervt, denn ich liebe Klarheit und bringe die Dinge am liebsten schnell auf den Punkt. Was passierte mit mir? Ich war gestresst. Aber welche Wahl hatte ich? Die Sitzungen musste ich durchhalten, das gehörte zum Geschäft.

Aber meine innere Haltung konnte ich ändern. Die Situation annehmen, wie sie ist, und den Fokus auf das legen, was ich selbst gestalten kann.

Es gibt so vieles im Leben, was uns stresst. Die kleinen Dinge wie die Verspätung einer Verabredung oder das schlechte Wetter im Urlaub, aber auch große Veränderungen unserer Lebenssituationen. Und eine solche Veränderung ist das Älterwerden. Es verlangt uns viel ab. In einer Gesellschaft, die uns suggeriert, dass alles machbar ist, auch die ewige Jugend. Doch mit zunehmendem Alter werden wir mit dem Gegenteil konfrontiert. Die Falten, die nicht mehr weggehen mit der tollen Anti-Aging-Creme, die Krankheiten und Verletzungen, die viel langsamer heilen, oder die geringere Belastbarkeit, die Müdigkeit.

Aber wir sind dem nicht ausgeliefert. Auch hier gilt: Wir können unsere innere Haltung ändern und lernen, die Veränderungen anzunehmen. Die Bewertung rausnehmen. Annehmen, was ist, und loslassen, was war, was nicht mehr ist. Das ist Gelassenheit!

Studien haben ergeben, dass wir das automatisch machen, wenn wir älter werden. Sie führen es auf die große Lebenserfahrung älterer Menschen zurück. Doch wir können auch bewusst etwas dafür tun, gelassener zu werden.

DER CIRCLE OF INFLUENCE

Das Älterwerden anzunehmen, ist der erste Schritt zu mehr Gelassenheit. Aber das Modell des »Circle of Influence« von Stephen R. Covey[24] geht noch einen Schritt weiter.
Demnach sind wir umgeben von zwei konzentrischen Kreisen:

dem **Circle of Concern:** den Sorgen, Ängsten, oft negativen Gedanken
dem **Circle of Influence:** alles das, auf das wir Einfluss haben.

Wenn wir unsere Gedanken auf das lenken, worauf wir Einfluss haben, und nicht unsere Zeit damit verbringen, uns darüber zu grämen, was früher anders war oder was nicht mehr geht, werden wir mit dem Älterwerden viel besser zurechtkommen und gelassener werden. Es geht um unsere innere Haltung und die Veränderung der inneren Ausrichtung. Statt zu jammern und sich zu sorgen, sollten wir aktiv werden, indem wir dem Alter angepasste Lösungen suchen. Nicht resignieren, sondern neue Wege ausprobieren. Der Gestalter unseres Lebens sein!

Wenn du also das nächste Mal darüber lamentierst, dass dein Körper so lange braucht, bis eine Verletzung heilt – mache dir bewusst, dass du es nicht ändern kannst. Aber du kannst deine Einstellung ändern, indem du es annimmst und dich dem zuwendest, was du gestalten kannst. Statt sportlicher Leistung vielleicht mehr Meditation oder endlich Zeit für die Wunder der Natur. Den Gesang eines Vogels oder das Rauschen der Bäume oder die Ruhe eines Sees. Oder Gentle Yoga statt Vinyasa Yoga.

So kann sich Neues eröffnen, das du selbst in der Hand hast. Damit wird dein Sorgenkreislauf immer kleiner und dein Einflussbereich auf ein gutes Leben wächst.

GELASSENHEITSÜBUNG IM ALLTAG

Wenn du mal wieder ungeduldig bist oder dich deine Mitmenschen nerven, versuche es doch mal mit dieser kleinen Übung.

Stelle deine Füße fest auf den Boden im Sitzen oder Stehen. Nimm die ganze Fußsohle auf dem Boden wahr, spüre, wie du dich langsam immer mehr mit der Erde unter dir verbindest und ein Gefühl von Sicherheit und Getragensein entsteht. Atme ein paar Mal tief ein und aus und richte dabei deine Wirbelsäule auf. Spüre jetzt die Weite im Brustkorb, die dir die Öffnung nach außen ermöglicht. Nimm wahr, wie langsam mehr Ruhe und Gelassenheit entsteht.

YOGA FÜR GELASSENHEIT

Schon im Yogasutra von Patanjali ist »Vairagya«, der Gleichmut, ein zentrales Prinzip. Er ist verbunden mit »Abhyasa«, dem beharrlichen Üben. Das heißt, dass wir die Yogapraxis als Übungsraum für unser tägliches Leben nutzen können, indem wir regelmäßig auf der Matte unsere Asana-Praxis praktizieren, uns dabei aber in Gleichmut und Gelassenheit üben, wenn etwas nicht so geht, wie wir es uns wünschen, unsere Asana-Praxis modifizieren und das machen, was geht.

In der Meditation können wir durch die Konzentration auf unseren Atem oder unseren Körper lernen, uns zu fokussieren. Damit können wir dem Stress seine Kraft nehmen und mehr zu unserer inneren Mitte finden.

Oder wie es der Theologe und Philosoph Reinhold Niebuhr[25] ausdrückt:

*»Gib mir die Gelassenheit, Dinge hinzunehmen,
die ich nicht ändern kann;
den Mut, Dinge zu ändern,
die ich ändern kann;
und die Weisheit, das eine vom anderen
zu unterscheiden.«*

MEDITATION: FLUSS DER VERÄNDERUNG

Komm in einen aufrechten Sitz auf einem Stuhl oder Kissen. Lege deine Hände mit den Handflächen nach oben auf deine Knie oder deine Oberschenkel. Atme tief ein und richte deine Wirbelsäule auf, halte die Länge und atme dann langsam durch den Mund wieder aus. Mache das noch zweimal und richte dich immer weiter auf. Nimm deinen Sitz auf der Unterlage wahr, deine Füße auf dem Boden. Lenke dann deine Aufmerksamkeit auf deinen Atem. Nimm ihn dort wahr, wo du ihn am besten spüren kannst. Lass ihn einfach nur da sein, verändere ihn nicht.
Stelle dir jetzt einen Fluss vor. Es kann ein kleiner Bach oder ein breiter Fluss sein. Du sitzt an diesem Fluss und das Wasser strömt immerwährend kommend von der linken Seite und abfließend auf der rechten Seite an dir vorbei. Tauche ein in dieses Bild.

Konzentriere dich nun auf deine linke Hand. Nimm ganz bewusst alle Gedanken und Gefühle an, die jetzt in dir entstehen, wie das Wasser des Flusses, das einfach kommt. Lass sie da sein, ohne Bedingungen, ohne Bewertung. Verweile in diesem Bild für einige Atemzüge. Lenke dann deine Aufmerksamkeit auf deine rechte Hand. Lass jetzt bedingungslos, in voller Offenheit, alles gehen, was gehen will. Wie das Wasser, das immer weiterfließt.

Verweile einige Atemzüge in diesem Bild. Nimm dich jetzt wahr an diesem Fluss in der Mitte des Kommens und Gehens, mit dem klaren Wissen, dass du dem Fluss der Veränderung vertrauen kannst, dem natürlichen und ständigen Prozess des Annehmens und Loslassens. Lass es zu.

Uttanasana
stehende Vorbeuge

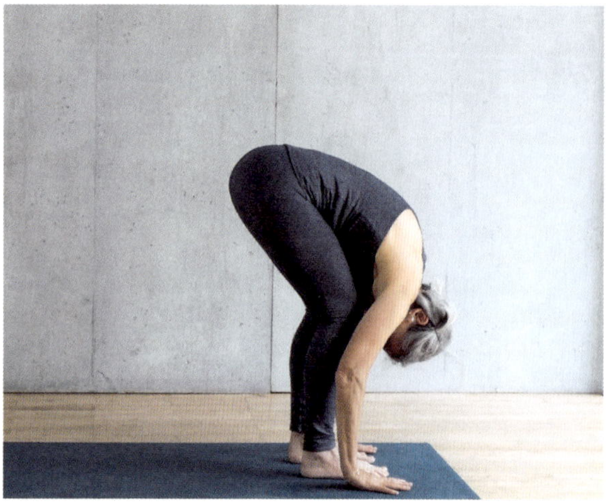
mit gebeugten Knien

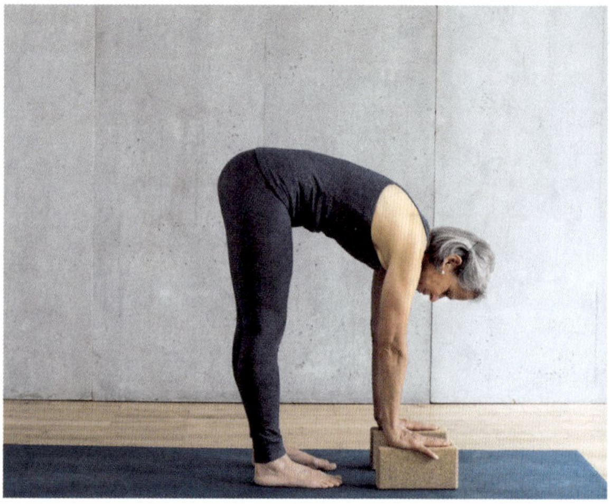
mit Blöcken

Wirkung:
Dehnt die gesamte Körperrückseite und lockert die Nackenmuskulatur. Baut Stress und Spannung ab.

Viparita Karani

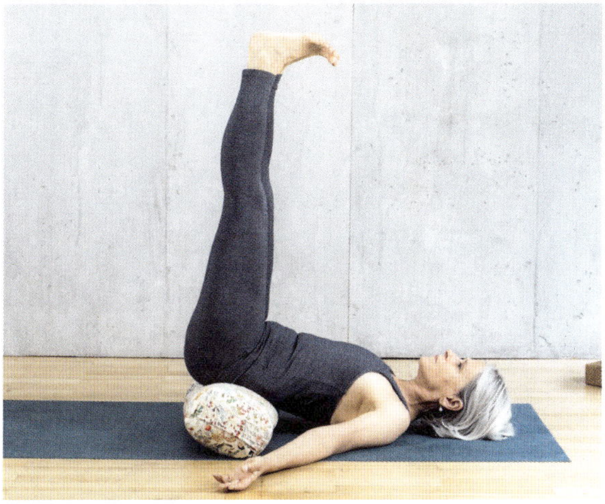

im Raum mit Bolster

Wirkung:
Fördert die Durchblutung. Entspannt und baut Stress ab.

Upavista Konasana
sitzender Winkel

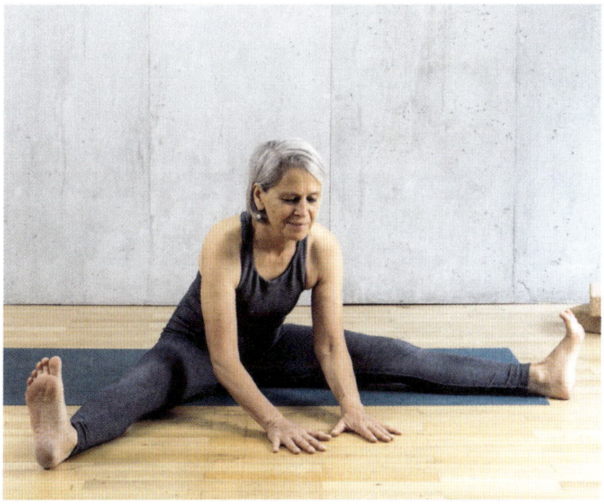

Wirkung:
Streckt die Oberschenkelrückseiten und dehnt intensiv die Oberschenkelinnenseiten. Beruhigt Geist und Nervensystem.

Anahata Asana
Panther

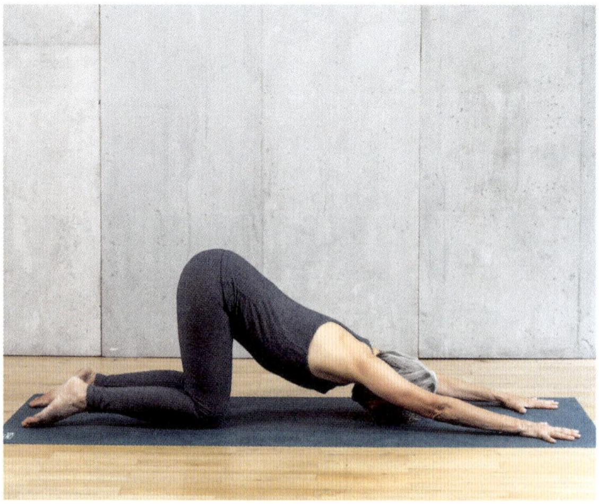

klassisch

Wirkung:
Öffnet den Schultergürtel und weitet die Brust. Beruhigt, öffnet, hebt die Stimmung.

Virabhadrasana II (Krieger II)
Widerstände annehmen, Akzeptanz

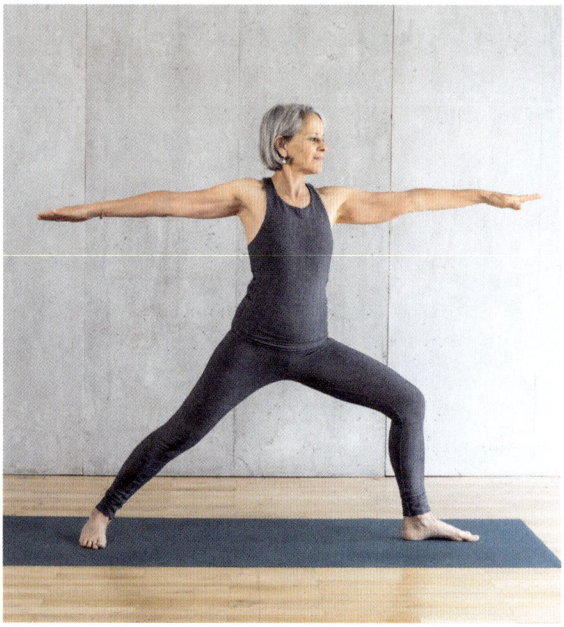

Versuche, die Position 20–30 Atemzüge zu halten. Was passiert in dir? Ist es unangenehm? Gibt es in dir einen Widerstand oder bist du stolz, es so lange halten zu können? Darf dein Gefühl da sein? Ist es möglich, dein Gefühl zu begrüßen, auch wenn es negativ sein sollte? Was verändert sich, wenn es da sein darf?

In den Bauch atmen, Ausatmung verlängern

Suche dir einen ruhigen Ort, an dem du 5–10 Minuten ungestört bist. Finde einen aufrechten Sitz, auf einem Kissen oder einem Stuhl, und schließe die Augen.

Denke an eine Situation, die dich besonders gestresst hat. Visualisiere diese Situation noch mal vor deinem inneren Auge. Tauche ein mit allen Sinnen. Nimm jetzt deine Füße fest auf dem Boden wahr. Spüre die Verbundenheit mit der Erde unter dir. Ziehe die Schultern fest nach oben, spanne deine Nacken- und Schultermuskulatur kurz an und lasse sie dann wieder locker. Atme tief und ruhig in deinen Bauch hinein. Nimm wahr, wie du mit jeder Ausatmung Stress und Aufregung ausatmest und mit jeder Einatmung neue Gelassenheit und Entspannung sich tief in deinem Bauch ausbreiten.

Um die Wirkung zu intensivieren, kannst du die Ausatmung verlängern. Auf 4 einatmen, und dann langsam steigernd auf 5, 6, 7 oder 8 Zähler ausatmen. Du wirst feststellen, wie du mit dieser einfachen Atemübung ruhiger und gelassener wirst. Diese Übung kannst du in jeder stressigen Situation anwenden.

»Wenn du etwas loslässt,
bist du etwas glücklicher.
Wenn du viel loslässt,
bist du viel glücklicher.
Wenn du ganz loslässt,
bist du frei.«

Ajahn Chah

Nadi Shodana (Wechselatmung) – Reinigung der Nadi (Energiekanäle)

Unterschiedliche Energien – Sonnen- und Mondenergie – werden mit dem Ein- und Ausatmen in die Gegenenergie »geschüttet« und werden so zu einer gemischten Energie, wie warmes und kaltes Wasser zu lauwarmem Wasser wird. Dadurch entsteht ein energetisch ausbalancierter Zustand.

Klassische Technik mit Vishnu Mudra

Klappe Zeigefinger und Mittelfinger der rechten Hand ein. Daumen und kleiner Finger umgreifen die beiden Nasenlöcher wie eine Zange. Atme über beide Nasenlöcher ein, verschließe mit dem rechten Daumen das rechte Nasenloch und atme durch das linke Nasenloch aus. Atme durch das linke Nasenloch ein, verschließe das linke Nasenloch mit dem kleinen Finger, atme durch das rechte Nasenloch aus. Atme dann wieder rechts ein und so weiter. Achte dabei darauf, dass du aufrecht sitzt und deinen Kopf nicht mit bewegst.

Wechselatmung mit Kumbhaka

Atme wieder über beide Nasenlöcher ein, verschließe mit dem Daumen das rechte Nasenloch und atme auf 4 links aus, atme auf 4 links ein, verschließe beide Nasenlöcher und halte den Atem auf 4 an, öffne das rechte Nasenloch und atme auf 4 rechts aus, atme auf 4 rechts ein, verschließe beide Nasenlöcher, halte auf 4 und öffne das linke Nasenloch und atme auf 4 aus. Fahre fort für 5–10 Runden.

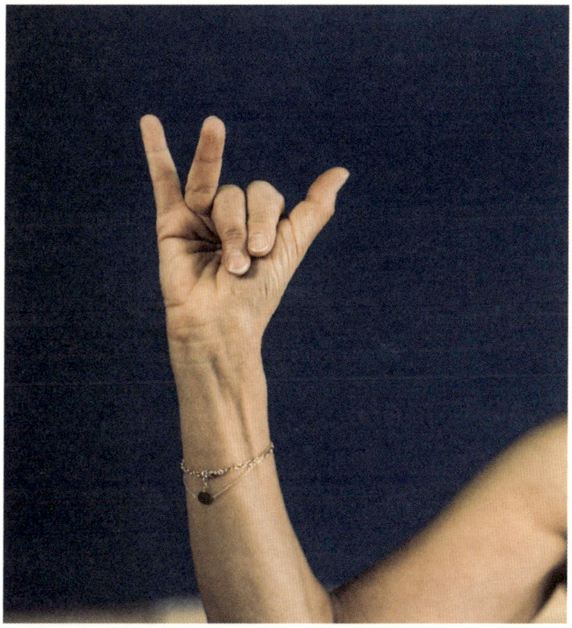
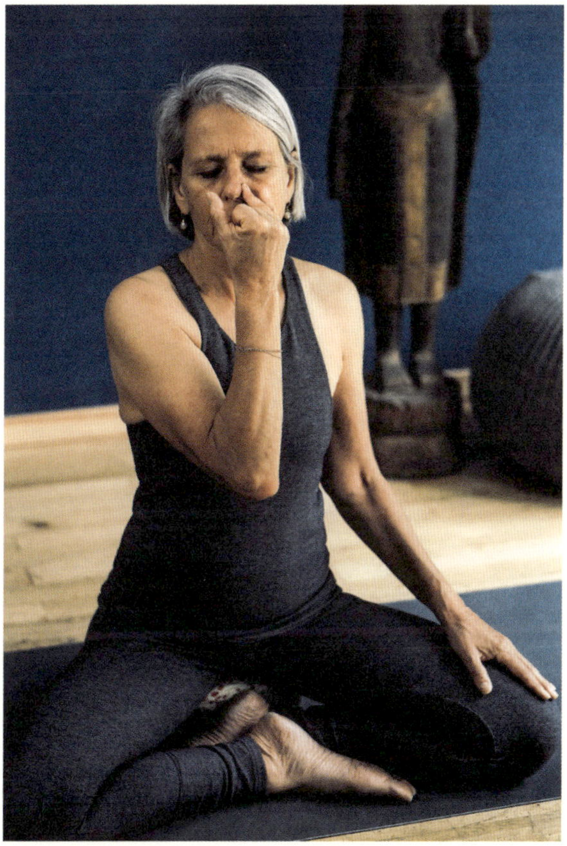
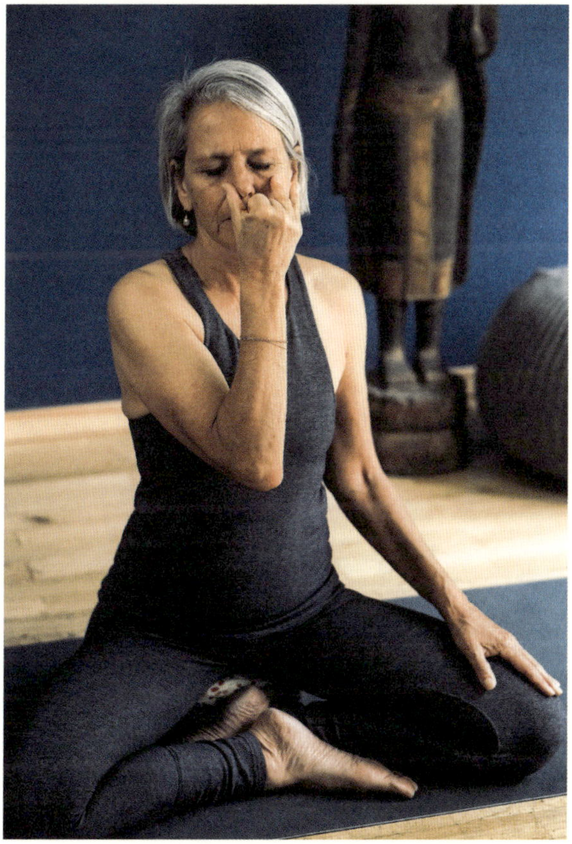

EMBODIMENT: LETTING GO

Diese Embodiment-Haltung ähnelt der stehenden Vorbeuge, Uttanasana. Sie steht für Loslassen und Nichtanhaftung an Vertrautem, Gewohntem, aber auch für Vergebung.

Stelle dir bei Einnahme der Position folgende Fragen:

- Ist die Position angenehm oder unangenehm?
  Möchtest du etwas verändern?
- Wenn ja, wie fühlt sie sich jetzt an?
- Kommt dir dieses Gefühl vertraut vor? Vielleicht aus anderen Situationen?
- Woher kennst du es aus deinem Leben? In der Familie, bei Freunden, im Beruf, in der Freizeit, bei einem persönlichen Engagement ...? Es kann in den einzelnen Lebensbereichen ganz unterschiedlich sein.
  Wo möchtest du mehr oder weniger davon haben? Fühle in dich hinein. Lass die Antwort von innen kommen. Und wenn keine Antwort kommt, ist es auch gut.
- Dann komme aus der Haltung und reflektiere kurz in Stille oder in einer Meditation.
- Was hast du für dich gelernt?

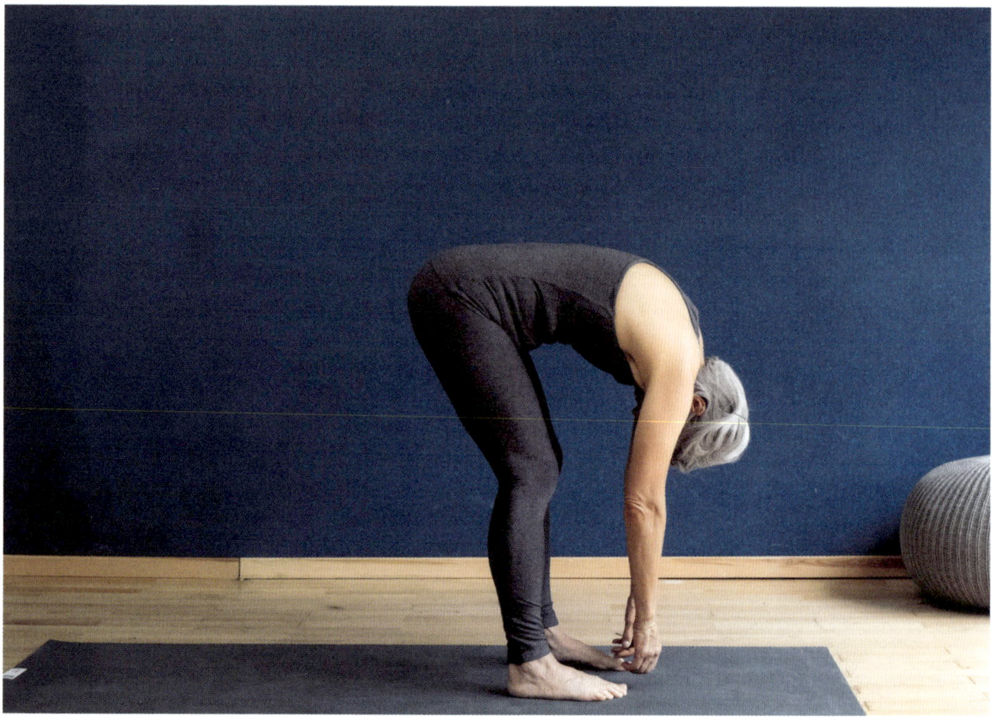

Hoffnung und Zuversicht

In diesen unruhigen Krisenzeiten Hoffnung und Zuversicht zu behalten, ist eine Herausforderung. Corona, die Kriege auch vor unserer Haustür, der Klimawandel und die Folgen stellen vieles, was bisher sicher war, infrage. Wo geht es hin mit uns und dem Planeten? Welche Verantwortung haben wir für die folgenden Generationen, was können wir tun? Fragen, die vielleicht auch dich beschäftigen. Doch sie sind nicht einfach lösbar, denn unser persönlicher Handlungsspielraum ist sehr begrenzt. So kann eine Hilflosigkeit entstehen, die Angst und Panik in uns auslöst. Doch diese Gefühle sind nicht real, sie entstehen durch unsere Gedanken. Denn die Probleme sind bisher nicht hier, sondern irgendwo anders auf dem Planeten oder in der Zukunft. Das soll uns nicht kaltlassen und es ist sicher gut, nach Möglichkeiten zu suchen, unseren Beitrag zur Lösung zu leisten. Doch über die Probleme immer nur nachzudenken und die Zuversicht zu verlieren, bringt uns nicht weiter. Das gilt nicht nur für die großen Krisen dieser Welt, sondern auch für unsere kleinen Krisen. Hoffnung ist eine positive Emotion, die wir, wenn wir älter werden, besonders pflegen sollten. Denn sie gibt uns die Kraft, mit den Schwierigkeiten des Älterwerdens, etwa Krankheiten, Verlust, Schmerz, umzugehen.

Hoffnung zu haben, ist nicht passiv. Hoffnung ist, die Zukunft aktiv zu gestalten. Dazu hat Dan Tomasulo[26] in seinem Buch »Learned Hopefulness« eine Hoffnungshierarchie entworfen.

Zuerst geht es darum, das negative Erlebnis, die Ängste und Sorgen wahrzunehmen, genau hinzuschauen, was passiert ist, und sie dann **anzunehmen**. Erst dann kannst du in Aktion kommen und schauen, welche Ressourcen du hast, die du nutzen kannst. Um sie zu aktivieren, ist die Frage wichtig: Was brauche ich eigentlich? Wie kann ich mich unterstützen oder wer kann mir helfen? Wie habe ich ein ähnliches Problem oder andere schwierige Situationen gelöst?

Und was kann ich davon jetzt wirklich selbst anwenden? Was kann **ich** selbst gestalten? Erst wenn ich meine Ressourcen, meine Unterstützung und meine Perspektiven geklärt habe, kann ich einschätzen, was ich jetzt tun will und was ich ändern möchte. Erst dann kann ich mir ein Ziel setzen, auf das ich meine Hoffnung richte, und zuversichtlich in die Zukunft schauen.

Hoffnung macht Zukunft gestaltbar!

Hoffnung wirkt positiv auf unseren Geist, unsere Emotionen, auf unser Verhalten und unsere Gesundheit!

Denn, wenn wir hoffen,

- sehen wir unsere Möglichkeiten im Leben und sind offen für das Gute und Schöne
- kultivieren wir unsere positiven Emotionen und sehen unsere Potenziale
- sehen wir, was uns guttut und welchen Sinn unser Tun hat
- genesen wir schneller und stärken unsere Gesundheit, weil wir etwas für uns tun!

AUFGABE: BETRACHTE DEIN LEBEN UND STELLE DIR DIE RICHTIGEN FRAGEN!

Schau dir einige deiner positiven Erlebnisse an und frage dich:

- Was habe ich dazu beigetragen?
- Auf welche anderen Lebensbereiche wird und kann sich dieses positive Erlebnis noch auswirken?

Betrachte dann einige deiner negativen Erlebnisse und frage dich:

- Welche äußeren Umstände können daran Schuld haben?
- War ich zu sehr mit anderen Dingen beschäftigt?

Es geht darum, Erfolge dir direkt selbst zuzuordnen und zu schauen, welchen Anteil du daran persönlich hast. Du assoziierst dich also mit dem Erfolg und stärkst somit dein Vertrauen in deine Fähigkeiten, mit Ängsten und Sorgen besser umgehen zu können. Und auf der anderen Seite dissoziierst du dich von negativen Erlebnissen und suchst den »Fehler« nicht in deiner Persönlichkeit.

YOGA FÜR HOFFNUNG

Kennst du das? Du hast eine wunderbare Yogastunde, du bist ganz erfüllt vom Flow der Asanas und plötzlich spürst du einen Schmerz. Im Fuß, in der Schulter, im Arm. Bei weiterer Belastung nimmt der Schmerz zu. Der schöne Flow ist dahin. Dein Kopf beginnt zu arbeiten. Was tun? Aufhören, sagt dein Gefühl. Es geht schon, sagt dein Kopf. Du hörst nicht auf, machst weiter. Aber nach der Stunde ist alles viel schlimmer. Der Schmerz bleibt. Du hast dich überschätzt, überlastet, nicht auf den Körper gehört. Er rebelliert. Und es wird dauern, bis alles wieder geht, das dämmert dir langsam. Und die Trauer darüber und die Angst davor, wie lange es dauern wird, nehmen dich ein.

Ich habe diese und ähnliche Situationen immer wieder erlebt. Und ich habe gelernt, anders damit umzugehen. In einem persönlichen Coaching ist mir klar geworden, dass ich erst die Situation bedingungslos akzeptieren muss. Dann kann ich mich der Hoffnung zuwenden, dass es besser wird.

Um klar denken zu können, ist es deshalb so wichtig, ins Hier und Jetzt zu kommen, denn das ist die einzige Realität, die wir haben. Yoga bietet uns dafür wunderbare Tools wie Meditationen, Atemübungen und fokussierte und erdende Asana-Sequenzen, die uns helfen, in die Präsenz zu kommen. Gegenwärtig zu sein, ist die Basis für Hoffnung und Zuversicht. Die Basis dafür, sich auf den Weg zu machen, Ängste und Sorgen loszulassen und das Licht am Ende des Tunnels zu sehen und zu erreichen.

MEDITATION FÜR HOFFNUNG UND ZUVERSICHT

Finde einen bequemen Sitz auf einem Kissen oder einem Stuhl. Richte deine Wirbelsäule auf und lege deine Hände auf deine Oberschenkel oder Knie. Atme einmal tief ein und lass alle Anspannung gehen. Atme dann in deinen Bauch. Spüre eine wohlige Wärme in deinem Bauch, die sich in den ganzen Körper ausbreitet.

Stelle dir jetzt vor, du stehst an einem warmen, sonnigen Sommertag an einem Bahnhof. Auf dem Rücken trägst du einen schweren Rucksack. In diesem Rucksack sind alle deine Ängste, Zweifel, alle Konflikte, alle Trauer, alle Antriebslosigkeit aus deiner Vergangenheit. Die Schwere drückt dich fast nieder.
Du siehst zwei Gleise auf diesem Bahnhof. Das erste Gleis kommt aus der Vergangenheit. Und wenn du näher hinschaust, nimmst du wahr, dass das Gleis nicht mehr in Betrieb ist. Die Natur hat es sich schon zurückerobert.
Das zweite Gleis führt in die Zukunft. In eine Welt voller Zuversicht und Lebensmut. Du stehst an dem Gleis und atmest ganz tief ein und wieder aus und der Zug fährt langsam ein. Das Ziel der Fahrt ist das wunderbare helle Licht der Hoffnung, das du ganz weit entfernt am Horizont erahnen kannst.
Du steigst ein und lässt deinen schweren Rucksack auf dem Sitz neben dir ruhen. Langsam setzt sich der Zug in Bewegung und du genießt die wunderbare Natur, die an dir vorbeizieht. Der Zug hält das erste Mal und wie von Zauberhand öffnet sich dein Rucksack und deine Sorgen und Ängste fliegen nach draußen. Du siehst sie langsam am Himmel davonfliegen. Die Fahrt geht weiter und der Rucksack ist schon leichter geworden.
Der Zug hält ein zweites Mal. Der Rucksack öffnet sich wieder und alle Konflikte, jeder Streit, jede Auseinandersetzung mit anderen Menschen fliegen davon und verschwinden hinterm Horizont. Die Fahrt geht weiter und der Rucksack ist wieder leichter geworden.
Der Zug hält ein drittes Mal und wieder öffnet sich der Rucksack. Diesmal fliegen alle Zweifel hinaus, die dich in letzter Zeit begleitet haben, sie verdichten sich zu einer großen Regenwolke und regnen schließlich ab. Erstmals breitet sich in dir etwas Leichtigkeit, Gelassenheit und Zuversicht aus. Der Zug fährt weiter. Dein Rucksack ist fast leer.
Der Zug hält noch einmal vor seinem Ziel. Der Rucksack öffnet sich ein letztes Mal und die Antriebslosigkeit, das lähmende Gefühl des Stillstandes schwebt heraus.
Der Rucksack ist jetzt ganz leer und plötzlich spürst du Energie in dir aufsteigen, Motivation und Lebensfreude breiten sich aus und du machst dich zu Fuß auf den Weg, die letzten Meter bis zu diesem wunderbaren hellen Licht, das du am Bahnhof schon erahnt hast. Dort angekommen, erstrahlt dieses Licht und erfüllt dich mit noch mehr Wärme und Energie. Du bist glücklich, fühlst dich leicht und blickst voller Zuversicht in deine Zukunft.

Nimm dir so viel Zeit, wie du brauchst, und bade noch etwas in diesem Gefühl.
Spüre die Wärme, das Strahlen und Leuchten. Komme langsam wieder zurück ins Hier und Jetzt. Nimm deinen natürlichen Atem wahr und öffne dann deine Augen.

Utkatasana
Stuhl

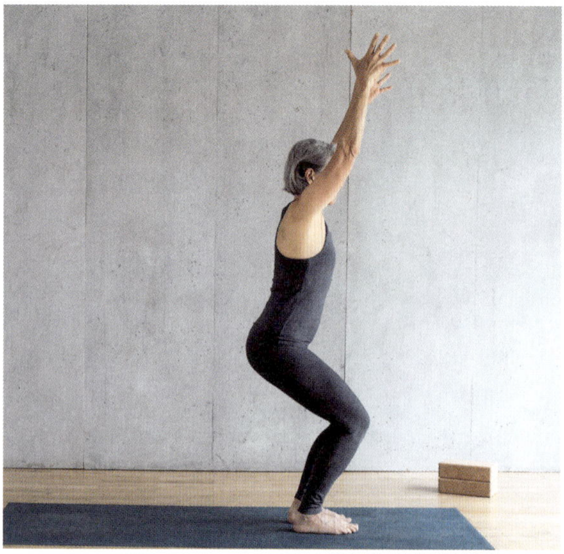

Wirkung:
Kräftigt und aktiviert die größten Muskeln des Körpers, beansprucht den Core und regt Herz und Kreislauf an. Vor allem die Oberschenkelmuskeln werden gekräftigt. Belebt und energetisiert, fördert das Durchhaltevermögen.

Variationen:

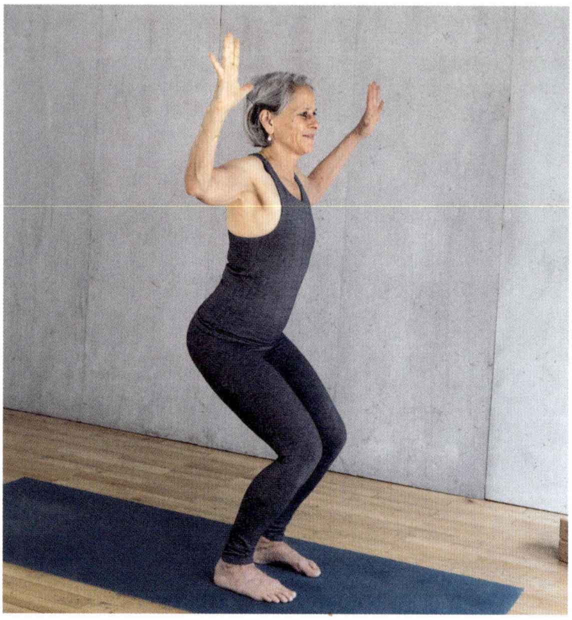

Kaktus

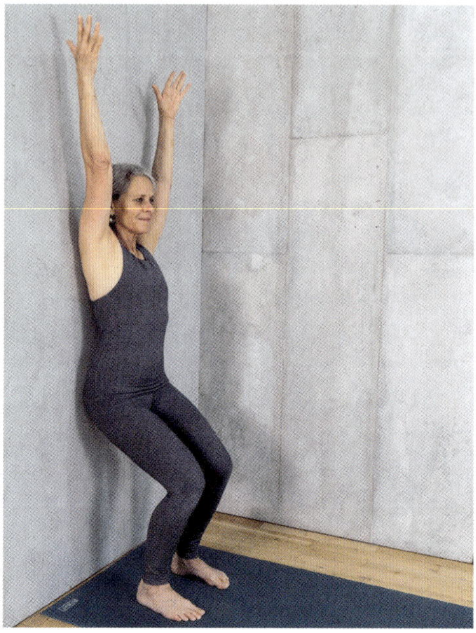

an der Wand

Adho Mukha Svanasana

Herabschauender Hund (die Basis des Yoga)

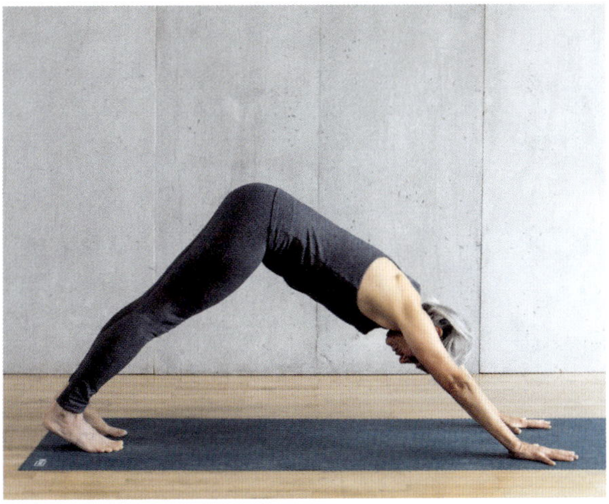

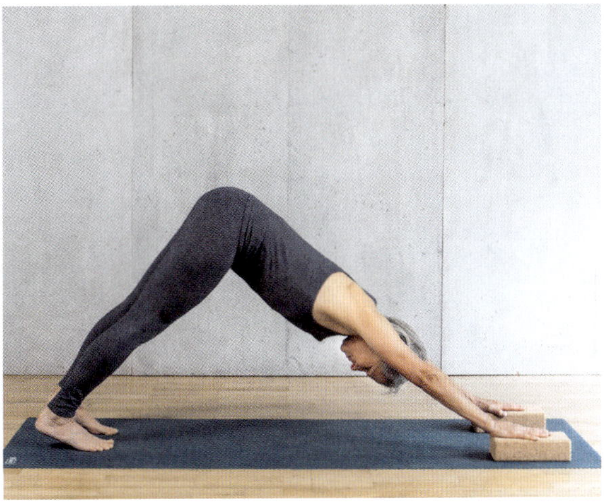

mit Blöcken

Wirkung:
Dehnt die gesamte Körperrückseite und kräftigt die Arm- und Schultermuskulatur, entspannt den Rücken. Erdet, erhöht das Durchhaltevermögen und Selbstbewusstsein.

»Auch aus Steinen, die einem in den Weg gelegt werden, kann man Schönes bauen.«

Johann Wolfgang v. Goethe

Malasana
Hocke

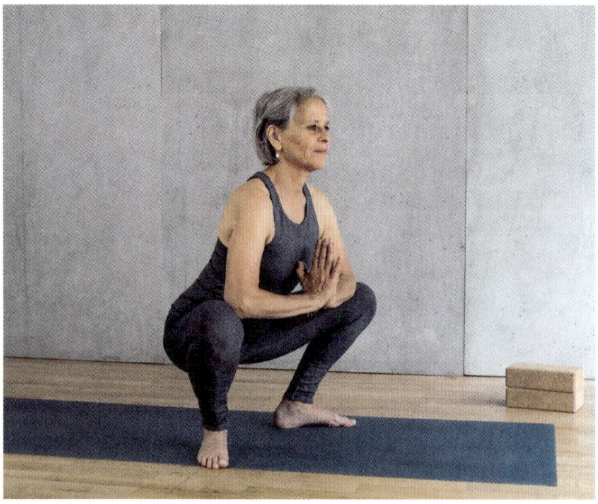

Wirkung:
Dehnt Fußgelenke, Waden, unteren Rücken und Brustmuskeln, streckt den Rücken, dehnt die Leisten und Kniegelenke. Erdet, stabilisiert und beruhigt.

Variationen:

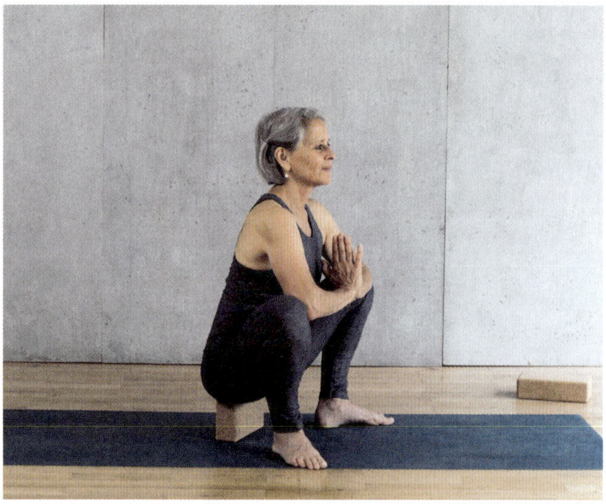

mit Block

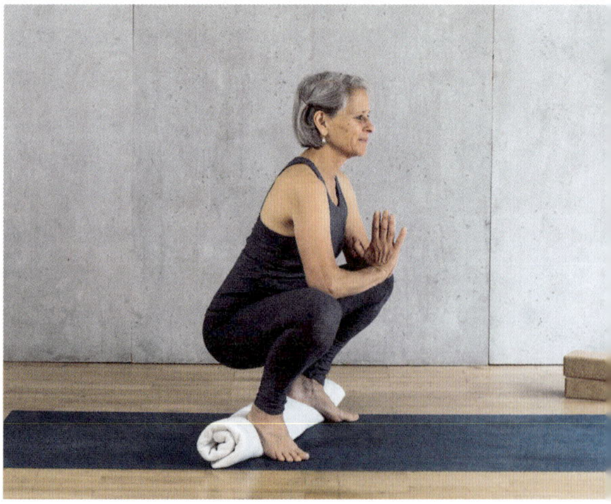

mit Decke unter den Fersen

EMBODIMENT: YES

Diese Position steht für die Erkundung von Ja-Sagen, Zulassen, Einfühlungsvermögen und Akzeptanz. Es ist eine Yin-Haltung, sodass das Hauptgewicht (60 %) auf dem hinteren gebeugten Bein ist.

Stelle dir bei Einnahme der Position folgende Fragen:

- Ist die Position angenehm oder unangenehm?
  Möchtest du etwas verändern?
- Wenn ja, wie fühlt sie sich jetzt an?
- Kommt dir dieses Gefühl vertraut vor? Vielleicht aus anderen Situationen?
- Woher kennst du es aus deinem Leben? In der Familie, bei Freunden, im Beruf, in der Freizeit, bei einem persönlichen Engagement …? Es kann in den einzelnen Lebensbereichen ganz unterschiedlich sein.
  Wo möchtest du mehr oder weniger davon haben? Fühle in dich hinein. Lass die Antwort von innen kommen. Und wenn keine Antwort kommt, ist es auch gut.
- Dann komme aus der Haltung und reflektiere kurz in Stille oder in einer Meditation.
- Was hast du für dich gelernt?

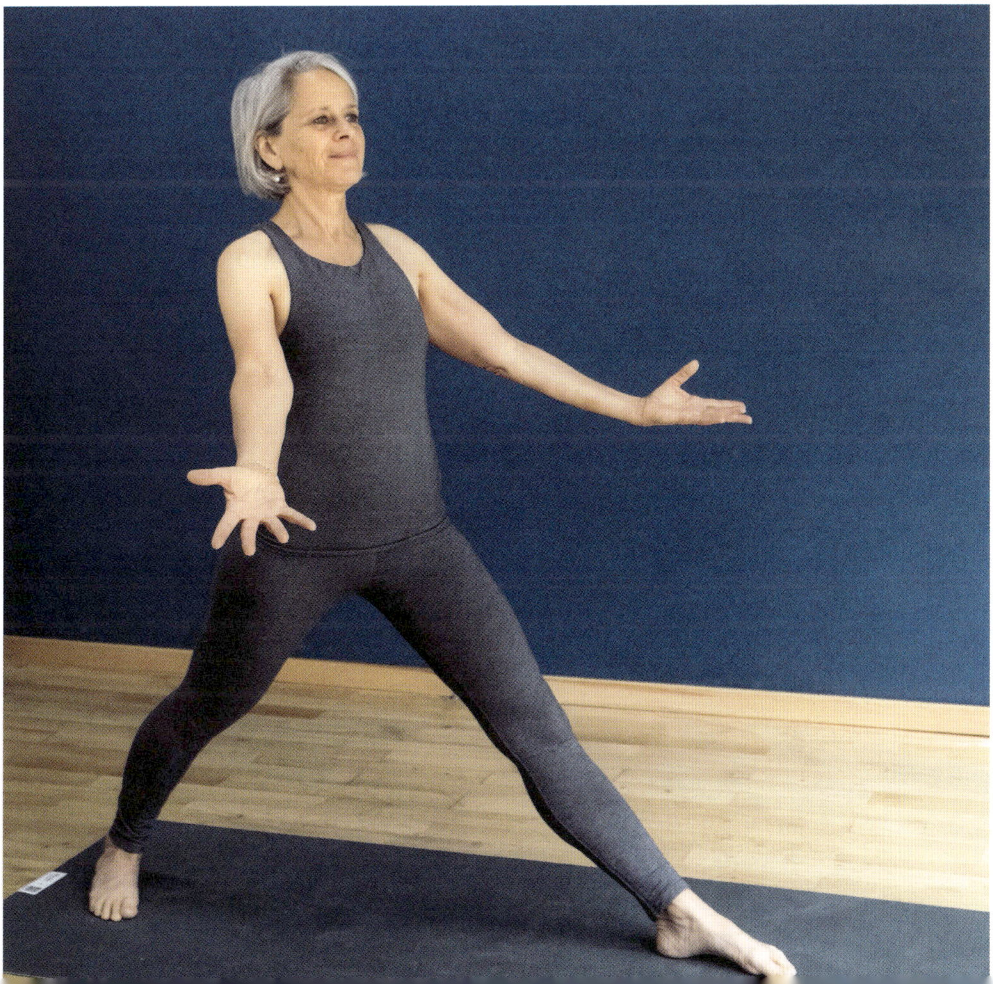

Selbstliebe

Hast du dich schon mal selbst in den Arm genommen? Für mich war es sehr bewegend, als ich diese Erfahrung das erste Mal machen durfte. Während ich die »Selfcare«-Position aus den »Embodied Yoga Principles«[13] einige Minuten gehalten habe, war ich ziemlich aufgewühlt. Irgendetwas war da angesprungen. Eine tiefe Sehnsucht kam in mir hoch, mich anzunehmen, wie ich bin, mit allen Veränderungen, die das Älterwerden so mit sich bringt. Die Angst, nicht mehr mithalten zu können in dem Wettlauf um Anerkennung und Wertschätzung in einer Gesellschaft, die sich stark an Äußerem orientiert. Eine Traurigkeit, dass es mir schwerfällt, mich zu lieben. Mich anzunehmen und zu akzeptieren, wie ich jetzt bin. Mich nicht immer wieder kleinzumachen im Vergleich zu anderen.

Doch warum fällt es uns so schwer, uns wertzuschätzen? Erfahrungen aus der Kindheit, die auch in unserem Erwachsenenleben noch wirken, Erfahrungen des Scheiterns, die wir uns nicht verzeihen können, erlebte Zurückweisungen und natürlich unsere Gesellschaft, die ein Idealbild vorgibt, jung, fit, schön, leistungsfähig – all das hindert uns daran. Doch wir sind dem nicht ausgeliefert. Wir können unseren Fokus verändern und ihn auf das Positive lenken. Uns einmal anders im Spiegel betrachten und wohlwollend die Falten als Lebenserfahrung sehen. Oder dem Körper dankbar sein, dass wir noch so fit und beweglich sind und Yoga machen können. Sich Zeit schenken, Zeit nur für die eigenen Wünsche und Bedürfnisse. Denn wenn wir älter werden, wird das »ich muss« weniger und sollte mehr durch »ich darf« ersetzt werden. Weg von der Perfektion, hin zu mehr Dankbarkeit. Die kleinen Erfolge feiern, nachsichtiger mit uns selbst sein. Denn wer kennt ihn nicht, den inneren Kritiker, der uns schon so viele Jahre begleitet. Es ist an der Zeit, ihm weniger Raum zu geben.

Vielleicht denkst du jetzt: Aber er gibt mir doch Energie, treibt mich an und was soll daran denn schlecht sein? Der innere Kritiker ist nicht schlecht und wird immer ein Teil von dir bleiben. Du sollst ihn auch nicht aufgeben, nur ein wenig zähmen, denn er nimmt dir auch viel Lebensfreude, indem er dich nicht sein lässt, wie du jetzt bist. Und Vergleiche mit früher oder jünger machen nicht glücklich. Stattdessen solltest du lieber den Fokus auf die Schönheit deiner Lebenserfahrung lenken. Je älter du wirst, desto wichtiger ist diese Selbstliebe.

Schau mal zurück auf dein Leben und du wirst vieles finden, wofür du dich lieben kannst. Das ist ein guter Anfang. Denn für wahre Selbstliebe braucht es diese äußeren »Erfolge« nicht mal. Wahre Selbstliebe ist eine innere Haltung, unabhängig von äußerer Anerkennung. Du kannst dich nicht austauschen, deshalb verzeihe dir deine Fehler und Schwächen genauso, wie du es bei deinen Liebsten auch tust.

Du gewinnst so viel, wenn du dich selbst magst. Du bist auch nach außen offener und freundlicher – authentischer, da du dich selbst nicht verleugnest. Und oft auch erfolgreicher, da du Rückschläge und Kritik besser annehmen und daraus lernen kannst.

Aber das Wichtigste ist deine höhere Lebensqualität. Annehmen, was unvermeidbar ist, macht deutlich glücklicher, als gegen diese Veränderung anzukämpfen.

»Die wichtigste Lektion, die wir alle lernen müssen, ist die bedingungslose Liebe, die nicht nur andere, sondern auch uns selbst einschließt«[27] (Elisabeth Kübler-Ross).

EINE ALTE CHEROKEE-WEISHEIT

Schweigend saß der Cherokee-Großvater mit seinem Enkel am Lagerfeuer und schaute nachdenklich in die Flammen. Die Bäume um sie herum warfen schaurige Schatten, das Feuer knackte und die Flammen loderten in den Himmel.

Nach einer gewissen Zeit meinte der Großvater: **»Das Flammenlicht und die Dunkelheit sind wie die zwei Wölfe, die in unseren Herzen wohnen.«**

Fragend schaute ihn der Enkel an.

Daraufhin begann der alte Cherokee seinem Enkel eine sehr alte Stammesgeschichte von einem weißen und einem schwarzen Wolf zu erzählen.

»In jedem von uns lebt ein weißer und ein schwarzer Wolf. Der weiße Wolf verkörpert alles, was gut, der schwarze alles, was schlecht in uns ist. Der weiße Wolf lebt von Gerechtigkeit und Frieden, der schwarze von Wut, Angst und Hass.

Zwischen beiden Wölfen findet ein ewiger Kampf statt, denn der schwarze Wolf ist böse – er steht für das Negative in uns wie Zorn, Neid, Trauer, Angst, Gier, Arroganz, Selbstmitleid, Schuld, Groll, Minderwertigkeit, Lüge, falscher Stolz und vieles mehr. Der andere, der weiße Wolf, ist gut – er ist Freude, Friede, Liebe, Hoffnung, Freundlichkeit, Güte, Mitgefühl, Großzügigkeit, Wahrheit und all das Lichte in uns.

Der Kampf zwischen den beiden findet auch in dir und in jeder anderen Person statt, denn wir haben alle diese beiden Wölfe in uns.«

Der Enkel dachte kurz darüber nach und fragte dann: »Und welcher Wolf gewinnt?«

Der alte Cherokee antwortete: »Der, den du fütterst. Nur bedenke, wenn du nur den weißen Wolf fütterst, wird der schwarze hinter jeder Ecke lauern, auf dich warten und wenn du abgelenkt oder schwach bist, wird er auf dich zuspringen, um die Aufmerksamkeit zu bekommen, die er braucht. Je weniger Aufmerksamkeit er bekommt, umso stärker wird er den weißen Wolf bekämpfen. Aber wenn du ihn beachtest, ist er glücklich. Damit ist auch der weiße Wolf glücklich und alle beide gewinnen. Das ist die große Herausforderung eines jeden von uns: das innere Gleichgewicht herzustellen. Denn der schwarze Wolf hat auch viele wertvolle Qualitäten – dazu gehören Beharrlichkeit, Mut, Furchtlosigkeit, Willensstärke und großes intuitives Gespür, Aspekte, die du brauchst in Zeiten, wo der weiße Wolf nicht weiterweiß – denn er hat wiederum auch seine Schwächen.

Du siehst, der weiße Wolf braucht den schwarzen Wolf. Beide gehören zusammen. Fütterst du nur einen, hungert der andere und wird unkontrollierbar. Wenn du beide fütterst und pflegst, wird es ihnen guttun. Sie werden ein Teil von etwas Größerem, das in Harmonie wachsen kann. Füttere beide und du musst deine Aufmerksamkeit nicht auf den inneren Kampf verwenden. Und wenn es keinen inneren Kampf gibt, kann man die innere Stimme, den alles wissenden Führer hören, der dir in jeder Situation den richtigen Weg deutet.

Frieden, mein Sohn, ist die Mission der Cherokee. Frieden ist das Leben. Ein Mann, der den schwarzen und weißen Wolf in Frieden in sich hat, der hat alles. Ein Mann, der in seinen inneren Krieg gezogen wird, der hat nichts. Dein Leben wird davon bestimmt, wie du mit deinen gegnerischen Kräften umgehst. Lass nicht den einen oder anderen verhungern, füttere sie beide – und beide gewinnen.«

AUFGABE: DEINE BEZIEHUNG ZU DEINEM KÖRPER

Hast du dir schon mal überlegt, welche Beziehung du zu deinem Körper hast? Du kannst dabei unterscheiden zwischen vier Beziehungsmöglichkeiten:

› Ich befehle meinem Körper, er muss funktionieren.
› Ich habe eine Geschäftsbeziehung: Wenn ich das mache, muss er aber …
› Ich habe eine freundschaftliche Beziehung.
› Ich habe eine Liebesbeziehung ohne Bedingungen.

Wo und wann kommen oder kamen diese Beziehungsarten in deinem Leben vor? Das kann sehr unterschiedlich sein in deinen verschiedenen Lebensbereichen, in der Familie, im Beruf, in der Freizeit, bei Freunden.

Suche dir einen ruhigen Platz, wo du ungestört bist, vielleicht magst du die Augen schließen, während du über dein Leben nachdenkst. Notiere dann deine Erkenntnisse. Du wirst erstaunt sein, wie du mit deinem Körper umgehst. Indem du dir das bewusst machst, gehst du den ersten Schritt zu mehr Selbstliebe.

YOGA FÜR SELBSTLIEBE

»Ahimsa«, das erste Nyama aus Patanjalis Yogasutra, bedeutet Gewaltlosigkeit – gegenüber anderen, aber auch gegenüber uns selbst! Das ist eine Herausforderung für viele Menschen, denn der innere Kritiker ist so mächtig. Yoga kann mit seiner ganzheitlichen Vielfalt an Praktiken helfen, die selbstkritischen Stimmen in uns zu besänftigen und zu mehr Selbstakzeptanz und Selbstliebe zu finden. Er stärkt unseren Körper und hält ihn beweglich. Das macht uns stärker gegenüber den Widrigkeiten von außen. Meditationen, Atemübungen und fokussierte Asanasequenzen unterstützen uns, mehr nach innen zu schauen, uns und unsere Bedürfnisse besser kennenzulernen, Widerstände anzunehmen, neue Wege zu gehen.

MEDITATION FÜR SELBSTLIEBE

Komm in einen bequemen Sitz mit gekreuzten Beinen, lege die Hände entspannt auf den Knien oder Oberschenkeln ab oder lege – wenn du magst – eine Hand auf den Bauch, die andere auf den Herzraum. Schließe langsam die Augen, atme tief durch die Nase ein und werde größer. Atme durch den Mund aus und halte die Länge. Wiederhole zweimal und spüre deine Aufrichtung in der Wirbelsäule, die Sitzbeinhöcker auf der Unterlage und die Kopfkrone, die sich nach oben streckt.

Konzentriere dich jetzt auf deinen Atem, wie er in seiner ganzen Länge ein- und ausfließt. Nimm ihn einfach nur wahr, ohne ihn zu verändern. Wenn Gedanken kommen, nimm sie wahr und lass sie vorüberziehen, wie Wolken am Himmel, ohne sie zu bewerten. Kehre dann wieder zu deinem Atem zurück, bewerte dich nicht, wenn du von der Konzentration auf den Atem abschweifst, atme so für einige oder mehrere Atemzüge.

Konzentriere dich jetzt auf deinen Körper, nimm wahr, ob er sich leicht oder schwer anfühlt, nimm die Bereiche in deinem Körper wahr, die sich unangenehm anfühlen, verspannt sind oder vielleicht sogar schmerzen, schicke den Atem dorthin, nimm aber auch die Bereiche wahr, die sich gut anfühlen, nimm deinen Körper so an, wie er ist, ohne ihn zu bewerten.

Konzentriere dich nun auf deine Empfindungen in deinem Körper, deine Gefühle, deinen Herzraum, heiße alle Gefühle willkommen, die positiven, aber auch die negativen, lass sie da sein, sie gehören zu dir. Nimm dich so an, wie du bist. Atme in dein Herz, schenke dir ein inneres Lächeln und spüre ein Gefühl von Selbstliebe und Selbstakzeptanz.

Sage dir die folgenden Sätze dreimal hintereinander vor: Ich glaube an mich, ich liebe mich, ich vertraue mir und dem Leben, ich bin stark.

Nimm dich an, in Liebe und Vertrauen, du bist einzigartig, die Welt braucht dich so, wie du bist. Lass diese Worte innerlich auf dich wirken.

Hebe jetzt die Arme mit der Einatmung über die Seite nach oben, Handflächen zusammen über den Kopf, führe die Hände mit der Ausatmung über die Stirn und den Mund zum Herzen, senke den Kopf leicht zu den Händen, zum Herzen und hebe den Blick.

YOGA-ASANAS – HERZÖFFNER UND ENTSPANNUNGSHALTUNGEN

Balasana
Kindhaltung

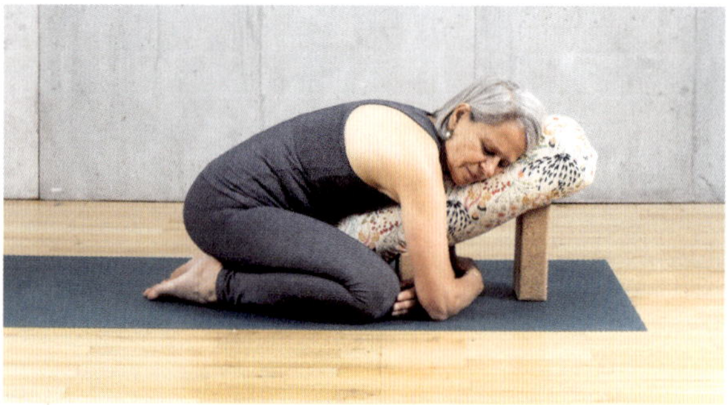

mit Bolster und Block

Wirkung:
Dehnt die Hüften, Oberschenkel und Fesseln, löst Spannungen im Rücken, Nacken und Schultern. Beruhigt Geist und Nervensystem.

Shavasana

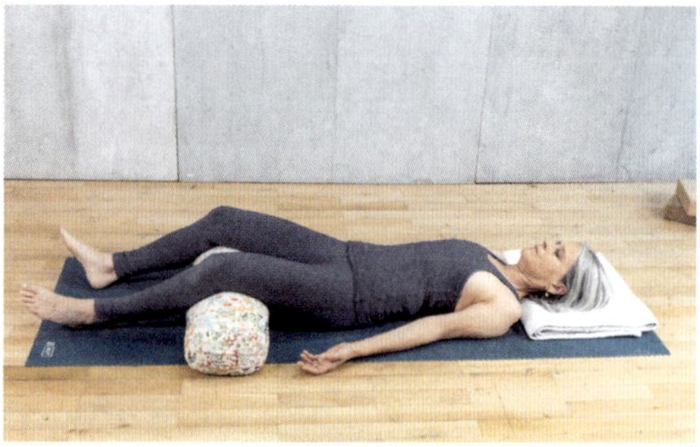

mit Bolster

Wirkung:
Löst Verspannungen, fährt das Herz-Kreislauf-System runter, beruhigt das gesamte Nervensystem, hilft, Stress loszulassen und Stresshormone abzubauen, fördert die Ausschüttung von Glückshormonen, verteilt die Energie im Körper.

Anjaneyasana
Low Lunge

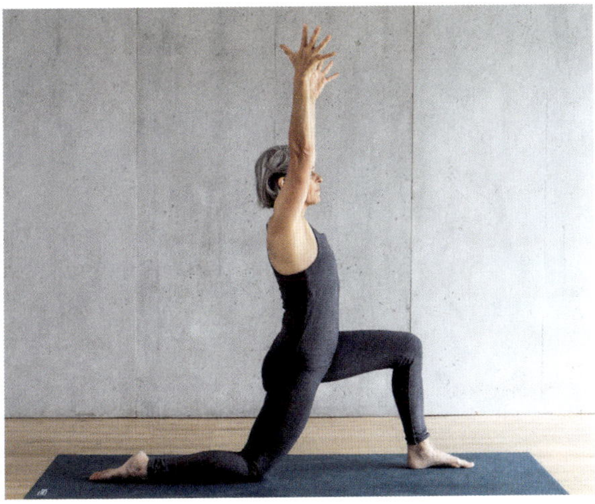

tiefer Ausfallschritt

Wirkung:
Öffnet Hüften und Leisten, dehnt den Quadrizeps und die Rückseite der Beine. Stärkt Konzentration, Gleichgewicht und Selbstvertrauen.

Armvariationen:

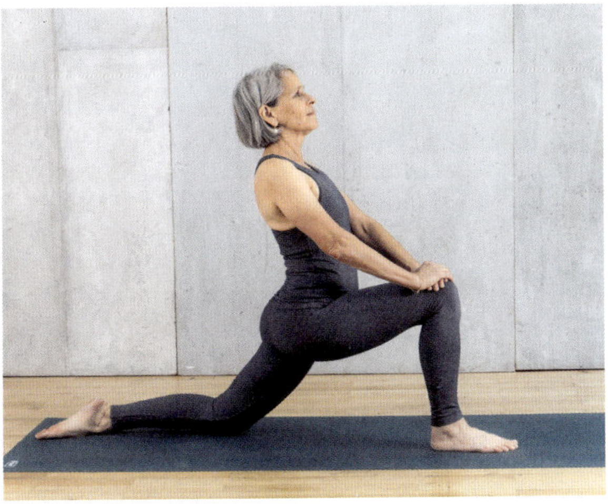

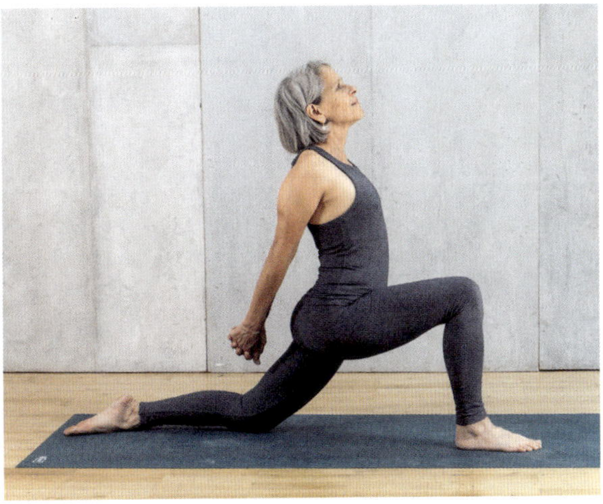

Supta Baddha Konasana

Geschlossene Winkelhaltung im Liegen

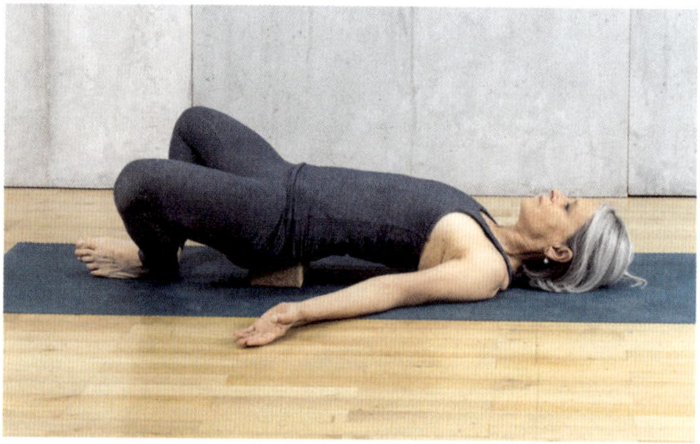

auf Block

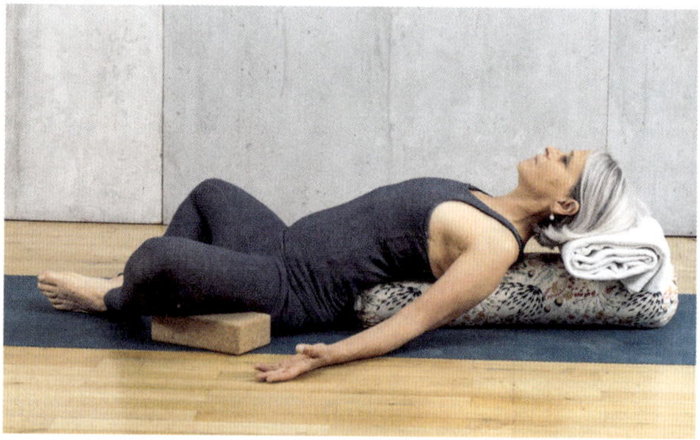

auf Bolster und zwei Blöcken

Wirkung:
Öffnet die Hüften, fördert die Durchblutung von Bauch und Beckenraum. Baut Stress und Blockaden ab.

Golden Gate Bridge

Yin-Yoga-Haltung

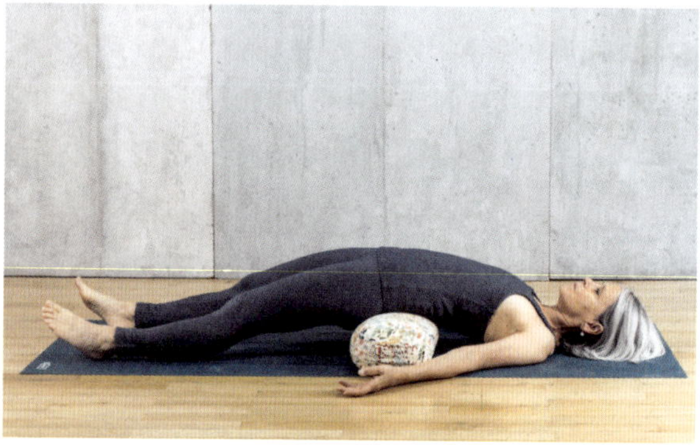

mit Bolster

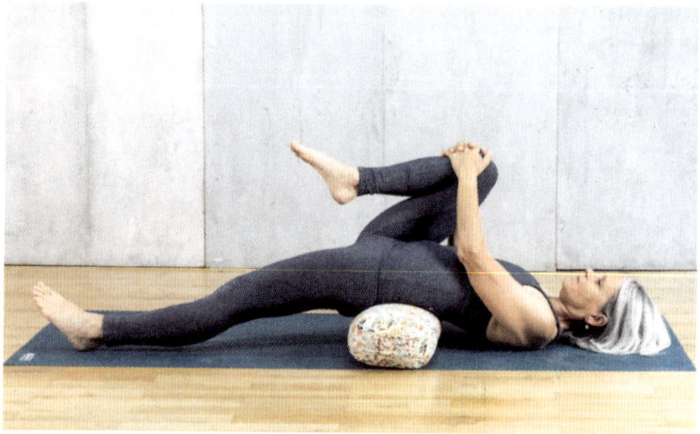

ein Knie herangezogen

Wirkung:
Sanfte Dehnung an der gesamten Körpervorderseite, vor allem des Hüftbeugers und der Leisten. Guter Ausgleich zum Sitzen durch sanfte Öffnung des Bauchraums, öffnet und entspannt.

Yogasequenz: Inner Truth- Anwesenheit

Komm in den ❶**Vierfüßler** – wie hast du deine Hände aufgesetzt? Wie berühren sie die Matte?
Beginne dann das ❷**Katze-Kuh**-Spiel – lass dich von deinem Körper führen, er sagt dir, was er jetzt braucht. Lass dir Zeit, alle Stellen deines Körpers zu erkunden.
Schiebe dich dann in die Kindhaltung und variiere deine Armhaltungen. Was will dein Körper jetzt, welche Stellen spürst du?
Mache rollende Bewegungen ❸**Katze-Kuh-Kind** – wo ist es eng, wo fühlt es sich gut an?
EA **Bein strecken**, AA ❹**Knie zur Brust ziehen** (mehrmals), EA ❺**Bein und Gegenarm strecken**, AA **Halten** (mehrmals) – ist das angenehm oder unangenehm, wird es warm, was spürst du in der Haltung? Welche Gedanken gehen dir durch den Kopf?
EA ❻**Fuß greifen und halten** – spürst du die Öffnung oder ist es zu viel? Lass den Fuß los und strecke noch mal Bein und Gegenarm, halte und setze dann ab in den Vierfüßler.
Schiebe dich in die ❼**Kindhaltung** – Arme liegen am Körper. Wo liegt der Körper auf? Wie fühlt sich der Körper nach der kleinen Sequenz an? Herzschlag, Gelenke, Sehnen, Muskeln ...

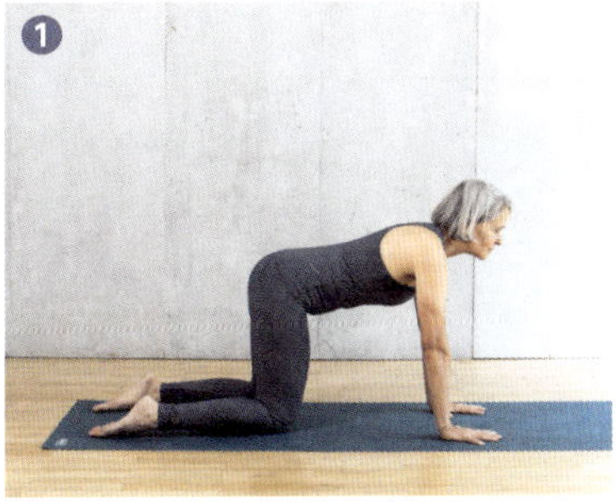

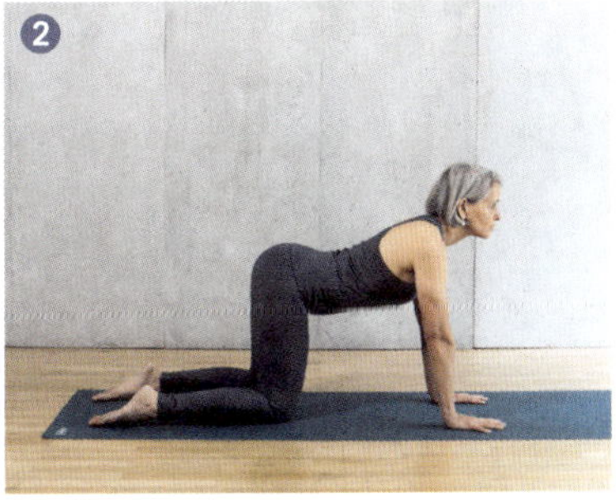

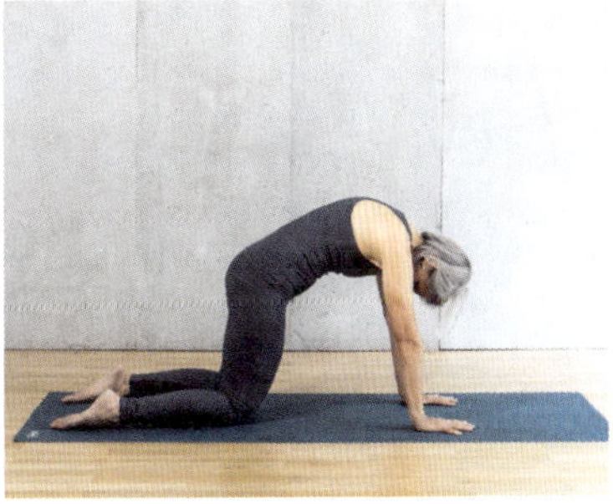

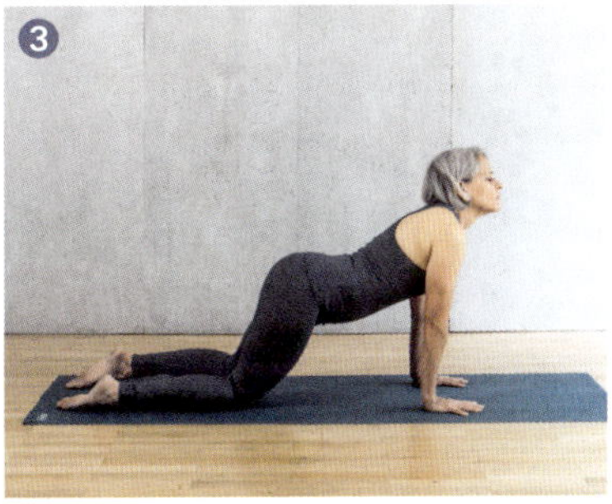

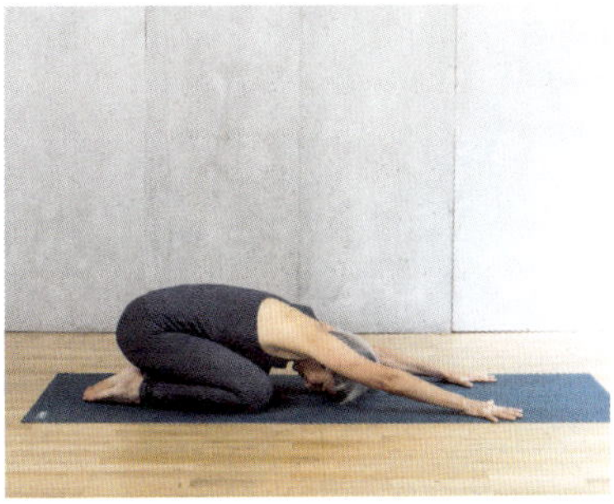

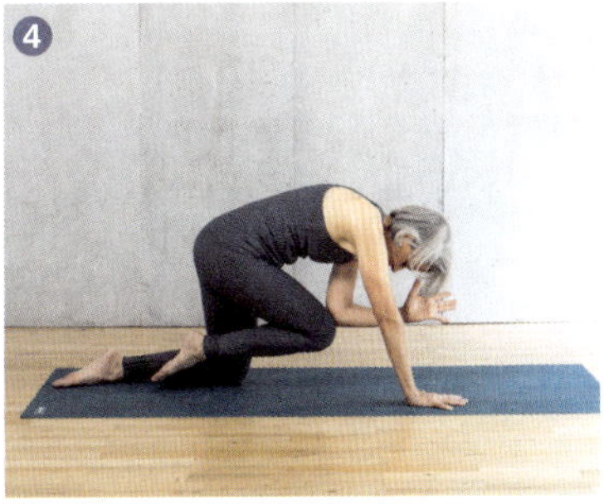

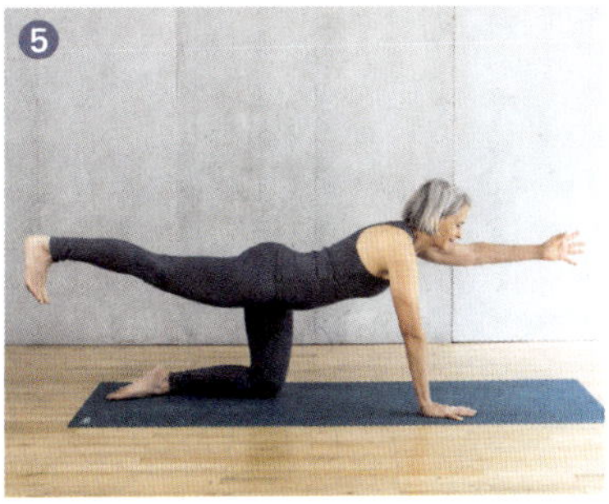

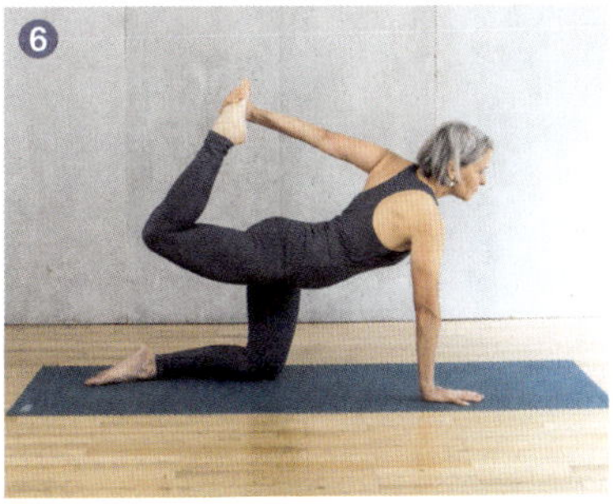

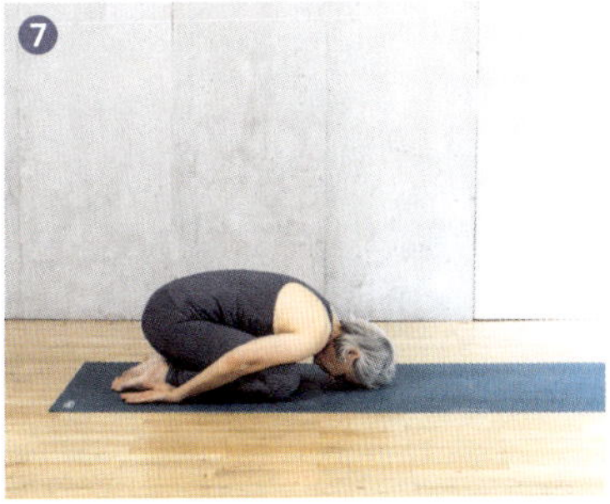

EMBODIMENT: SELFCARE

Diese Embodiment-Haltung steht für die Erforschung von Selbstliebe, Selbstfürsorge und Zärtlichkeit.

Stelle dir bei Einnahme der Position folgende Fragen:

- Ist die Position angenehm oder unangenehm?
  Möchtest du etwas verändern?
- Wenn ja, wie fühlt sie sich jetzt an?
- Kommt dir dieses Gefühl vertraut vor? Vielleicht aus anderen Situationen?
- Woher kennst du es aus deinem Leben? In der Familie, bei Freunden, im Beruf, in der Freizeit, bei einem persönlichen Engagement ...? Es kann in den einzelnen Lebensbereichen ganz unterschiedlich sein.
  Wo möchtest du mehr oder weniger davon haben? Fühle in dich hinein. Lass die Antwort von innen kommen. Und wenn keine Antwort kommt, ist es auch gut.
- Dann komme aus der Haltung und reflektiere kurz in Stille oder in einer Meditation.
- Was hast du für dich gelernt?

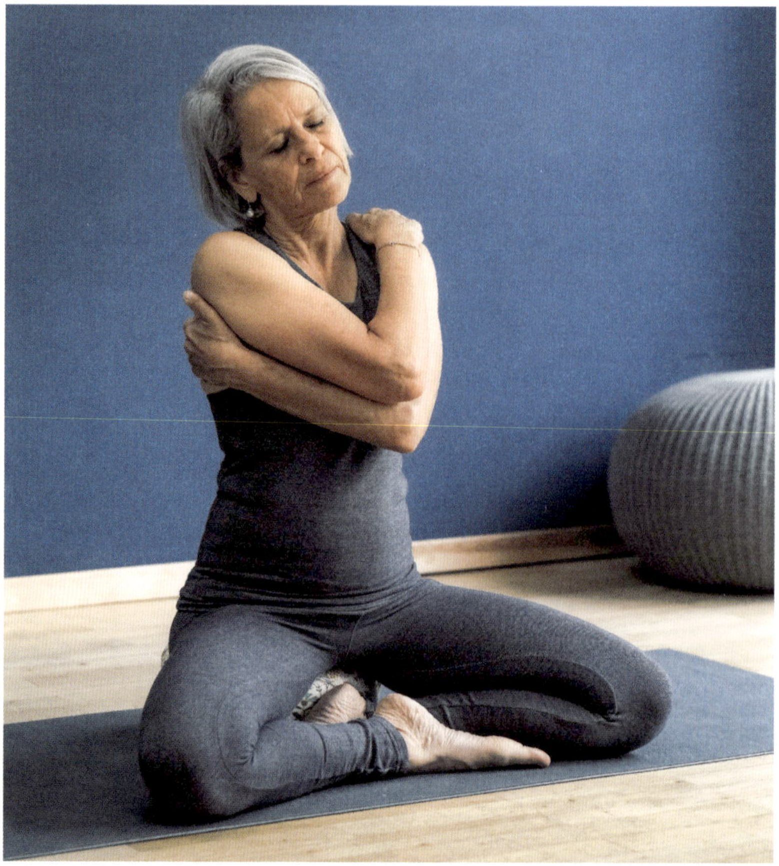

Liebe

Liebe, was für ein Wort! Ein Wort, das in unserer Gesellschaft meist verklärt wird. Denn wir denken bei Liebe oft nur an die romantische Liebe einer beginnenden Beziehung. Die Schmetterlinge im Bauch, das Verliebtsein. Unzählige Filme, Bücher, Songtexte handeln von dieser romantischen Liebe und erheben sie zum Lebensgefühl unserer Zeit.

Doch dieses Verliebtsein flaut irgendwann wieder ab und die Liebe offenbart sich, wenn alles gut geht, in ihren anderen vielen schönen Facetten: Vertrauen, Wertschätzung, Geborgenheit, Respekt, Ehrlichkeit, Toleranz, Nähe, Zärtlichkeit und Loyalität.

Diese Facetten sind zwar nicht so intensiv, sie geben uns aber Kraft und Energie und machen uns glücklich.

Doch es gibt noch eine andere Seite der Liebe – die Nächstenliebe, die sich in Fürsorge und Hingabe zu anderen Menschen, die uns nah oder auch fern sind, ausdrückt. Zu unseren Kindern, den Eltern oder auch zu Freund:innen, Nachbar:innen oder armen Kindern auf der Welt.

Je älter wir werden, desto mehr spielen die Aspekte der Nächstenliebe, Wertschätzung und des Vertrauens eine Rolle. Anderen etwas zu geben, ihnen zu helfen, für sie da zu sein, lenkt den Fokus weg von den eigenen Problemen und den Unannehmlichkeiten des Alters. Es holt uns aus unserem Negativkreislauf, indem wir uns nicht mehr so wichtig nehmen. Und die wachsende Gelassenheit macht uns milder und lässt uns deshalb eher verzeihen.

Die US-amerikanische Hospizseelsorgerin Tenzin Kiyosaki, eine buddhistische Nonne, hat in ihrem Buch »The Three Regrets«[28] die drei wichtigsten Dinge beschrieben, die Sterbende bedauern:

»Meine Liebe nicht ausgedrückt zu haben«

»Nicht vergeben zu haben«

»Meine Träume nicht gelebt zu haben«

Wie sieht es bei dir aus? Es ist jetzt an der Zeit, Liebe und Vergebung zu leben.

Auf dem »Gang zur Versöhnung« kannst du gleich ausprobieren, ob dir Vergebung gelingt.

AUFGABE: DER GANG ZUR VERSÖHNUNG

Diese wunderbare Übung hilft dir, dich von feindseligen Gefühlen gegenüber einer Person, die dich verletzt hat oder dir wehgetan hat, zu befreien und ihr zu verzeihen.
Gehe entweder raus in die Natur oder, wenn das nicht möglich ist, suche dir ein Haus mit mehreren Stockwerken und einem Treppenhaus. Zu Beginn der Übung wählst du deine Richtung und dein Ziel, z. B. den Weg bis zur Lichtung oder bis in den 5. Stock. Erinnere dich bei jedem achtsamen Schritt auf deinem Weg an die Situation, die in dir die feindseligen Gefühle hervorgerufen hat, und flüstere sie vor dich hin, während du Schritt für Schritt langsam deinem Ziel entgegengehst.
Dort angekommen, denke über die verschiedenen Zeitabschnitte in deinem Leben nach. Denke auf dem Rückweg bei jedem Schritt an die Person, die dich verletzt hat und flüstere innerlich diese Worte: »Ich wünsche dir Glück und Wohlergehen« und »Ich verzeihe dir«. Lass nun alle Gedanken an die Vergangenheit los und erlebe mit Wertschätzung alles, was du in diesem Augenblick siehst, hörst und empfindest.

Diese Übung kannst du mit jeder Person, jeder Situation oder deiner allgemeinen Lebenssituation machen.

AUFGABE: DIE POSITIVLISTE

Mache eine Liste von Menschen, die dir sehr viel bedeuten. Überlege dir, wie du mit Aufmerksamkeit oder Nettigkeit ausdrücken kannst, dass sie dir wichtig sind.
Mache auch eine Liste von Menschen, die du vernachlässigt hast, und mache einen Plan, wie du den Kontakt, wenn er dir wichtig ist, wieder intensivieren könntest.

YOGA FÜR LIEBE

Wie schon im Kapitel »Dankbarkeit« spielt der Herzraum für Liebe und Mitgefühl eine große Rolle. Dort ist das 4. Chakra – das Anahata-Chakra – angesiedelt. Es ist das Zentrum von Liebe und Harmonie und steht für Offenheit, Mitgefühl und Hilfsbereitschaft. Um diese Gefühle auch zu spüren, müssen wir den Herzraum öffnen und ihn beweglicher machen. Dazu dient uns neben Asanas auch die Atmung. Nur wenn wir tief genug atmen, bleibt der Brustraum flexibel, denn er verliert über die Jahre an Flexibilität – auch durch unsere vorwiegend sitzende und vorgebeugte Körperhaltung. Rückbeugen und Drehhaltungen sind die idealen Asanas, um weiter, beweglicher und offener zu werden. Für uns und unseren Körper, aber auch für unsere Mitmenschen und die ganze Welt.

METTA-MEDITATION

Die Metta-Meditation ist eine der ältesten buddhistischen Meditationen. Ziel ist es, eine liebevolle Haltung gegenüber dir selbst, den nahen Mitmenschen und der ganzen Welt zu erlangen. Metta bedeutet in der altindischen Pali-Sprache Freundlichkeit und Allgüte, umfasst aber auch die Liebe.
Es gibt unterschiedlichste Versionen der Metta-Meditation. Allen gemeinsam ist der Aufbau in fünf Schritten. Zuerst schenkst du dir selbst Liebe und Güte, dann einem dir nahestehenden Menschen, dann einem Menschen, den du nur wenig kennst, dann einem Menschen, den du nicht magst, und zuletzt allen Lebewesen des Universums. Du kannst natürlich variieren und die eine oder andere Stufe weglassen.
Du kannst nach einer kurzen Sammlung in Stille innerlich folgende oder ähnliche Sätze sprechen:

Möge ich voller liebevoller Güte sein.
Möge ich frei sein von Angst.
Möge ich offen und empfänglich sein.
Möge ich glücklich sein.

Und für die liebende Güte für die anderen Menschen:

Mögest du / möget ihr voller liebevoller Güte sein.
Mögest du / möget ihr frei sein von Angst.
Mögest du / möget ihr offen und empfänglich sein.
Mögest du / möget ihr glücklich sein.

Versuche, während du innerlich sprichst, deine Worte auch zu fühlen.

Du kannst die Metta-Meditation auch ohne Anleitung praktizieren oder du suchst dir eine angeleitete Version im Internet. Ich verzichte in diesem Buch aufgrund der Fülle an Angeboten auf eine eigene Fassung.

Empfehlen kann ich dir die Metta-Meditation von Bärbel Mießner.[29]

YOGA-ASANAS FÜR LIEBE - RÜCKBEUGEN, HERZÖFFNER

Salamba Bhujangasana
Sphinx

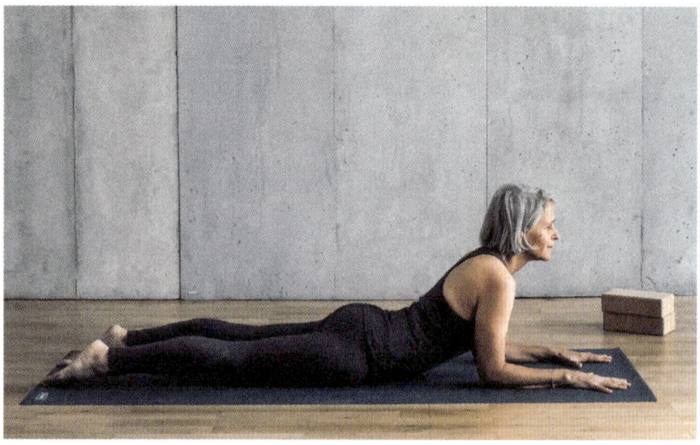

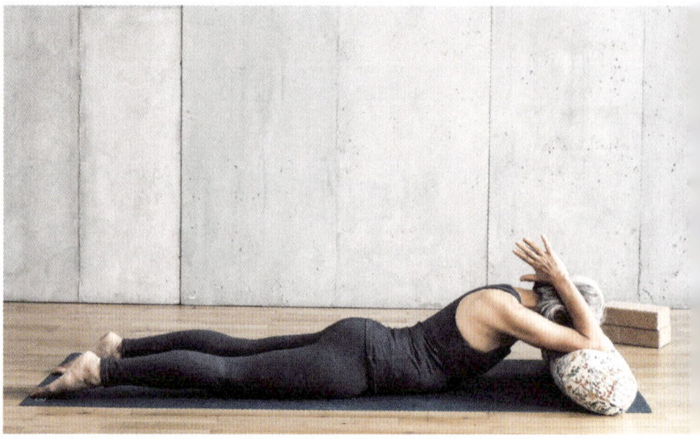

Unterarme auf Bolster

Wirkung:
Weitet den Schulterbereich und den Brustkorb, begünstigt die natürliche S-Kurve (Lordose) der Wirbelsäule. Baut Stress ab, stärkt das Selbstvertrauen, begünstigt die emotionale Wahrnehmung.

Urdhva Mukha Svanasana
heraufschauender Hund

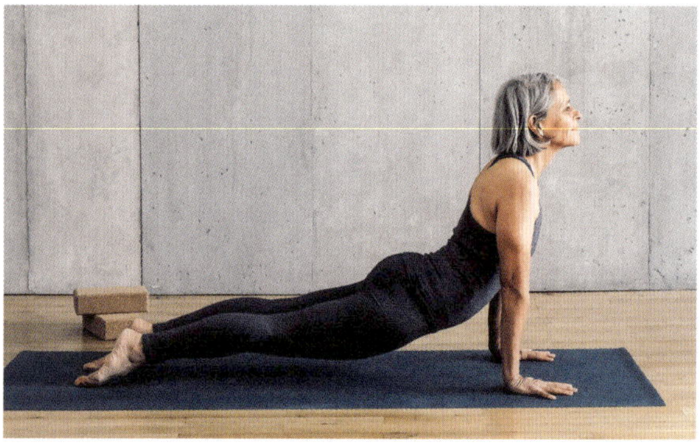

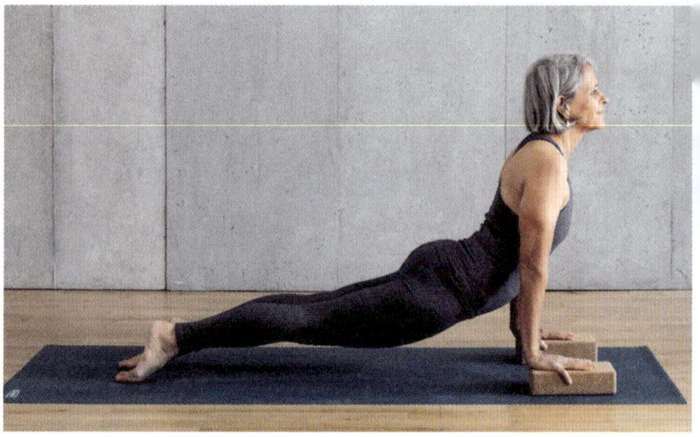

mit Blöcken unter den Händen

Wirkung:
Dehnt intensiv die gesamte Körpervorderseite, kräftigt den Rückenstrecker und die Schulter-, Arm-, und Gesäßmuskulatur. Macht wach und wirkt energetisierend.

Setu Bandha Sarvangasana
Schulterbrücke

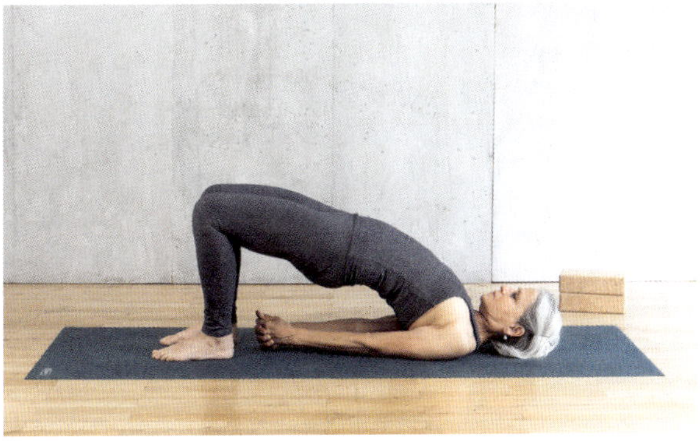

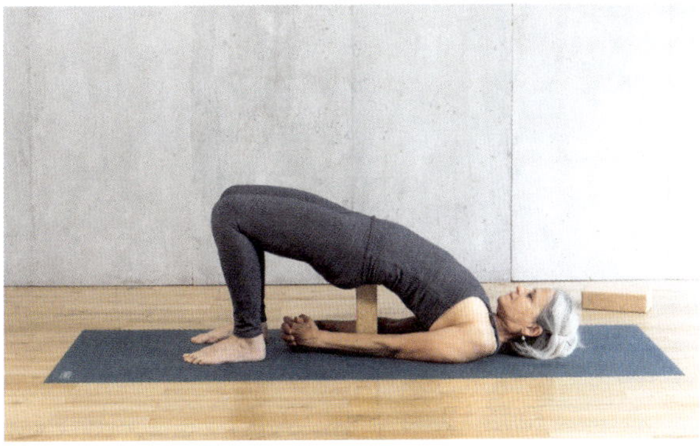

mit Block

Wirkung:
Dehnt die gesamte Körpervorderseite, vor allem die Oberschenkel, Hüftbeuger, Bauch- und Brustmuskeln. Die Rückseite wird gekräftigt von den Hamstrings, über das Gesäß und den Rücken bis zu den Schultern. Wunderbarer Ausgleich zum Sitzen, öffnet, hebt die Stimmung und wirkt beruhigend.

Virabhadrasana I
Krieger I

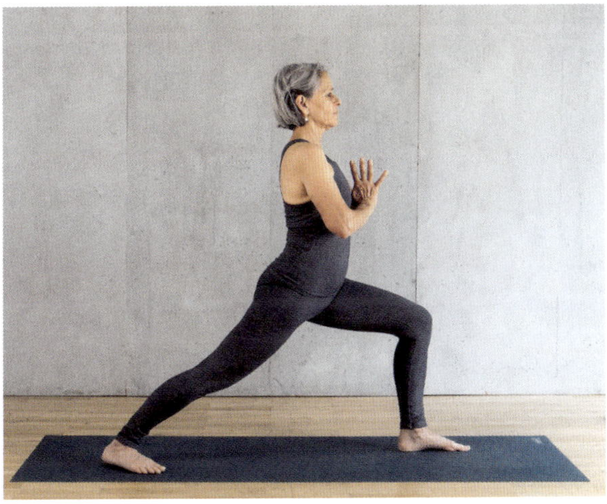

Hände vors Herz

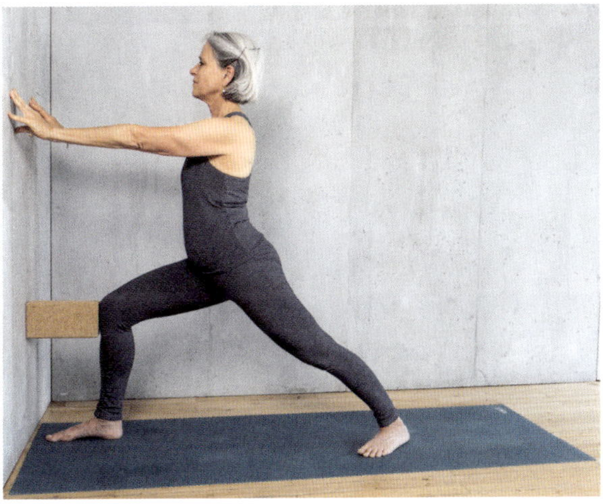

Wand und Block

Wirkung:
Öffnet den Brustkorb, kräftigt die Beinmuskulatur und den Beckenboden, dehnt die Muskulatur an der Innen- und Rückseite der Beine, die Leisten und den großen Hüftbeuger. Stärkt Selbstbewusstsein und innere Klarheit.

PRANAYAMA: VOLLE YOGISCHE ATMUNG MIT UNTERSTÜTZUNG

Lege ein Bolster auf deine Matte. Setze dich vor das Bolster und lege dich nach hinten auf dem Bolster ab. Wenn du kein Bolster hast, nimm zwei Blöcke und lege einen Block unter das Brustbein, den anderen Block unter den Kopf. Oder rolle eine Decke und lege dich längs auf die Decke. Falls der Kopf zu niedrig liegt, lege noch eine gefaltete Decke unter deinen Kopf. Strecke deine Beine nach vorne aus.

Lege jetzt deine Hände auf deinen Bauch. Spüre die Wärme und atme für einige Atemzüge tief in den Bauch hinein.

Lege dann deine Hände an die unteren Rippen. Atme jetzt zuerst in den Bauch und dann bis unter die Hände auf den oberen Rippen. Lass dann den Atem langsam wieder ausströmen. Atme so einige Atemzüge und spüre den Unterschied.

Lege dann deine Hände unter deine Schlüsselbeine. Atme jetzt zuerst in den Bauch, dann unter die Rippen bis ganz hinauf unter die Schlüsselbeine. Und lass den Atem dann langsam wieder ausfließen. Nimm den ganzen Atemweg bewusst wahr. Spüre die Ausdehnung im Körper, die Öffnung und Weite im Brustraum. Atme so für einige Atemzüge, löse dann deine Hände und lass den Atem wieder ganz natürlich fließen.

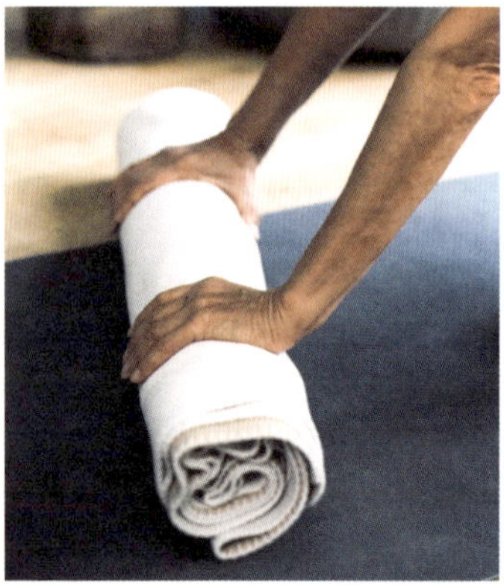

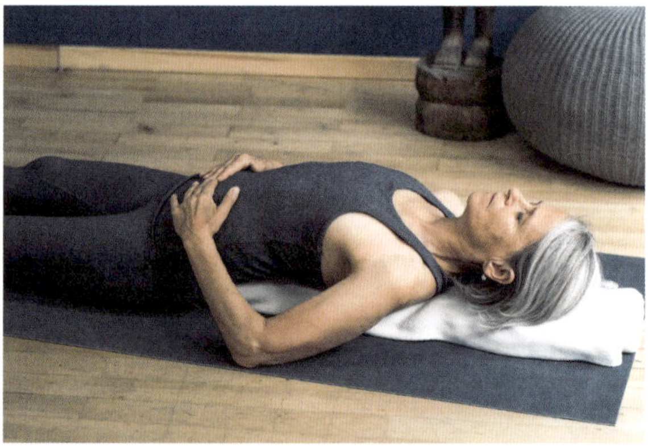

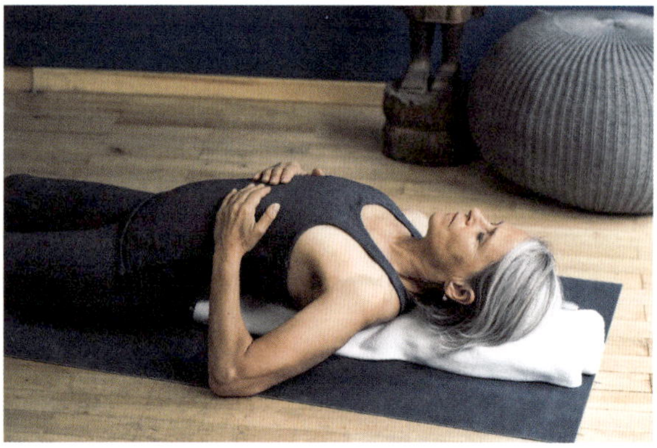

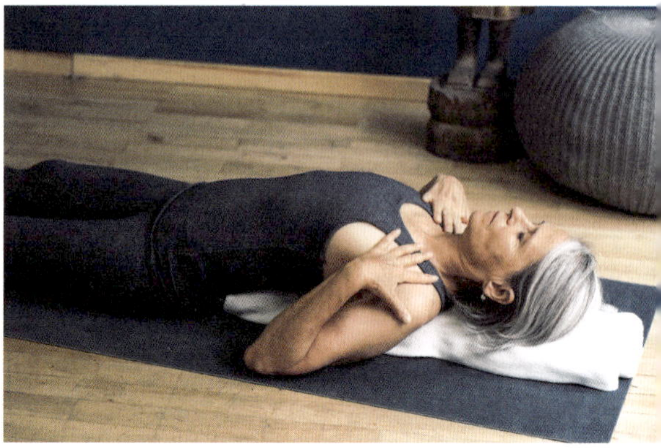

EMBODIMENT: CARE

Diese Embodiment-Haltung steht für Fürsorge, Sich-Kümmern um andere.

Stelle dir bei Einnahme der Position folgende Fragen:

- Ist die Position angenehm oder unangenehm?
  Möchtest du etwas verändern?
- Wenn ja, wie fühlt sie sich jetzt an?
- Kommt dir dieses Gefühl vertraut vor? Vielleicht aus anderen Situationen?
- Woher kennst du es aus deinem Leben? In der Familie, bei Freunden, im Beruf, in der Freizeit, bei einem persönlichen Engagement ...? Es kann in den einzelnen Lebensbereichen ganz unterschiedlich sein.
  Wo möchtest du mehr oder weniger davon haben? Fühle in dich hinein. Lass die Antwort von innen kommen. Und wenn keine Antwort kommt, ist es auch gut.
- Dann komme aus der Haltung und reflektiere kurz in Stille oder in einer Meditation.
- Was hast du für dich gelernt?

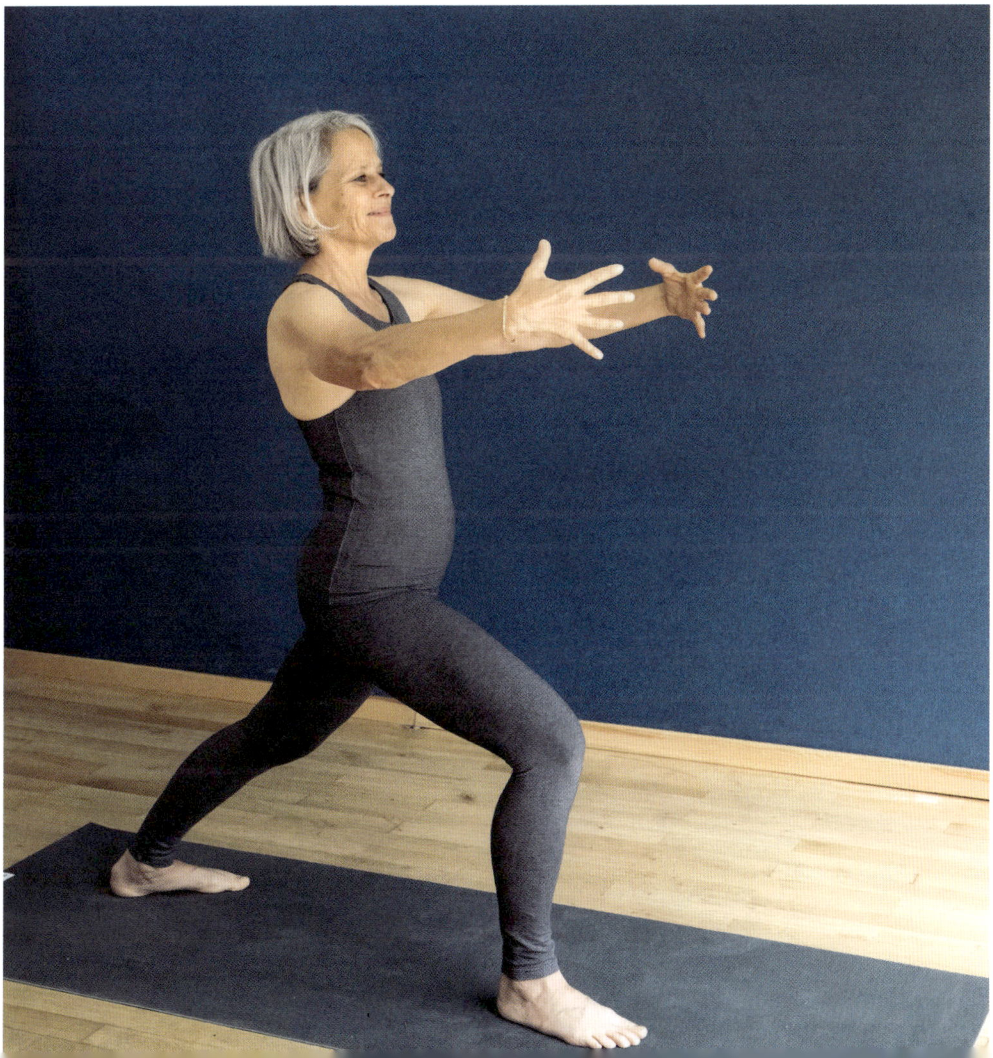

Stolz

Was taucht auf, wenn du in dein Leben, deine Kindheit, deine Jugend zurückschaust? Was siehst du? Vielleicht sind es zuerst deine Tiefs, die schmerzvollen Erinnerungen, all das, was nicht schön war? Das ist normal, denn unser Gehirn ist so programmiert, dass wir die negativen Erfahrungen besser und intensiver abspeichern als die positiven. Das war für unser Überleben in der Evolutionsgeschichte besonders wichtig. Doch die Zeiten des Säbelzahntigers sind vorbei. Heute hindert uns diese Programmierung leider oft daran, uns an die positiven Dinge zu erinnern.

Aber es bedarf nur eines intensiveren Blicks nach innen und du wirst auch das sehen, was gut war und wozu du deinen Beitrag geleistet hast. Etwas, was nur du getan oder geschaffen hast, was nur du bist. Denn darauf kannst du mit Stolz zurückblicken.

Aber vielleicht gehörst du zu denjenigen, die ihre Leistung, ihren Beitrag nicht sehen? Die das, was sie erreicht haben, nicht dem eigenen Können und Tun zuordnen, sondern den äußeren Umständen? Oder die sich nur vergleichen mit anderen, die etwas vermeintlich besser können, anstatt das zu feiern, was sie können?

Doch Stolz darf sein, er gibt uns ein gutes Gefühl und bringt uns in eine positive Grundhaltung zu unserem Leben.

Gerade wenn wir älter werden, ist es wichtig, mit Stolz auf das bisherige Leben zurückzublicken. Auf Entscheidungen, die wir getroffen haben, auf den Mut, den wir bewiesen haben, was wir erreicht haben, was wir bewältigt haben, was wir geschaffen haben.

»Sei bescheiden, falle nicht auf!« Solche Sätze kennen vielleicht manche noch aus ihrer Kindheit. Gerade Mädchen wurde Stolz oft als Überheblichkeit ausgelegt. Doch damit hat er nichts zu tun. Stolz zu sein, bedeutet, sich selbst zu vertrauen, an sich zu glauben.

AUFGABE: LEBENSBILANZ

Erstelle deine Lebensbilanz

Zeichne auf ein großes Blatt – am besten Flipchartgröße – für jedes Lebensjahr ein Kästen. Schreibe für jedes Lebensjahr etwas Besonderes aus dem privaten und/oder beruflichen Bereich auf. Zum Privaten zählen u. a. Freundschaften, Beziehungen genauso wie Trennungen, Todesfälle und Schicksalsschläge, Umzüge, wichtige Reisen, Krisenzeiten, wegweisende Entscheidungen. Beruflich beginne mit der Schule. Ausbildung und erste Jobs, Beförderungen und Kündigungen, Elternzeit, Ehrenamt oder Arbeitslosigkeit gehören dazu.

Deute deine Lebensbilanz

Schau dir das Blatt an und frage dich: Was hast du persönlich zu dem Besonderen beigetragen? Wann ging es dir gut und wann nicht? Was waren Erfolge oder Niederlagen? Gab es traumatische Ereignisse? Welche Werte hast du gelebt? An welche Gefühle erinnerst du dich? Was hat dir geholfen? Wann konntest du welche Talente einsetzen? Markiere deine Antworten mittels eines Farbschemas.

Bewerte deine Lebensbilanz
Schau dir nun deine markierte Lebensbilanz an. Siehst du die inneren Verbindungen der Erlebnisse? Wie es nach jedem Tief weitergegangen ist und wieder ein Hoch folgte? Schließe Frieden mit dem, was nicht gut war, und fokussiere dich auf das Schöne, das du erleben durftest, und wertschätze es. Daraus kannst du viel Kraft für deine Zukunft schöpfen!

YOGA UND STOLZ

Yoga und Stolz, passt das zusammen? Ich finde schon, denn ich freue mich jedes Mal, wenn ich es wieder in den Kopfstand geschafft habe. Das ist nicht selbstverständlich in meinem Alter. Es erfüllt mich, dass es noch geht, und es gibt mir Kraft und Energie für andere Herausforderungen. Gemeint ist also Stolz im Sinne von Selbstachtung und innerer Würde – und dafür ist Yoga ein gutes Übungsfeld. Anstatt sich mit jungen, fitten Yogis und Yoginis in einer Yogastunde zu vergleichen oder damit zu hadern, dass manches vielleicht nicht mehr geht, können wir nämlich stolz darauf sein, dass wir dabei sind.

MEDITATION MIT MANTRA

Komme in einen aufrechten Sitz deiner Wahl. Schließe die Augen. Atme tief durch die Nase ein, richte dich auf und atme durch den Mund aus. Lass dabei die Anspannung aus deinem Körper gehen. Mache das dreimal und halte die Länge in der Wirbelsäule. Nimm jetzt deinen Atem wahr, wie er ganz natürlich ein- und ausfließt in seiner ganzen Länge. Jede Ein- und Ausatmung. Versuche, nichts zu verändern, beobachte deine Atemzüge für ein paar Minuten. Spüre die Energie, die dabei durch deinen Körper fließt.
Sage dir jetzt innerlich dreimal:

Ich bin stark.
Ich kann es.
Ich mache es.
Ich bin gut.

Lass die Worte noch etwas innerlich wirken und kehre dann wieder zu deinem natürlichen Atem zurück. Und wenn du so weit bist, öffne deine Augen.

Vrksasana
Baum

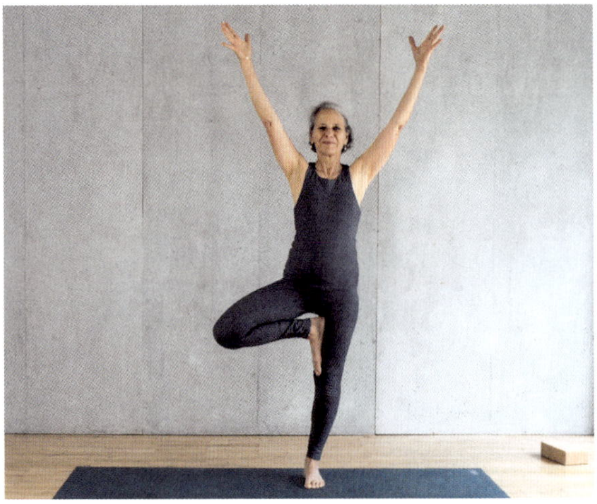

Wirkung:
Stärkt das Gleichgewicht und aktiviert alle Muskeln im Körper, kräftigt vor allem die Fuß- und Hüftmuskulatur. Wirkt erdend, fokussiert den Geist, schafft Leichtigkeit.

Variationen:

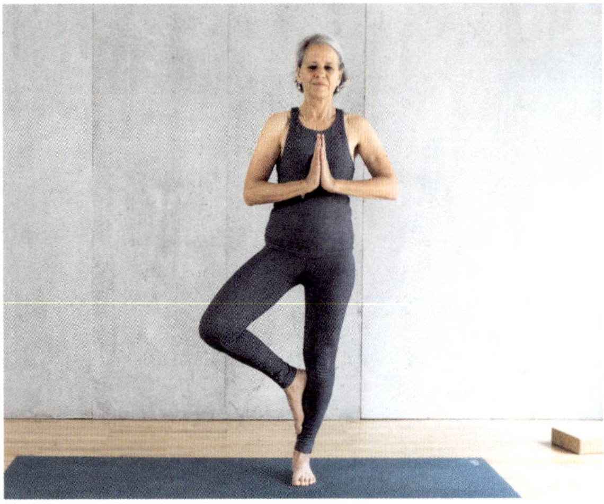

Fuß am Unterschenkel

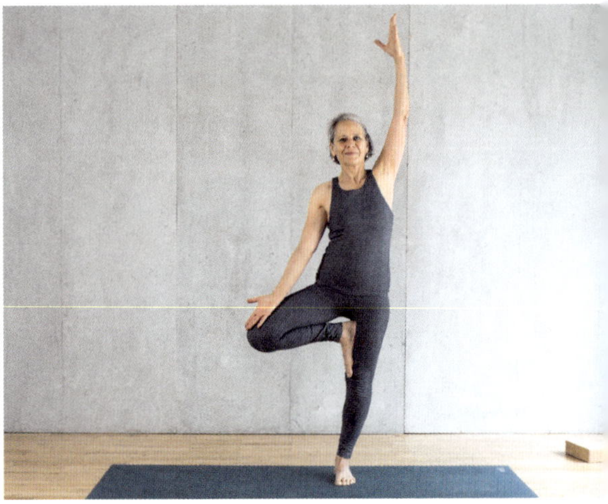

zur Seite geneigt

Salamba Sirshasana
Kopfstand

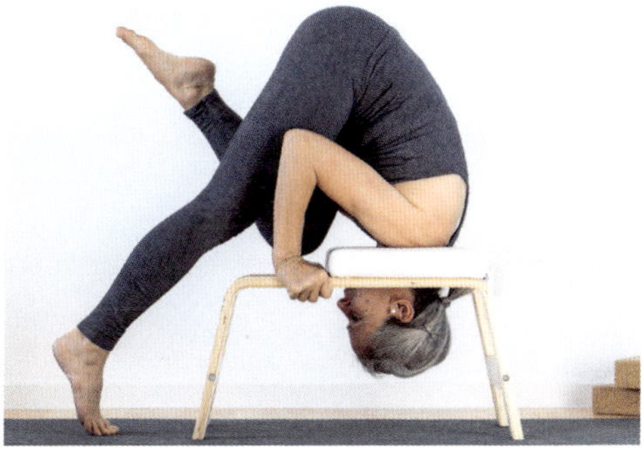

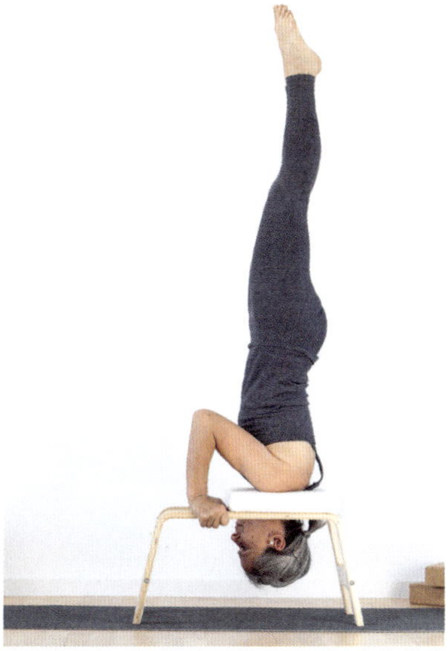

mit Hocker

Wirkung:
Kräftigt die Schulter- und Core-Muskulatur, die Umkehrhaltung fördert die bessere Durchblutung des Körpers. Fördert Selbstvertrauen, Mut und verändert die Perspektive.

Adhomukha Vrikshasana
Handstand

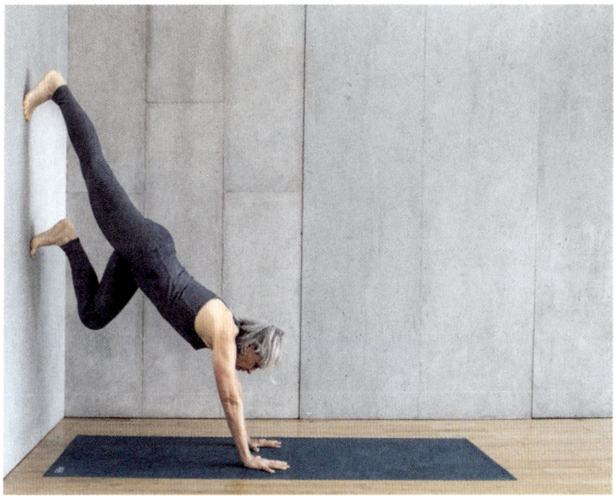

Hochlaufen an der Wand

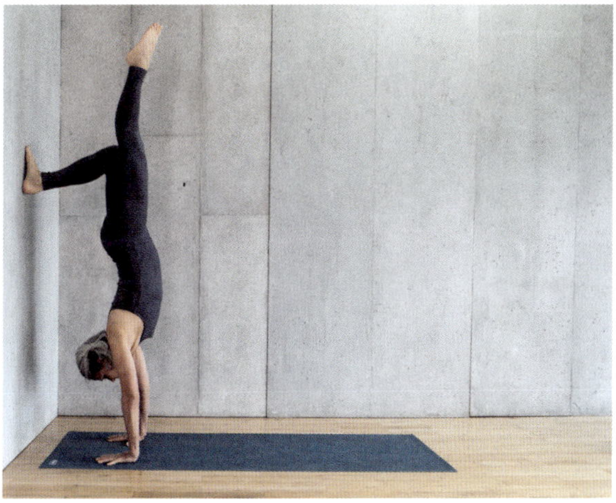

Handstand an der Wand

Wirkung:
Verbessert das Gleichgewicht, kräftigt Hände, Arme, Schultern, Rücken und Core. Fördert die Konzentration, Mut und Durchhaltevermögen und stärkt das Selbstbewusstsein.

Bakasana
Krähe

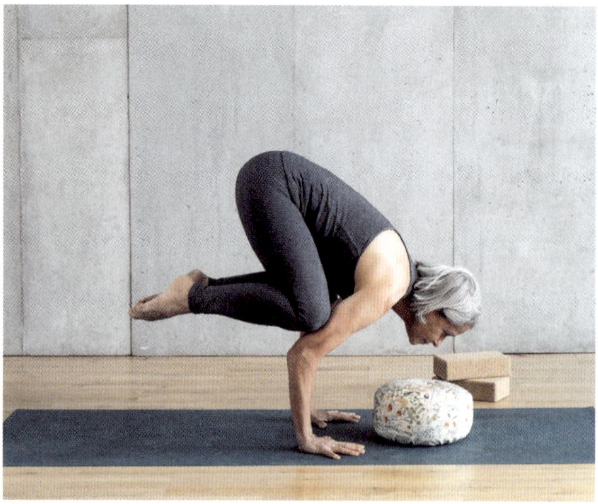

Wirkung:
Diese Armbalance fördert Kraft, Flexibilität und Balance. Sie kräftigt die Muskulatur der Handgelenke, Schultern, Arme, Hüften und Core. Steigert Selbstbewusstsein, Mut, Konzentration und Willenskraft.

Natarajasana
Tänzer

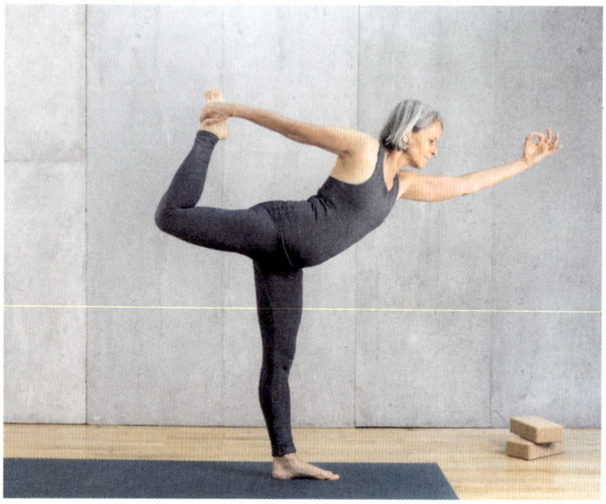

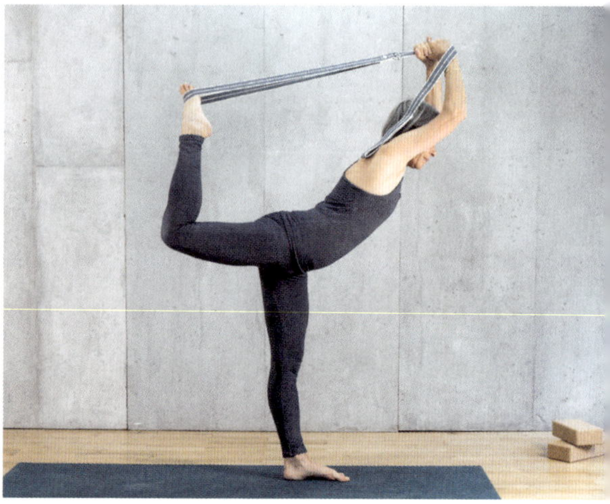

mit Gurt

Wirkung:
Aktiviert und kräftigt die Bein- und Hüftmuskulatur des Standbeines, Oberschenkelvorderseite und Hüftbeuger des gehobenen Beines werden gedehnt. Rückenmuskulatur hält aktiv die Rückbeuge, Brust- und Bauch werden gedehnt. Schult das Gleichgewicht und stärkt die Zielorientierung.

EMBODIMENT: MOUNTAIN POSE

Diese Embodiment-Haltung entspricht Tadasana, der Berghaltung im Yoga. Sie steht für die Erkundung dessen, wofür du stehst, woran du glaubst, für Würde, Engagement, Entschlossenheit, Mut und Stolz.

Stelle dir bei Einnahme der Position folgende Fragen:

- Ist die Position angenehm oder unangenehm?
  Möchtest du etwas verändern?
- Wenn ja, wie fühlt sie sich jetzt an?
- Kommt dir dieses Gefühl vertraut vor? Vielleicht aus anderen Situationen?
- Woher kennst du es aus deinem Leben? In der Familie, bei Freunden, im Beruf, in der Freizeit, bei einem persönlichen Engagement ...? Es kann in den einzelnen Lebensbereichen ganz unterschiedlich sein.
  Wo möchtest du mehr oder weniger davon haben? Fühle in dich hinein. Lass die Antwort von innen kommen. Und wenn keine Antwort kommt, ist es auch gut.
- Dann komme aus der Haltung und reflektiere kurz in Stille oder in einer Meditation.
- Was hast du für dich gelernt?

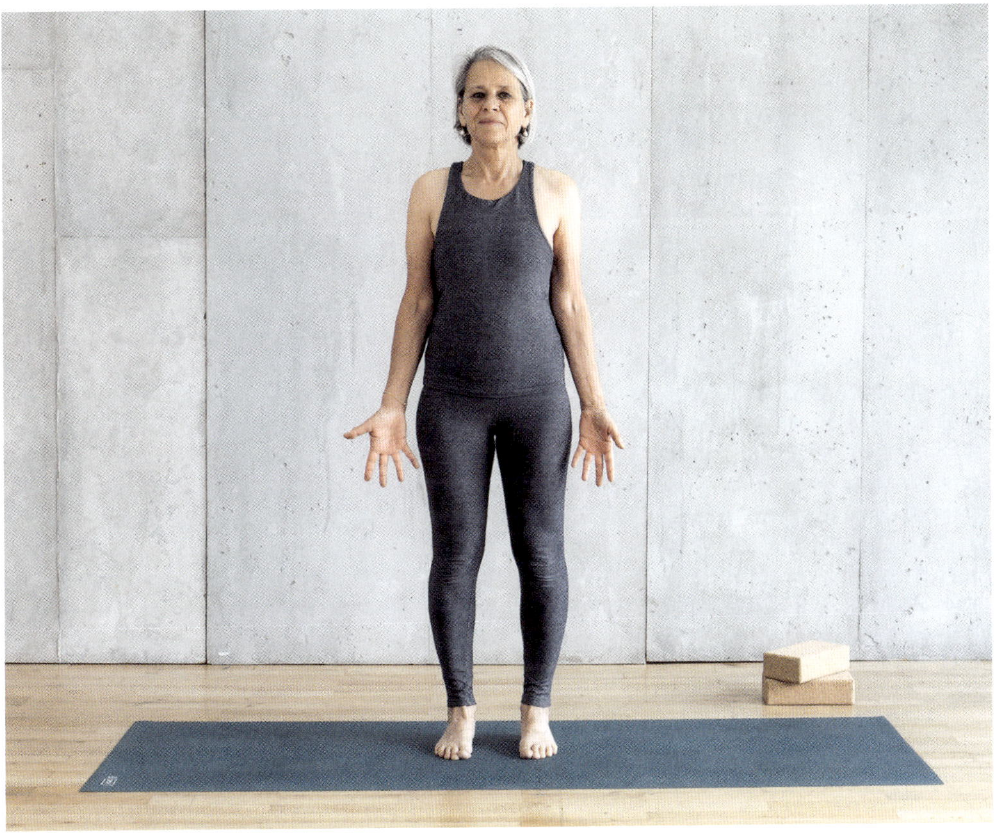

Stärken und Potenziale leben

Kannst du dich noch an deine Schulzeit erinnern? In meiner Erinnerung standen die Lehrer:innen die meiste Zeit vor der Klasse und erklärten etwas, unterbrochen von Fragen an ihre Schüler:innen. Meist meldeten sich immer die gleichen Mitschüler:innen. Die anderen hielten sich zurück in der Hoffnung, nicht aufgerufen zu werden. Doch das klappte nicht immer. Die leeren und resignierten Blicke dieser Mitschüler:innen, wenn sie wieder keine Antwort wussten, sind mir noch gut in Erinnerung. Was ging wohl in ihnen vor? Angst, Frust, das Gefühl, ein Loser zu sein? Aber ich möchte nicht ungerecht sein, manchmal gab es auch Lehrer:innen, die lobten. Doch die meisten Schüler:innen können sich wohl an wenig Lob in ihrer Schulzeit erinnern.

Für mich war das kein so großes Problem, denn ich kam ganz gut klar mit diesem »Bulimie-Lernsystem« – Wissen hineinpauken, in der Prüfung ausspucken und dann wieder vergessen. Aber gebracht hat mir das für mein Leben nichts. Es hat mir wohl auch nicht geschadet, aber ich kenne viele Menschen, die schlecht in der Schule waren und erst danach ihren Weg gefunden haben. Erst dann haben sie herausgefunden, was sie gut können, und begonnen, das immer mehr zu verstärken. Was für eine verlorene Zeit! Denn wenn wir darauf schauen, wo wir gut und stark sind, können wir darin immer besser werden. Oft sind das nicht die »Schulfächer«, sondern die sogenannten Charakterfächer, z. B. Kreativität, Mut, Tapferkeit, soziale Kompetenz und vieles mehr. Das sind ebenfalls Stärken und sie zeigen sich nicht in guten Noten, sondern anderswo.

Das Grundprinzip der Schule war und ist es auch leider heute noch, auf die Schwächen zu schauen, auch wenn sich tatsächlich immer mehr Lehrer:innen bemühen, es anders zu machen. Aber das System ist so, indem es eine Leistungsnorm vorgibt, die dann für alle gleich »objektiv« mit Noten gemessen wird. Doch es gibt keine homogenen Klassen, jeder Mensch ist anders und hat andere Stärken. Deshalb bringt es auch nichts, nur das zu kritisieren, was du nicht kannst. Und dann zu fordern, an deinen Schwächen zu arbeiten.

Nach der Schule geht es in Ausbildung und Beruf meist ähnlich weiter. Wenn etwas nicht gut ist, kommt Kritik und vielleicht eine Schulung, um die Schwäche zu beheben. Doch wer hat jemals deine Stärken gesehen? Wer hat dich gefördert und ermutigt, in diesen Stärken zu leben?

Natürlich ist nichts dagegen einzuwenden, auch daran zu arbeiten, was man nicht so gut kann. Mathe, Englisch, Physik oder Geografie – vieles ist sinnvoll für ein gelingendes Leben, auch wenn es nicht leichtfällt. Und natürlich kann man besser werden, wenn man übt.

Doch wird es immer mit Anstrengung verbunden sein und nicht so viel Erfolg haben, wie die Stärken auszubauen. Das hat Kim Cameron[30] wissenschaftlich bewiesen. Cameron spricht von positiver und negativer Abweichung von einer normal erwartbaren Leistung. Wenn ich in meinen Stärken lebe und arbeite, werde ich über das Normale hinauswachsen und statt effizient werde ich exzellent sein.

Ein erfülltes Leben dagegen ist geprägt vom Einsatz unserer persönlichen Stärken. Wenn wir etwas tun, das uns Freude macht, leben wir in unseren Stärken. Dann fällt uns das Tun leicht und wir sind gut darin. Jede und jeder hat individuelle Stärken. Und ist es nicht besser, diese Stärken zu leben, als immer an den Schwächen herumzudoktern? Wie viel effektiver wäre das auch für die Gesellschaft! Und vor allem für unser gelingendes Leben! Wenn wir unsere Stärken leben, tun wir es gerne und oft und werden immer besser. Außerdem werden wir glücklicher, gesünder und haben bessere Beziehungen. Das haben wissenschaftliche Forschungen ergeben.[19]

Doch viele Menschen leben nicht in ihren Stärken. Sie schöpfen ihre Potenziale nicht aus, sind am falschen Platz im Beruf oder in ihrer Lebensgestaltung.

Der Mediziner und Kabarettist Dr. Eckart von Hirschhausen hat mit der Metapher vom »Pinguin-Prinzip«[31] das Grundproblem wunderbar beschrieben. Kurz zusammengefasst sind Pinguine an Land eigentlich eine Fehlkonstruktion. Zu kleine Flügel, untersetzte Statur, keine Knie. Doch wenn der Pinguin ins Wasser springt, ist er ein super Schwimmer, schnell, wendig und sehr effektiv! Wie leicht ist es, ein Urteil zu fällen, wenn wir den Pinguin nur an Land sehen. Doch es kommt immer auf das Umfeld und die Situation an, in der wir uns bewegen. Der Pinguin an Land wird nicht schneller und beweglicher, wenn er nur ordentlich übt. Aber im Wasser hat er ein großes Potenzial!

Doch was sind eigentlich Stärken? Sie sind zu unterscheiden von Fähigkeiten und Talenten. Eine Fähigkeit ist, wenn ich etwas gut kann. Ich kann sie trainieren, muss sie aber deshalb nicht mögen. Talente sind dagegen angeboren. Wie das Ballgefühl oder das absolute Gehör. Sie müssen aber erst erweckt werden.

Stärken bestehen aus Fähigkeiten und Talenten zusammen. Stärken können erlernt werden und bringen unsere angeborenen Talente erst zur Entfaltung. Es geht um die Zeit, die ich in meine Talente investiere. Sie gehören zu unserer persönlichen Ausstattung, sind aber veränderbar und deshalb keine fixen Eigenschaften. Wir können sie entwickeln und verfeinern. Und wenn wir sie leben, können wir darin aufgehen und in ein Gefühl des Flows[32] kommen.

Aber dazu muss ich auch meine Schwächen kennen, mir bewusst sein, was ich nicht so gut kann, um damit umgehen zu können.

Wird es nicht endlich Zeit, das zu tun, was dir Freude macht, dich erfüllt? Vielleicht ist mit dem Älterwerden endlich die Gelegenheit gekommen, auf die eigenen Stärken zu schauen und sie zu leben. Denn Studien haben ergeben, dass Menschen bis ins hohe Alter Fähigkeiten durch Training und Übung entwickeln können. Das betrifft auch die Kreativität. Ältere Menschen zeigen spezifischere Interessen, verfolgen beharrlich ihre Ziele und zeigen besonders bei Hindernissen Flexibilität. Ist das nicht eine Motivation, sich jetzt endlich dem zuzuwenden, was du kannst und gerne machst, und es weiterzuentwickeln?

Oft kennen wir unsere Stärken nicht, weil wir so damit beschäftigt sind, die Anforderungen zu erfüllen, die von uns erwartet werden.

Doch nur wenn ich meine Stärken kenne, kann ich lernen, sie auch zu schätzen und als Potenzial zu sehen – und sie dann auch immer mehr zu leben.

AUFGABE: MY BEST SELF

Schreibe dein eigenes Stärkenprofil, und zwar durch Selbstreflexion: Schau dir besondere, intensive vergangene Ereignisse an und analysiere, welche Stärken dir in bestimmten Momenten geholfen haben. Ermittle durch Betrachtung deines Selbstbildes fünf Stärken und schreibe sie auf – wenn möglich, mit einer Hintergrundgeschichte.
Hier ein paar Fragen als Anregungen:
Was kannst du gut?
Welche Aktivitäten erfüllen dich?
Was bringt Energie in dein Leben?
Welche Aktivitäten lassen dich »in den Flow« kommen?
Welche Aktivitäten geben dir das Gefühl der Klarheit, Ruhe, Kreativität und des Erfolgs?

AUFGABE: CHARAKTERSTÄRKENTEST

Ist es dir schwergefallen, deine Stärken zu benennen? Dann kann dir vielleicht das Modell der 24 Charakterstärken helfen und Orientierung geben. Zwei Wegbereiter der Positiven Psychologie haben es 2004 definiert.
Um den Charakterstärkentest zu machen, musst du dich auf dieser Seite registieren: www.charakterstaerken.org. Mache nun deinen persönlichen VIA-Charakterstärkentest der Uni Zürich. Es ist der erste Test auf der Liste.

AUFGABE: DER STÄRKENSPIEGEL

Sprich drei bis fünf vertrauenswürdige Personen an. Das können Kolleg:innen, Freund:innen oder Familienmitglieder sein. Bitte jede:n Einzelne:n, dir drei bis fünf deiner Stärken zu nennen und diese (schriftlich) mit einer detaillierten Geschichte zu beschreiben.

Ankern von positiven Gefühlen

Ankern ist die Verbindung einer Sinneswahrnehmung aus der Vergangenheit mit einem Gefühl. Anker können in allen Wahrnehmungskanälen stattfinden. Die meisten Menschen setzen unbewusst in ihrem Alltag Anker. Hier einige Beispiele:

- **Visuell:** das Wetter, Logos
- **Auditiv:** Musik, vertraute Stimmen
- **Berührung:** Kleidung, Wärme
- **Geruch:** Turnhallengeruch, Gerüche aus der Kindheit
- **Geschmack:** das Lieblingsessen, ein Geschmack aus der Kindheit

Man kann aber auch neue Anker »installieren« und diese dann bewusst einsetzen, um den eigenen emotionalen Zustand zu beeinflussen.

Ein Anker kann eine einfache Körperbewegung sein, wie das Berühren von Daumen und Zeigefinger oder das Fassen ans Ohrläppchen, die Berührung des Knies oder das Drehen des Eherings. Es sollte etwas sein, was ganz unauffällig machbar ist.

WILLENSKRAFT UND STÄRKE ANKERN

Suche dir einen Ort, an dem du ungestört bist. Finde einen bequemen Sitz und schließe deine Augen. Erinnere dich jetzt an eine Situation in deinem Leben, in der du Stärke und Willenskraft gezeigt hast. Male dir diese Situation mit allen Sinnen noch einmal aus. Tauche ein in deine Erinnerung. Wo bist du? Wie sieht es dort aus? Ist dir warm oder kalt? Scheint die Sonne? Was hörst du? Wie riecht es? Sind andere Menschen bei dir?
Nimm alles in deinem Inneren genau wahr und spüre das Gefühl von Stärke und Willenskraft, das immer mehr in dir aufsteigt.

Wenn das Gefühl am stärksten ist, setze deinen Anker.

Verlasse dann innerlich die Situation, indem du aufstehst oder an ganz etwas anderes denkst, z. B. was du heute Abend machen möchtest.
Schließe dann erneut die Augen und setze deinen Anker. Wenn der Anker erfolgreich war, kannst du nur durch das Setzen des Ankers, das Gefühl erzeugen.

YOGA FÜR INNERE STÄRKE

Die Willenskraft und Stärke liegen nach der Philosophie des Yoga in unserer inneren Mitte, im 3. Chakra – dem Manipura Chakra. Von da aus strahlt Energie in unseren ganzen Körper und verleiht uns Kraft, Mut und Entschlossenheit für unser Tun. Eine starke innere Mitte stärkt Körper und Geist und gibt uns die Energie, das zu tun, was wir wollen.
Für einen starken Core wird nicht nur die Bauchmuskulatur, vor allem die Tiefenmuskulatur, trainiert, sondern auch die untere Rückenmuskulatur. Die beiden Muskelgruppen sind Gegenspieler, die nur in Verbindung miteinander wirken.

MEDITATION ZUR INNEREN STÄRKE

Komme in einen aufrechten Sitz auf der Matte oder einem Stuhl. Schließe deine Augen und atme dreimal tief durch die Nase ein und langsam durch den Mund wieder aus.

Richte mit jeder Einatmung deine Wirbelsäule weiter auf und halte die Länge mit jeder Ausatmung. Entspanne dich immer mehr und richte deine Aufmerksamkeit auf deinen Atem. Nimm für einige Atemzüge wahr, wie er ganz natürlich ein- und ausfließt. Atme dann einige Male bewusst erst in den Bauch, unter deine Rippen bis unter die Schlüsselbeine, und lass den Atem langsam wieder ausfließen. Spüre die Energie deines Atems und nimm wahr, wie du langsam klarer wirst.

Lege jetzt deine Hände etwas oberhalb deines Bauchnabels auf den Solarplexus, dein Energiezentrum. Stelle dir hier eine große helle Sonne vor. Tauche ein in das strahlende warme Licht, das sich kraftvoll immer weiter in den ganzen Körper ausdehnt und ausstrahlt. Bleibe in diesem Bild, während du bewusst weiteratmest.
Der Solarplexus ist das Zentrum deiner Willenskraft. Hier sitzt nach der Chakrenphilosophie die Fähigkeit, Entscheidungen zu treffen. Das innere Feuer gibt dir die Kraft, Emotionen und Erlebnisse zu verarbeiten, alte Muster zu überwinden und deinen Weg zu gehen.
Bleibe in der Vision des Feuers in dir und sage dir innerlich für ein bis drei Minuten mit jeder Einatmung »Ich« und mit jeder Ausatmung »entscheide«.

Lass jetzt das Mantra los, bleibe aber noch mit deinem Fokus im Solarplexus. Nimm jetzt die intensive Energie in dir wahr, die mit jedem Atemzug aufsteigt und deinen Körper erfüllt, deine innere Stärke!

Komme langsam mit deinem Bewusstsein zurück in den Moment. Nimm dich wahr im Raum und bringe die Hände vor dem Brustkorb zusammen.

Navasana

Boot

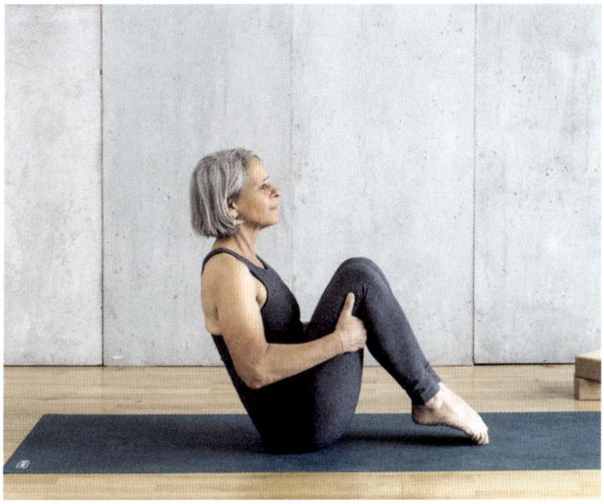

nur Zehen gehoben

Wirkung:

Stärkt die tiefe und oberflächliche Bauchmuskulatur, Hüftbeuger und Rückenmuskulatur, fördert die Balance. Aktiviert dein Durchhaltevermögen und deine Konzentrationsfähigkeit.

Variationen:

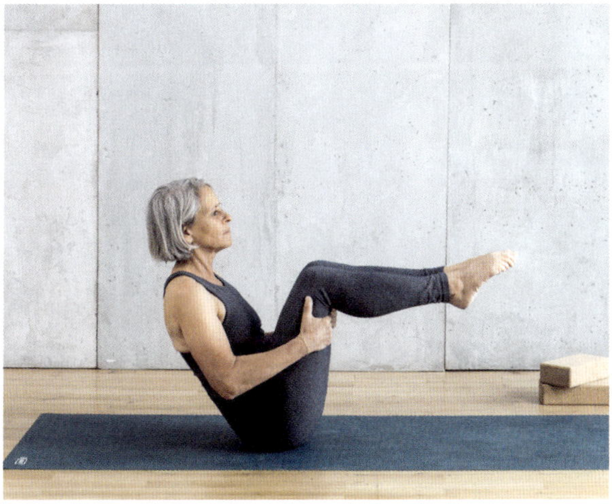

Beine im 90°-Winkel, Hände unter den Oberschenkeln

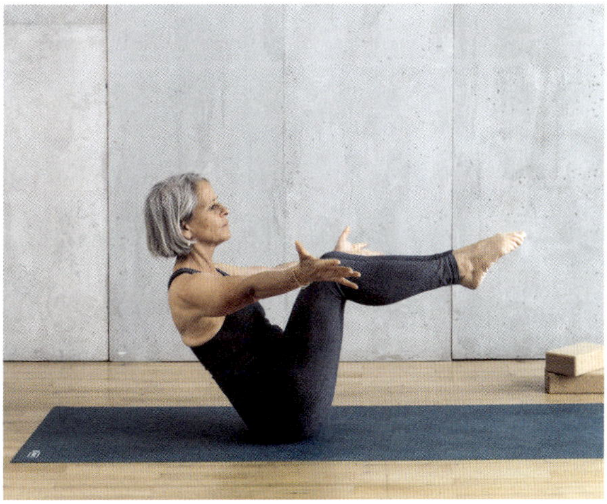

Beine im 90°-Winkel, Hände gelöst

Utthita Trikonasana
Dreieck

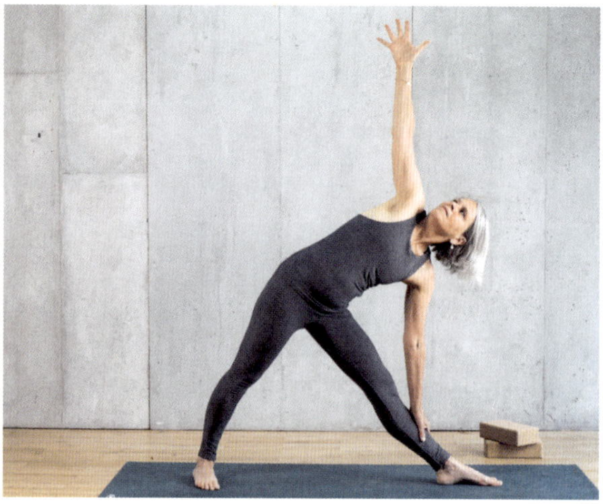

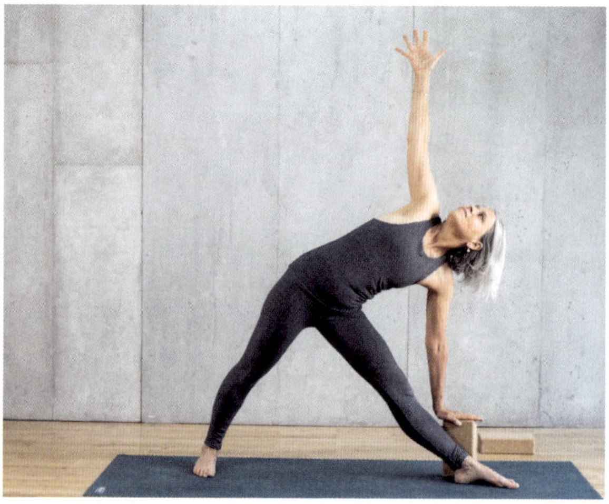

mit Block außen

Wirkung:
Kräftigt und dehnt die Bein- Hüft- und Fußmuskulatur, die Becken- und Hüftmuskulatur wird gestärkt, die kleinen Muskeln entlang der Wirbelsäule stabilisieren die Haltung. Erdet und fokussiert und schult das Gleichgewicht.

»Die schwierigste Zeit in unserem Leben ist die beste Gelegenheit, innere Stärke zu entwickeln.«

Dalai Lama

Vashistasana

Seitstütz

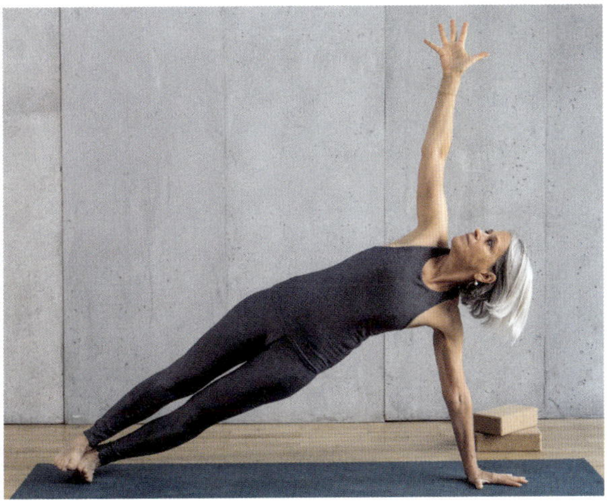

Füße übereinander

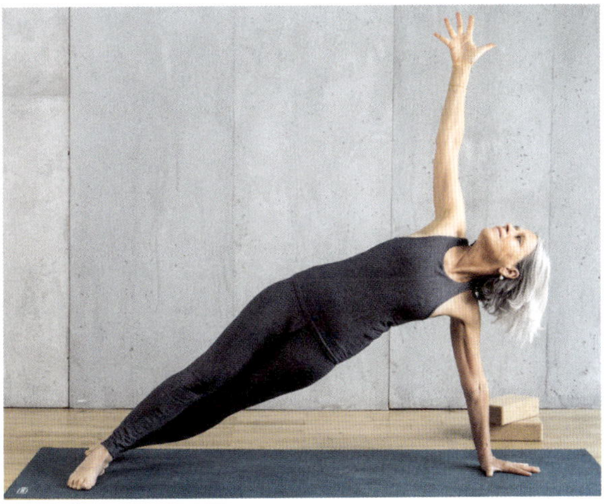

Füße hintereinander

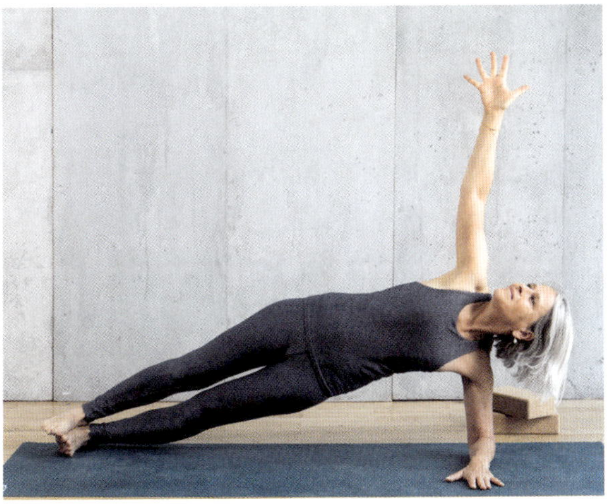

auf Unterarm

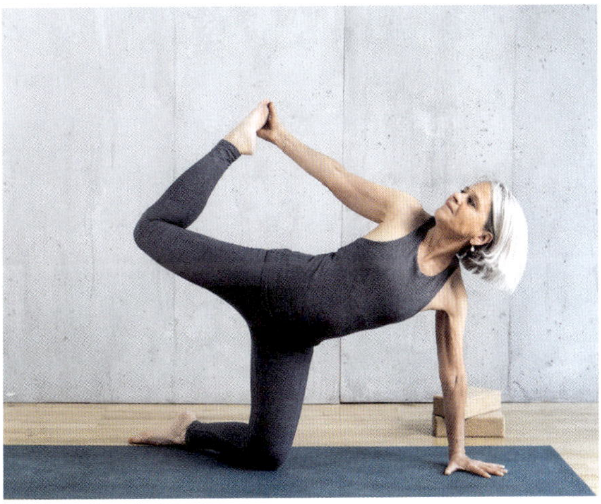

Fuß gegriffen

Wirkung:

Stärkt vor allem die seitliche Bauchmuskulatur und den Core-Bereich. Energetisiert, motiviert und baut Willenskraft auf.

Matsyendrasana
Drehsitz

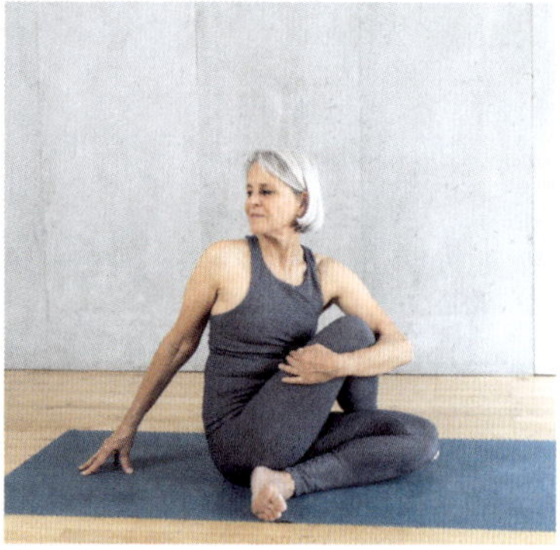

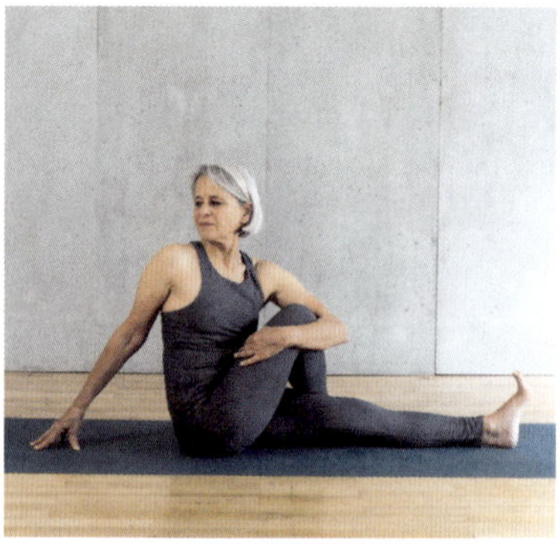

Bein gestreckt

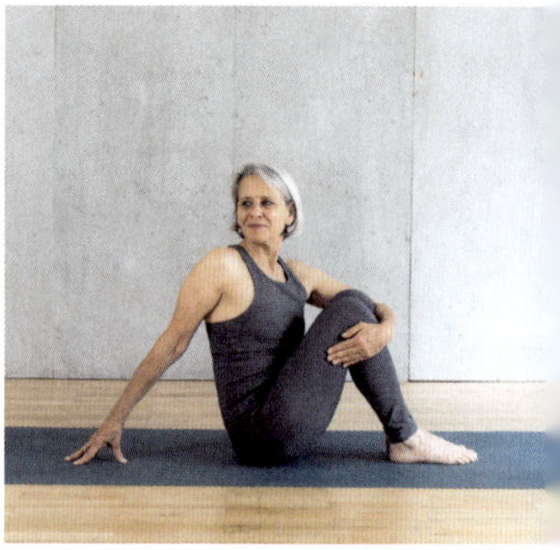

Tipi Twist

Wirkung:
Der Twist aktiviert die Muskeln entlang der Wirbelsäule, stärkt und dehnt die Rücken- und schräge Bauchmuskulatur, massiert die Bauchorgane. Beruhigt, wirkt stressabbauend und stärkt die Nerven.

DIE BHANDAS

Das Sanskritwort Bandha bedeutet »binden, halten«, »Schloss« oder »Siegel«. Es bezeichnet Körperverschlüsse, die durch subtile Muskelkontraktionen die Energie im Körper halten. Sie schützen die Gelenke, den Beckenboden und die Bauchdecke, richten gleichzeitig die Wirbelsäule auf und kräftigen spezielle Muskelgruppen. Durch das Setzen der Bhandas wachsen Kraft und Körperbewusstsein.

Mula Bhanda – der Wurzelverschluss

Aktivierung des Beckenbodens

Wer kennt schon seinen Beckenboden? Meist begegnet er Schwangeren das erste Mal in der Geburtsvorbereitung, aber sonst? Sonst arbeitet der Beckenboden meist unbeachtet und völlig unterschätzt. Dabei hat er wichtige Funktionen für unseren Körper. Der Beckenboden besteht aus drei Schichten und verschließt unseren Beckenausgang. Doch er kann viel mehr. Er verbindet die Beine mit dem Oberkörper und richtet uns auf. Durch ihn stehen wir fest auf dem Boden. Der Beckenboden ist der Schlüssel zu allen Bewegungen, zu guter Körperhaltung, zu Dynamik, stabilem Gleichgewicht und harmonischer Koordination.[46] Mit Mula Bhanda aktivieren wir unseren Beckenboden, um Energie im Körper zu halten, aber auch um den unteren Rücken zu schützen. Am besten findet man Mula Bandha im Pranayama.

Lege dich auf den Rücken und platziere eine Hand auf dem unteren Bauch. Atme voll ein und wieder aus. Bei der Ausatmung kannst du spüren, dass sich dein Beckenboden leicht anhebt. Bleibe nun mit der Ausatmung bei deinem Beckenboden und spüre, wie sich der Beckenboden immer weiter hebt und leicht anspannt. Der Bauch zieht sich dabei ein bisschen nach innen und der untere Bauch wird fester. Dabei kannst du bewusst das Steißbein nach unten vorne in die Matte drücken. Atme dann wieder ein und lass dabei die Anspannung im Beckenboden bewusst wieder los.
Mache das einige Male, um langsam ein Gefühl für deinen Beckenboden zu entwickeln. Du kannst Mula Bandha auch in den Asanas halten. Versuche es erst einmal mit dem Brett (S. 163) oder der Schulterbrücke (S. 95), da diese beiden Asanas die natürliche Anspannung unterstützen. Wichtig ist es, die Spannung im Beckenboden immer wieder loszulassen, damit die Muskulatur nicht zu fest wird. Es braucht Zeit und Übung, um Mula Bandha in deiner Asana-Praxis zu finden.

Uddiyana Bandha – der Nabelverschluss

Stabilisiert den mittleren und oberen Rücken und regt die Verdauung an.

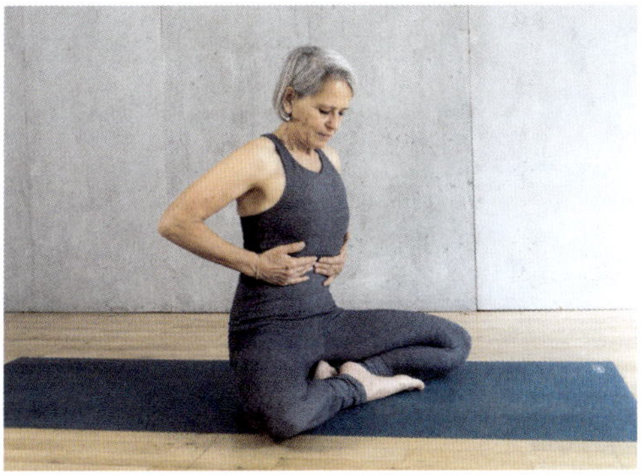

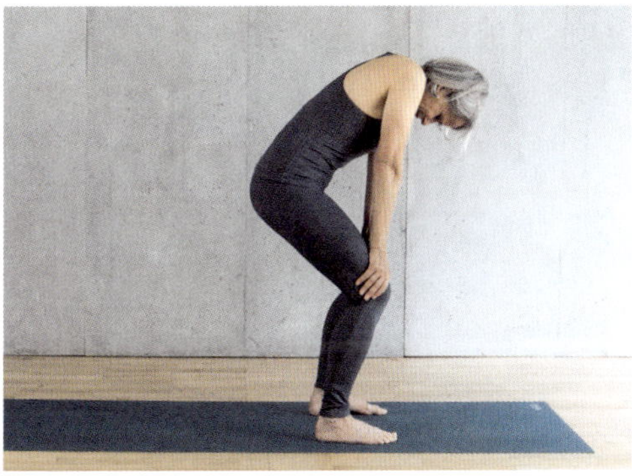

Atme voll ein und ziehe am Ende der Ausatmung den Nabel leicht nach innen und oben. Es entsteht ein Gefühl unter die Rippen zu atmen, wie ein Sog nach oben. Dadurch wird die schräge und quere Bauchmuskulatur leicht angespannt.

Jalandhara Bandha – der Kehlkopfverschluss

Wird in der Regel in Kombination mit dem Anhalten der Luft (Kumbhaka) geübt, das so leichter geht. Das Bandha reguliert die Energie zwischen Herz und Kopf und dient als Ventil, Druck vom Herzen zu nehmen. Das führt zu mentaler Entspannung.
Wölbe nach der vollständigen Einatmung den Brustkorb nach vorne, halte den Atem an, schiebe dein Kinn nach vorne Richtung Brust und senke das Kinn in die Vertiefung zwischen den Schlüsselbeinen. Der Nacken wird lang. Spüre den Verschluss im Kehlkopf.

Dem Leben Sinn geben

Brauchen wir einen Sinn im Leben und was kann der Sinn sein? Diese Frage stellen sich die Menschen immer wieder. Viktor Frankl,[33] der Begründer der Logotherapie, hält die Suche nach dem Sinn für den eigentlichen Selbstzweck des Lebens. Doch viele Menschen suchen nicht ihren eigenen Lebenssinn, sondern laufen einem Idealbild hinterher, das durch die Gesellschaft geprägt ist. Sie stellen sich meist nicht die Frage: »Macht mich das wirklich glücklich?«

Doch der Lebenssinn ist für jeden Menschen individuell und kann sich auch im Laufe des Lebens immer wieder verändern. So liegt der Sinn in unseren jungen Jahren vielleicht darin, Spaß zu haben, die Welt kennenzulernen, uns für eine Sache einzusetzen. In der »Rushhour« des Lebens stehen dann die Gründung einer Familie und der Erfolg im Beruf im Vordergrund. Danach, wenn die Kinder aus dem Haus sind und wir im Beruf einiges erreicht haben, kommen noch einige Lebensphasen. Und viele Menschen beginnen dann erst darüber nachzudenken, was sie eigentlich glücklich macht. Sie suchen nach dem Sinn für ihr weiteres Leben.

Natürlich können wir auch schon viel früher einen übergeordneten Lebenssinn verfolgen, der uns bis ins hohe Alter lenkt. Doch die meisten sind sich darüber nicht bewusst, was sie wirklich möchten, was ihnen wirklich wichtig ist. Sie werden getrieben vom Alltag oder lassen sich treiben.

Doch was bestimmt eigentlich ein sinnvolles Leben? Nach Paul Wong,[34] einem Vertreter der Positiven Psychologie, basiert ein sinnvolles Leben auf Werten und Überzeugungen, aus denen sich Träume und dann auch konkrete Ziele entwickeln. Und es braucht Mut, dieses sinnvolle Leben dann auch umzusetzen.

Was heißt das für das Älterwerden? Gerade wenn wir in früheren Lebensphasen durch gesellschaftliche Vorstellungen getrieben wurden, ist es jetzt endlich an der Zeit, mehr auf uns zu schauen. Uns bewusst zu werden, was wir wirklich wollen – und nicht zu verfolgen, was die Gesellschaft von uns will.

Vielleicht magst du noch mal etwas Neues anfangen oder nur die Prioritäten mehr auf dich verschieben. Dir Zeit nehmen für deine Bedürfnisse. Doch wie findest du deinen Sinn?

Um ein langes und erfülltes Leben zu führen, bietet uns »Ikigai«, eine japanische Lebenskunst, eine gute Orientierung.[35, 36]

Ikigai bedeutet wörtlich übersetzt »Lebenswert« (»iki« = »Leben«, »gai« = »Wert«). Mit Ikigai kannst du herausfinden, was das Leben lebenswert macht, und damit deinen persönlichen, ganz individuellen Sinn finden. Dieser Sinn soll auch der Schlüssel zu einem langen und erfüllten Leben sein. Lebenskunst hat in Japan einen hohen Stellenwert und die japanische Inselgruppe Okinawa gehört zu den weltweit fünf »Blue Zones«. Das sind Regionen auf der Erde, in denen die Menschen am ältesten werden und am längsten gesund bleiben. Jan Buettner reiste mit anderen Wissenschaftlern jahrelang durch die Welt auf der Suche nach diesen Gegenden. 2005 veröffentlichte er dann die »Blue Zones« in der Zeitschrift »National Geographic«.[37] Auf den Okinawa-Inseln leben noch viele Menschen nach dem Ikigai-Prinzip.

Was steckt dahinter und welche Bedeutung hat es für die Sinnfindung in der zweiten Lebenshälfte? Ken Mogi[35] nennt fünf Säulen von Ikigai:

Es bedeutet, **klein anzufangen** und mit Neugier und Interesse etwas weiterzuentwickeln. Viele japanische Spitzenköche haben so ihre Perfektion erreicht. Ikigai ist auch das **Loslassen** von der Sucht nach Anerkennung und Erfolg, stattdessen das Tun in seinen einzelnen Nuancen zu betrachten und nicht nur das Ziel vor Augen zu haben. Völlig aufzugehen in der Tätigkeit. Die dritte Säule ist **Harmonie und Nachhaltigkeit**. Damit ist Respekt für die Natur gemeint, Rücksichtnahme auf andere Menschen und auf die Auswirkungen des eigenen Handelns auf die Gesellschaft. Die vierte Säule beschreibt die **Freude an den kleinen Dingen des Lebens**, den morgendlichen Kaffee, das Betrachten einer Blume oder die Berührung eines lieben Menschen. Und das passiert alles im **Hier und Jetzt** – der letzten Säule.

Hast du Lust bekommen, deinen persönlichen Ikigai zu finden?

Dann stelle dir diese vier Fragen:
› Was liebe ich?
› Was braucht die Welt?
› Womit kann ich Geld verdienen?
› Worin bin ich gut?

Aus den Schnittmengen resultieren dann die vier Grundbedürfnisse, die für ein langes und erfülltes Leben notwendig sind:
› aus 1 und 2 ergibt sich die **Mission**
› aus 2 und 3 die **Berufung**
› aus 1 und 4 die große **Leidenschaft/Passion**
› aus 3 und 4 der ideale **Beruf**

Und keine Angst, es ist nie zu spät, seine Mission, Berufung, Passion oder auch einen neuen Beruf zu finden!

Möchtest du dein eigenes Ikigai, deinen Lebenssinn, entdecken? Dann nimm dir ein bisschen Zeit und mache folgende **Aufgabe:**

AUFGABE: FINDE DEIN IKIGAI

Suche dir einen ruhigen Ort und komme erst mal zur Ruhe. Schließe vielleicht deine Augen und nimm wahr, wie es dir geht. Wie fühlt sich dein Körper an, wie fließt dein Atem, tauchen Emotionen auf? Wenn du bei dir angekommen bist, öffne die Augen und beantworte jetzt die vier Fragen. Lass dir Zeit und lass die Antworten aus deinem Innersten kommen. Es dauert manchmal ein bisschen, bis sich eine Antwort zeigt.
Vielleicht helfen dir folgende Unterfragen:[38]

1. Was liebe ich?

Was begeistert dich?
Was kannst du lange tun, ohne müde zu werden?
Was hast du schon als Kind gerne getan?
Über was redest du gerne?

2. Was braucht die Welt?

Was sind deine Werte? Und was würde deinen Werten entsprechen?
Was willst du hinterlassen? Was soll in Erinnerung bleiben von dir?
Was würde dir fehlen, wenn es nicht mehr da wäre?
Würde es auch jemand anderem fehlen?

3. Womit kann ich Geld verdienen?

Mit deinem Beruf?
Aus anderen Einkommen?
Wie viel brauchst du zum Leben?
Musst du noch Geld verdienen?

4. Worin bin ich gut?

Was sind deine Talente?
Worin bist du besser als andere?
Worin bist du ausgebildet?
Was sagen andere, worin du gut bist?

Notiere dir, was du herausgefunden hast. Vielleicht siehst du danach ein bisschen klarer! Dein Ikigai ist natürlich nicht endgültig. Vielleicht musst du es dir immer wieder anschauen und die Fragen neu beantworten. Es braucht ein bisschen Zeit, klarer zu sehen. Vor allem, wenn du erst jetzt, in der zweiten Lebenshälfte, anfängst, dir darüber Gedanken zu machen, wo dein übergeordneter Sinn des Lebens sein könnte.
Du hast dein Ikigai gefunden? Dann schau noch mal drauf. Nicht auf das, was du tun willst, sondern darauf, wie du es tun willst und was dir daran wirklich Freude macht. Denn das ist das eigentliche Ikigai. Nicht die großen Erfolge und Dinge, sondern das Kleine, Alltägliche. Sich diesen Dingen zu widmen, die Spaß machen und am besten so viel Freude, dass du alles um dich herum vergisst und in einen Flow des Tuns kommst.

YOGA FÜR SINN

Im Yoga gibt es sehr unterschiedliche Stile und Haltungen. Deshalb solltest du für dich herausfinden, was du gut kannst und was dir besonders Spaß macht. Wo du in den Flow kommst. Variiere die Asanas so, dass sie gut für dich sind. Es ist dein Yoga und es gibt keine perfekte Haltung, auch wenn das manche Yogaschulen so sehen. Das Alignment ist ein Angebot und dient vor allem dazu, Verletzungen zu vermeiden. Aber jeder Körper ist anders und gerade ein älterer Körper braucht häufig eine Variation. Lass dich auf deinen Körper ein, du wirst spüren, wie die Haltung für dich richtig ist.
In der Chakrenlehre hilft uns der Fokus auf das 6. Chakra – Ajna- oder Stirn-Chakra –, unseren Sinn im Leben zu finden. Der Punkt zwischen den Augen symbolisiert unsere Intuition, das innere Sehen. Es zu schulen, hilft uns, den Fokus vom Außen weg mehr nach innen zu lenken. Um herauszufinden, was uns wirklich wichtig ist, welche Bedürfnisse wir wirklich haben und welche nicht, was von außen an uns herangetragen worden ist.

MEDITATION: INNERE KLARHEIT

Finde in einen aufrechten Sitz deiner Wahl. Schließe die Augen und komme erst mal in deinem Yogaraum an. Lenke deinen Fokus für einige Momente auf deinen natürlichen Atem. Stelle dir dann vor, du sitzt an einem See. Der Wind weht stark, die Bäume biegen sich im Sturm, die Blätter rauschen. Der See ist aufgewühlt, das Wasser ist braun und trübe, große Wellen schwappen ans Ufer.
Langsam lässt der Wind immer mehr nach, die Sonne kommt raus, die Wellen werden kleiner, bis die Oberfläche des Sees ganz flach wird. Langsam sinkt der aufgewühlte Schlamm zum Boden des Sees und das Wasser wird ganz klar, sodass du bis auf den Grund des Sees sehen kannst. Bleibe eine Weile in diesem Bild und genieße die Klarheit.

So ist das auch mit unseren Gedanken. Sie toben teilweise wie ein Sturm in unserem Kopf. Doch es gibt eine Möglichkeit, sie zur Ruhe zu bringen: den Atem. Mit unserem Atem können wir Klarheit im Kopf schaffen und vielleicht bis auf den »Grund unseres Sees« schauen, in unser tiefstes Inneres.

Lenke jetzt deine Aufmerksamkeit auf deinen Atem, atme auf vier Zähler ein und auf vier Zähler wieder aus. Tue das zehnmal. Dann versuche auf vier einzuatmen, den Atem auf vier anzuhalten und auf vier auszuatmen. Tue das auch zehnmal. Beginne dann, deine Ein- und Ausatmung zu zählen. Einatmen – 1 – Ausatmen – 1, Einatmen – 2 – Ausatmen – 2 etc. Fahre so fort, bis du bei zehn angekommen bist, und dann kehre, wenn du magst, wieder zu eins zurück. Nimm die Klarheit wahr, die sich in deinem Geist ausbreitet. Lass diesen Fokus los, wenn du so weit bist, und atme dann wieder ganz natürlich. Bringe deine Hände vor dem Brustkorb zusammen in Anjali Mudra und öffne langsam die Augen.

Balasana

Kindhaltung – Perspektivenwechsel

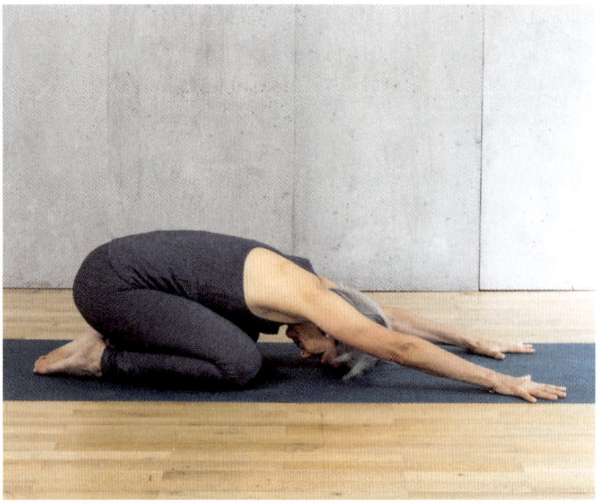

Arme vorne

Wirkung:
Dehnt die Hüften, Oberschenkel und Fesseln, löst Spannungen im Rücken, Nacken und Schultern. Beruhigt Geist und Nervensystem.

Variationen:

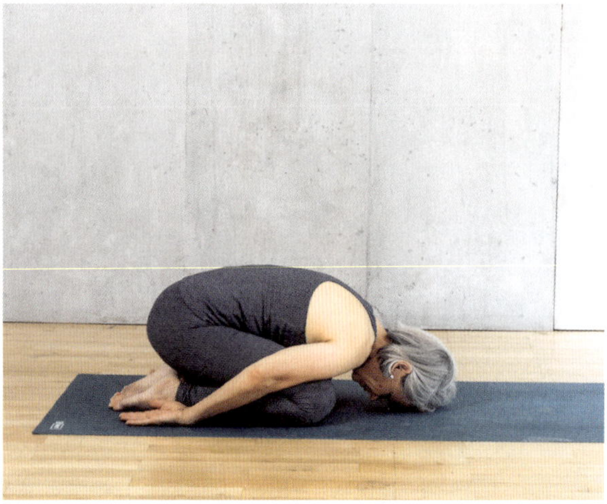

Arme hinten

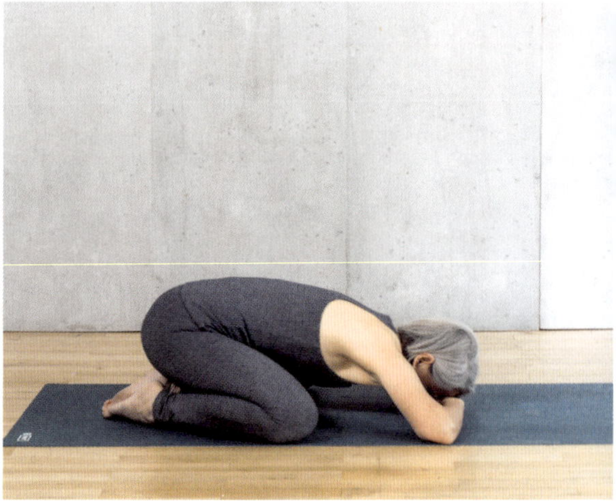

mattenbreite Knie und Arme

Garudasana
Adler

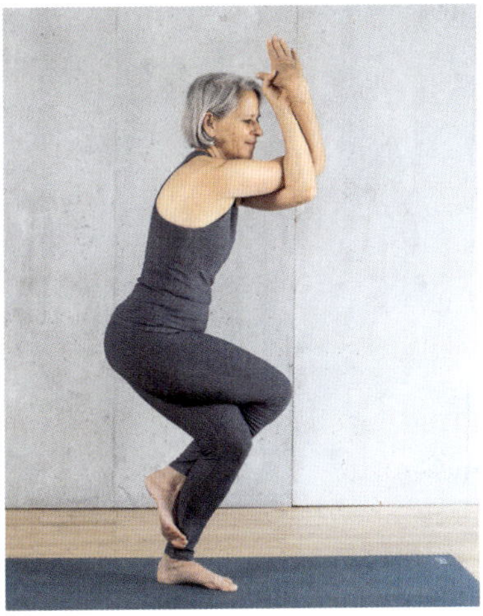

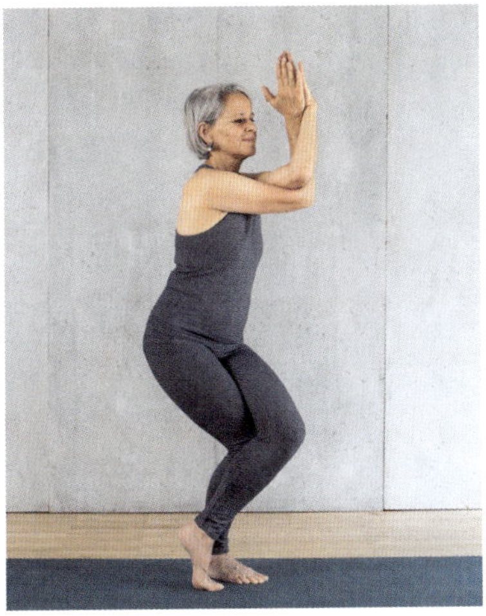

Fuß aufgestellt

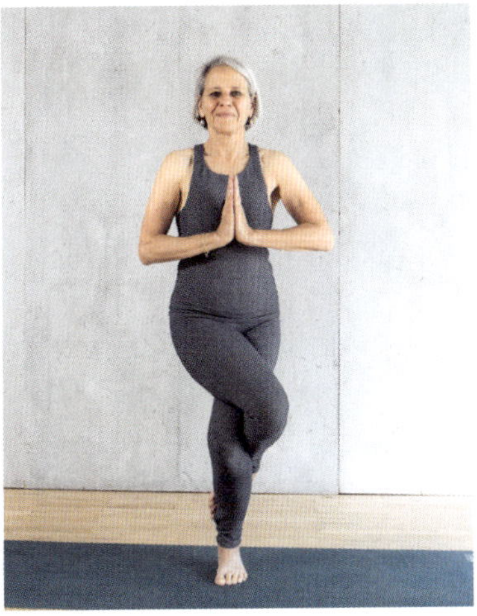

Hände Anjali Mudra

Wirkung:
Die Adlerarme öffnen den Schulterbereich und weiten die Schulterblätter, die Adlerhaltung öffnet die Hüften und stärkt die Beine. Hilft, dich zu fokussieren und klar zu sehen.

Shishumerasana
Delfin

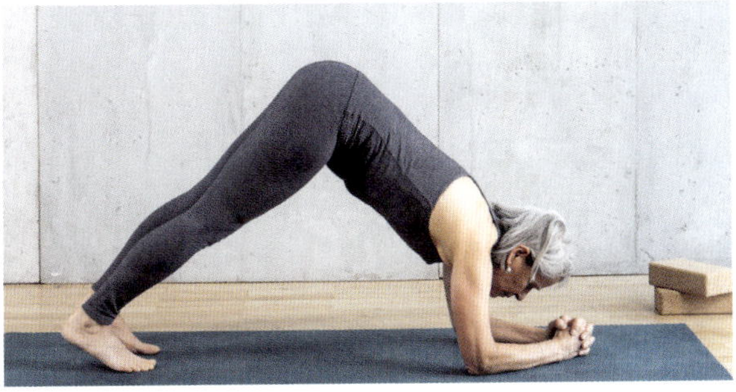

Wirkung:
Kräftigung der Schultern und der Arme, dehnt die Hamstrings. Schafft einen Perspektivenwechsel und Vertrauen in die eigene Kraft, Basis für den Kopfstand, als Umkehrhaltung wirkt er beruhigend.

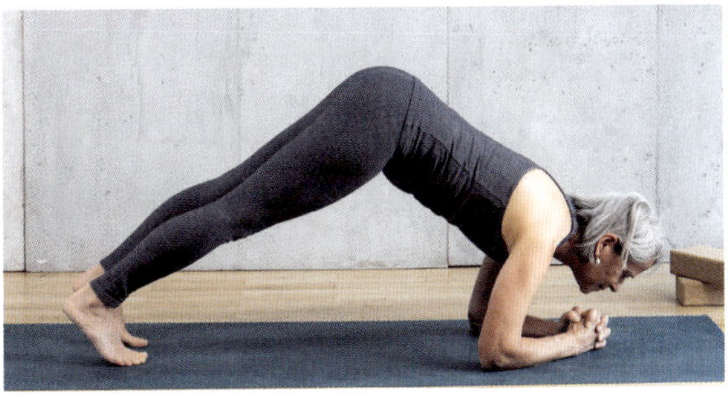

dynamisch

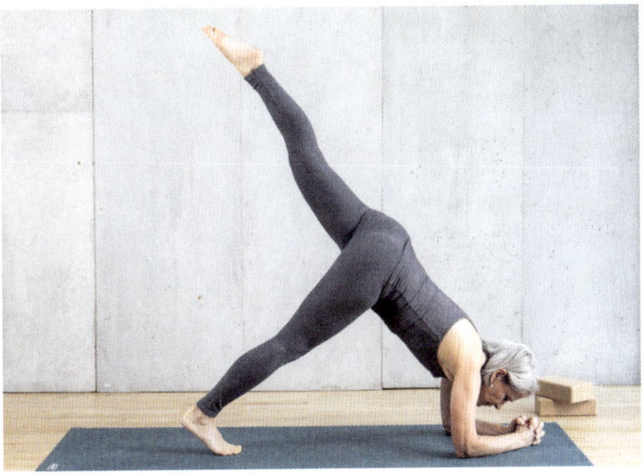

ein Bein gehoben

Yogasequenz: Inner Truth – Absichtslosigkeit

Kindhaltung – ❶intuitive Bewegungen entstehen lassen, die dich in den Vierfüßler führen

Mini-Vinyasa: EA ❷**Kuh**, AA ❸**Katze**, EA **Kuh**, AA ❹**herabschauender Hund**, EA ❺**Brett**, AA **Vierfüßler**

Wiederhole diese Sequenz mehrmals und variiere dabei zwischen schnell, genau, fließend, spielerisch. Was ist deine Lieblingsausführung?

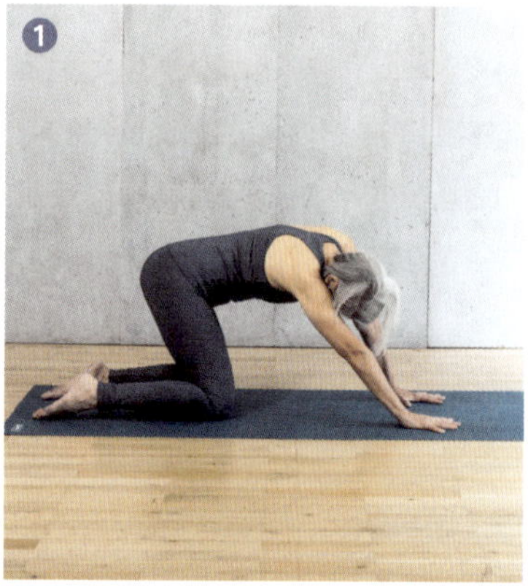

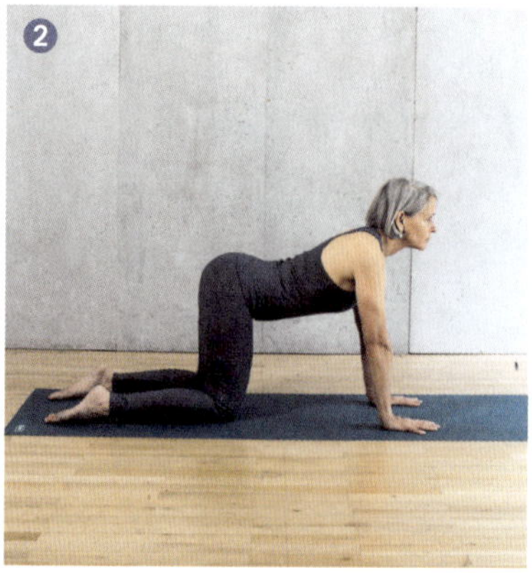

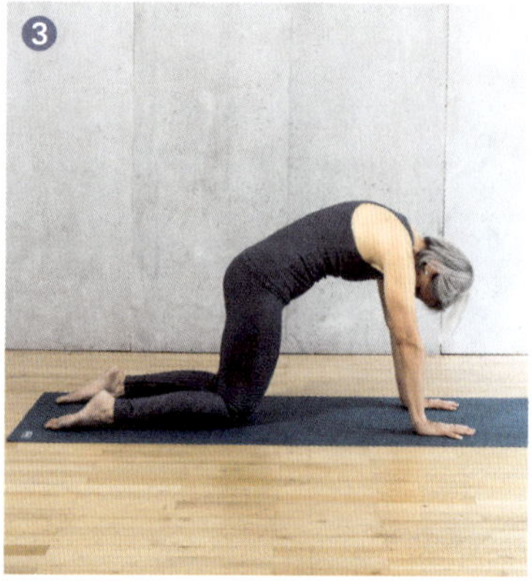

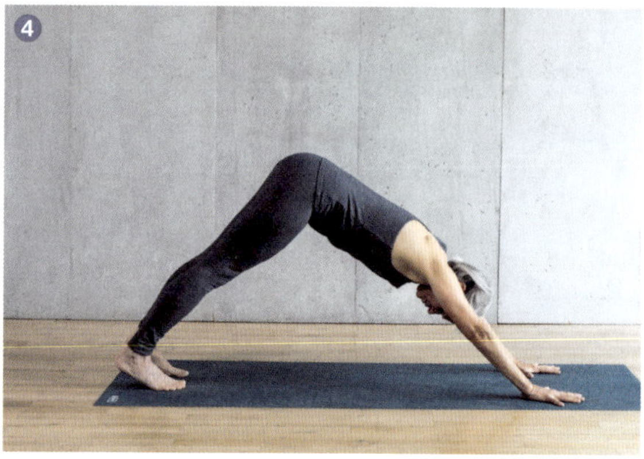

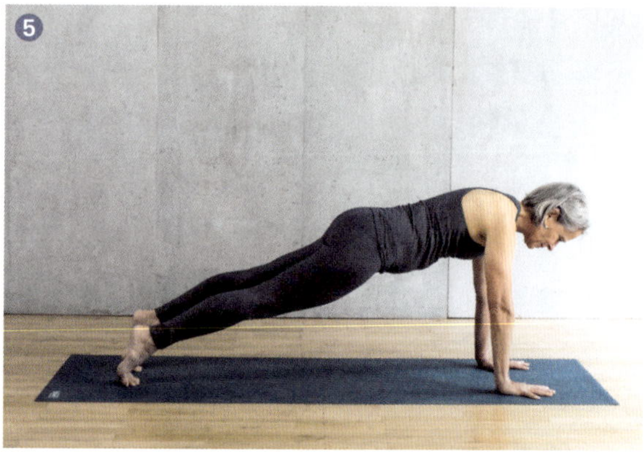

Krieger II – probiere verschiedene Armvariationen aus

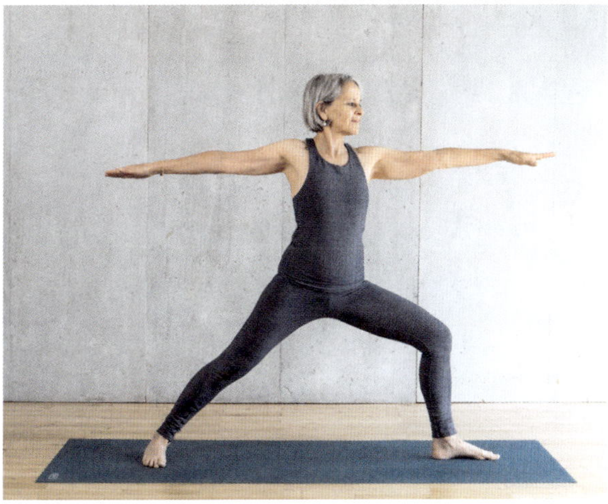

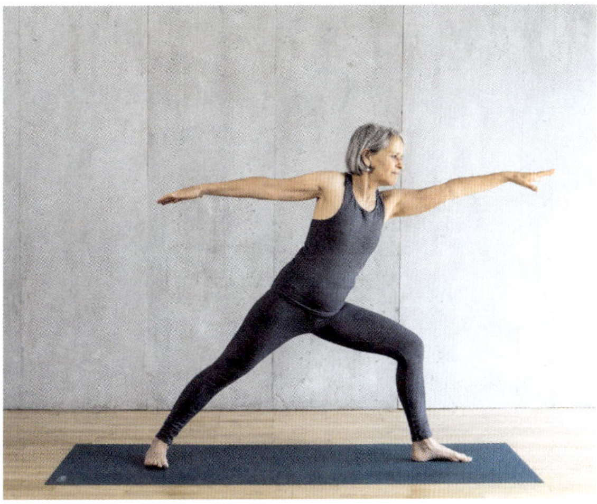

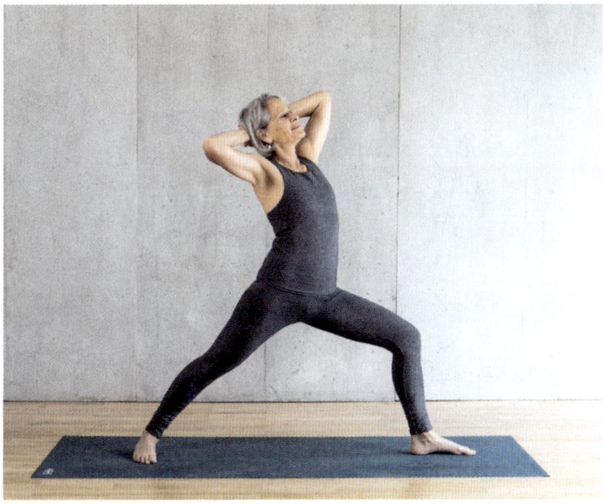

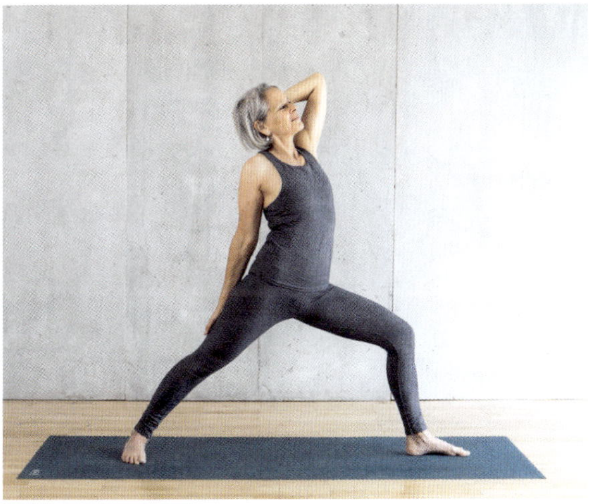

EMBODIMENT: INSPIRATION POSE

Diese Embodiment-Haltung lädt dich ein, zu erforschen, was dich begeistert und inspiriert.

Stelle dir bei Einnahme der Position folgende Fragen:

- Ist die Position angenehm oder unangenehm?
  Möchtest du etwas verändern?
- Wenn ja, wie fühlt sie sich jetzt an?
- Kommt dir dieses Gefühl vertraut vor? Vielleicht aus anderen Situationen?
- Woher kennst du es aus deinem Leben? In der Familie, bei Freunden, im Beruf, in der Freizeit, bei einem persönlichen Engagement ...? Es kann in den einzelnen Lebensbereichen ganz unterschiedlich sein.
  Wo möchtest du mehr oder weniger davon haben? Fühle in dich hinein. Lass die Antwort von innen kommen. Und wenn keine Antwort kommt, ist es auch gut.
- Dann komme aus der Haltung und reflektiere kurz in Stille oder in einer Meditation.
- Was hast du für dich gelernt?

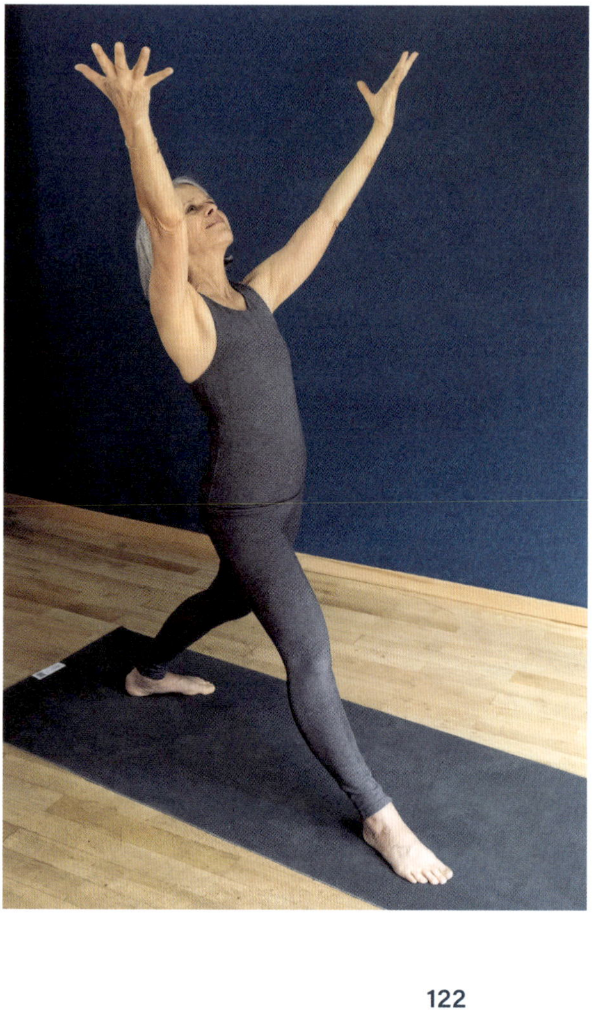

▲ ZUM VIDEO

Soziale Beziehungen und Kommunikation

Nun haben wir schon einiges kennengelernt, was uns glücklich macht. Positive Emotionen, Leben mit Sinn und in unseren Stärken zu sein. Doch was wäre das alles ohne die Menschen um uns herum? Ja, es kann auch beglückend sein, allein auf einem Berg zu stehen und die Natur zu erleben, aber ist es nicht schöner, diesen Augenblick mit einem anderen Menschen zu teilen? Oder die vielen Yogastunden in der Pandemie vor dem Bildschirm: Die beste Yogalehrer:in auf dem Bildschirm kann das Erleben miteinander nicht ersetzen.

Charles Darwin erkannte, dass der Mensch ein soziales Wesen ist. Besonders erfüllend sind nunmal Erlebnisse mit anderen – mit Freunden, der Familie oder in der Gruppe.

Wenn wir älter werden, nehmen die sozialen Kontakte zwar immer mehr ab. Aber das bedeutet nicht automatisch, dass wir einsamer werden. Unsere Kontakte, bestehende oder auch neue, werden deutlich intensiver und emotionaler. Die Bedeutung von Nähe, Intimität und Vertrauen steigt. Angesichts einer kürzeren Zukunftsperspektive ist es, nach Erkenntnissen der Wissenschaft, nicht mehr so wichtig wie in jungen Jahren, ob die anderen Personen interessant sind oder wir etwas von ihnen lernen oder erfahren können.[39]

Was bedeutet das für unsere sozialen Beziehungen? Dass es immer mehr an der Zeit ist, die »Muss«-Beziehungen zu überdenken und sich zu überlegen: Wer tut mir eigentlich wirklich gut? Zu wem spüre ich Vertrauen, wer ist mir nah? Je älter wir werden, desto weniger Verpflichtungen haben die meisten Menschen. Es beginnt die Zeit der persönlichen Freiheiten. Wie will ich meine Zeit wirklich verbringen?

Diese Frage solltest du dir ehrlich stellen. Warum gehe ich immer wieder in diese ehrenamtliche Gruppe, obwohl ich mich dort doch gar nicht mehr wohlfühle? Warum suche ich mir nicht etwas anderes, was mich erfüllt und wo ich Menschen treffe, mit denen ich mich verbunden fühle? Gerade wenn nicht mehr so sehr das Erreichen eines Zieles im Vordergrund steht, werden gute und positive Beziehungen deutlich wichtiger.

Ich war viele Jahre Stadträtin in München. Die Ziele, die ich dort verfolgt habe, ließen mich auch die vielen schwierigen sozialen Beziehungen in der Partei und in der Stadtratsarbeit ertragen. Doch jetzt bin ich nur noch im Stadtteilparlament. Die Realisierbarkeit der gemeinsamen Ziele ist beschränkt. Deshalb spielt der soziale Zusammenhalt, die vertraute Kommunikation miteinander eine ganz andere Rolle. Ich sehe nun meine Aufgabe vorrangig nicht mehr darin, etwas zu erreichen, etwas sein zu wollen, sondern darin, zuzuhören, auszugleichen und meine Erfahrung weiterzugeben. Das gelingt nicht immer, aber immer mehr.

Eine Parabel aus dem Taoismus, die ich bei Anselm Grün[40] gefunden habe, bringt diese Entwicklung des Älterwerdens wunderbar auf den Punkt:

Ein Zimmermann und sein Lehrling erblicken eine sehr alte und knorrige Eiche. Der Zimmermann sagt zu seinem Lehrling: »Weißt du, warum dieser Baum so gewaltig und alt ist?« Der Lehrling sagt: »Nein, das weiß ich nicht. Warum?« Da antwortet der Zimmermann: »Weil er unnütz ist. Wenn er nützlich wäre, wäre er schon lange gefällt, zersägt und zur Herstellung von Betten und Tischen verwendet worden. Weil er aber unnütz ist, hat man ihn wachsen lassen. Deshalb ist er nun so groß, dass man sich in seinem Schatten ausruhen kann.«

So ist der Wert dieses Baumes, nur Baum zu sein. »Wenn wir unseren äußeren Wert loslassen, dann erfahren wir, dass unser wahrer Wert darin besteht, einfach Mensch zu sein. Dann werden andere kommen und sich bei uns ausruhen.« Das könnte man auch »Weisheit« nennen.

Freundlich zu anderen Menschen zu sein, zu helfen, macht oft viel glücklicher, als nur an sich selbst zu denken. Das haben auch wissenschaftliche Studien ergeben. Und mit unserer Lebenserfahrung können wir helfen. Und vielleicht auch mit unserem materiellen Besitz, den wir über die Jahre angehäuft haben. Denn je älter wir werden, desto mehr wird uns bewusst, dass wir nichts davon mitnehmen können, wenn wir diese Welt verlassen. Warum dann nicht jetzt schon mal darüber nachdenken, was wir eigentlich wirklich brauchen? Besitz macht oft glücklich, aber auch abhängig und er bindet unseren Gedankenfluss. Oft definieren wir uns auch über unseren Besitz. Weniger zu haben, macht freier, das wusste auch schon Patanjali, als er das Yama Besitzlosigkeit (Aparigraha) im Yogasutra als Tugend beschrieb.

Doch so weit musst du gar nicht gehen. Es geht vor allem darum, den Verlockungen unserer Konsumgesellschaft nicht immer nachzugeben und sich genau zu überlegen: »Was macht mich wirklich glücklich, wenn ich es besitze oder behalte?« Denn wie heißt es oft so schön: weniger ist mehr. Vielleicht ist das ja die Gelegenheit, endlich Ballast abzuwerfen und dich selbst etwas zu befreien. Und die Gelegenheit, mehr ins Geben zu kommen, einiges zu verschenken, anstatt zu besitzen. Denn Abgeben macht oft viel glücklicher als Haben.

AUFGABE: WAHRE FREUNDE UND FREUNDINNEN

Suche dir einen ruhigen Ort, an dem du ungestört bist, und stelle dir die Frage:
Wer sind deine wahren Freunde und Freundinnen und warum? Was bedeuten sie dir? Welchen Stellenwert haben sie in deinem Leben? Was geben sie dir und was gibst du ihnen?
Notiere deine Erkenntnisse.

AUFGABE: ACTIVE CONSTRUCTIVE RESPONDING (ACR)

Häufig zeigen wir kein echtes Interesse, wenn uns Freund:innen, der/die Partner:in oder auch Kolleg:innen und Nachbar:innen etwas erzählen. Ein Weg, um die Beziehung zu intensivieren und zu zeigen, dass wir wirklich für den anderen da sind, ist ACR – aktives, konstruktives Antworten.

Wenn dir das nächste Mal jemand etwas Schönes, Erfolgreiches, Positives erzählt, versuche dich dieser Person ganz zuzuwenden:

- Zeige dich erfreut und begeistert.
- Frage, wie es dazu kam.
- Mache Komplimente.
- Begleite, statt zu kommentieren oder zu konfrontieren.
- Halte Augenkontakt.
- Zeige eine offene Körperhaltung.
- Zeige, wenn möglich, echte Gefühle, lächle.
- Verwende Humor.

Du wirst sehen, wie immer mehr Nähe und Vertrauen entsteht.

YOGA FÜR KOMMUNIKATION

Vielleicht hast du bei der letzten Aufgabe festgestellt, dass deine wahren Freundschaften und tiefen sozialen Beziehungen sehr stark von ehrlicher und wahrhaftiger Kommunikation leben. Dass also die Wahrhaftigkeit – Satya, wie wir sie auch in den Lebensweisheiten des Yogasutra im 2. Yama von Patanjali finden – die Basis deiner innigen Beziehungen ist.
Wir alle wünschen uns Wahrhaftigkeit im Umgang mit unseren Mitmenschen, doch meist erleben wir das nur bei unseren nahen Freundinnen und Freunden und der engsten Familie. Aber diese Offenheit, Ehrlichkeit und Aufrichtigkeit sollte gerade in späteren Lebensjahren immer wieder trainiert werden. Denn wie leicht fallen wir in unsere alten Muster zurück, wenn wir verletzt oder angegriffen werden. Und Rückzug oder Angriff sind keine Lösungen für das Alter. Es geht darum, Vertrauen zu schaffen, indem wir wahrhaftig sind und ehrlich und offen mit unseren Mitmenschen kommunizieren. In der Chakrenlehre steht das 5. Chakra – das Kehl- oder Vishudda-Chakra – für Kommunikation nach außen. Die passenden Asanas lösen Verspannungen im Kehl- und Kieferbereich und machen die Kehle frei für deinen freien, wahrhaftigen Ausdruck.

Simhasana
Löwe

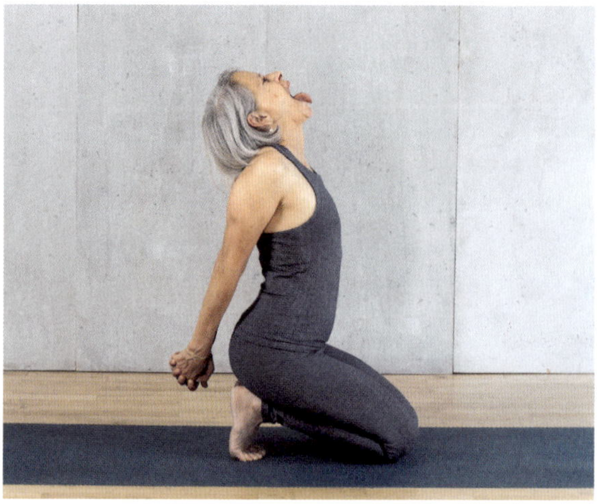

Wirkung:
Entspannt den Kiefer und die Gesichtsmuskulatur. Löst Frust, Spannungen, befreit von Hemmungen und sozialem Ballast, macht den Weg zu deinem Selbst frei.

Matsyasana
Fisch – Maitri-Fisch

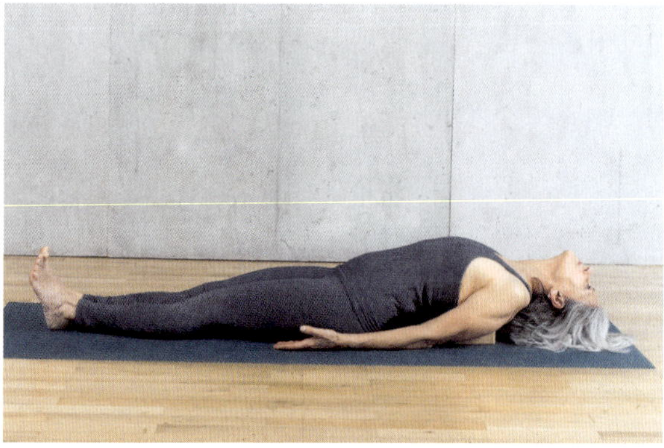

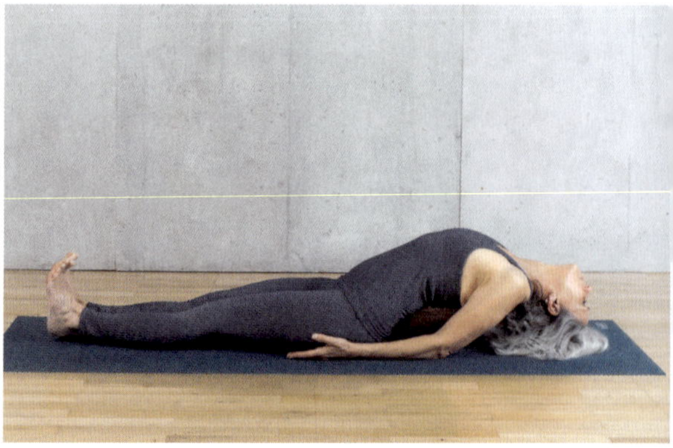

mit Block unter dem Brustkorb

Wirkung:
Entspannt Schultern und Rückenmuskeln, öffnet Brust und Hals. Schenkt Offenheit und Freude.

Halasana
halber Pflug

Die ganze Haltung ist sehr intensiv für die empfindliche Halswirbelsäule und Nackenmuskulatur. Deshalb wird sie hier nicht vorgeschlagen.

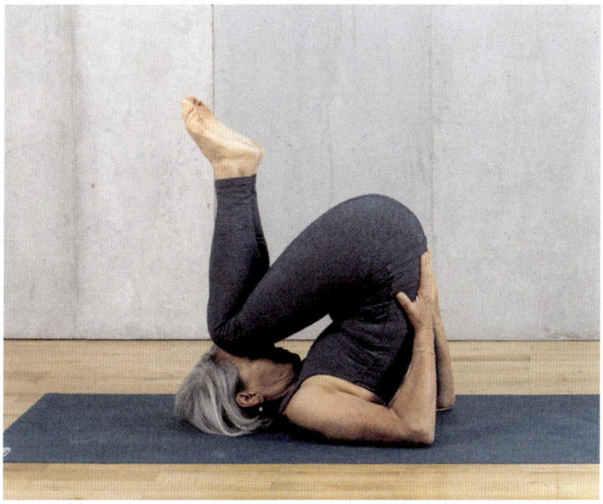

Knie auf der Stirn

Wirkung:
Dehnung der gesamten Wirbelsäule und Rückenmuskulatur. Wirkt energetisierend, anregend, stärkend.

PRANAYAMA: UJJAYI-ATEM – DER SIEGREICHE ODER OZEANISCHE ATEM

Dieses Pranayama vertieft die Atmung und verlangsamt das Atemtempo. Das beruhigt das Nervensystem. Es verbessert die Konzentration, da die Gedanken auf die Atmung gelenkt sind. Außerdem erzeugt es Wärme, die dem Körper Energie gibt.

Komme in die Rückenlage, stelle die Füße auf und lege die Hände auf die unteren Rippen. Nimm bewusst ein paar tiefe Atemzüge. Spüre unter den Händen, wie sich der Brustkorb hebt und senkt. Atme jetzt tief durch die Nase in den Brustkorb ein, atme hörbar durch den geöffneten Mund aus. Stelle dir vor, du willst einen Spiegel anhauchen. Mache das noch einige Male und nimm dabei wahr, wo dieser rauschende Ton in der Kehle entsteht. Beim Ujjayi-Atem wird die Stimmritze verengt, wodurch ein Hauchlaut entsteht. Dadurch wird die Atmung verlangsamt und vertieft.
Atme jetzt wieder tief durch die Nase ein und hauche wieder mit geöffnetem Mund aus, verschließe aber auf der Hälfte der Ausatmung den Mund, sodass das Rauschen nur im Hals hörbar ist. Atme dann mit verengter Stimmritze ein und atme mit geschlossenem Mund aus, das Rauschen im Hals bleibt.
Mache diese Atmung für einige Minuten.
Du kannst sie auch mit leichten Körperbewegungen verbinden.

EMBODIMENT: GIVING

Diese Embodiment-Haltung lädt dazu ein, deine Bereitschaft zu geben und deine Großzügigkeit zu erforschen.

Stelle dir bei Einnahme der Position folgende Fragen:

- Ist die Position angenehm oder unangenehm?
  Möchtest du etwas verändern?
- Wenn ja, wie fühlt sie sich jetzt an?
- Kommt dir dieses Gefühl vertraut vor? Vielleicht aus anderen Situationen?
- Woher kennst du es aus deinem Leben? In der Familie, bei Freunden, im Beruf, in der Freizeit, bei einem persönlichen Engagement ...? Es kann in den einzelnen Lebensbereichen ganz unterschiedlich sein.
  Wo möchtest du mehr oder weniger davon haben? Fühle in dich hinein. Lass die Antwort von innen kommen. Und wenn keine Antwort kommt, ist es auch gut.
- Dann komme aus der Haltung und reflektiere kurz in Stille oder in einer Meditation.
- Was hast du für dich gelernt?

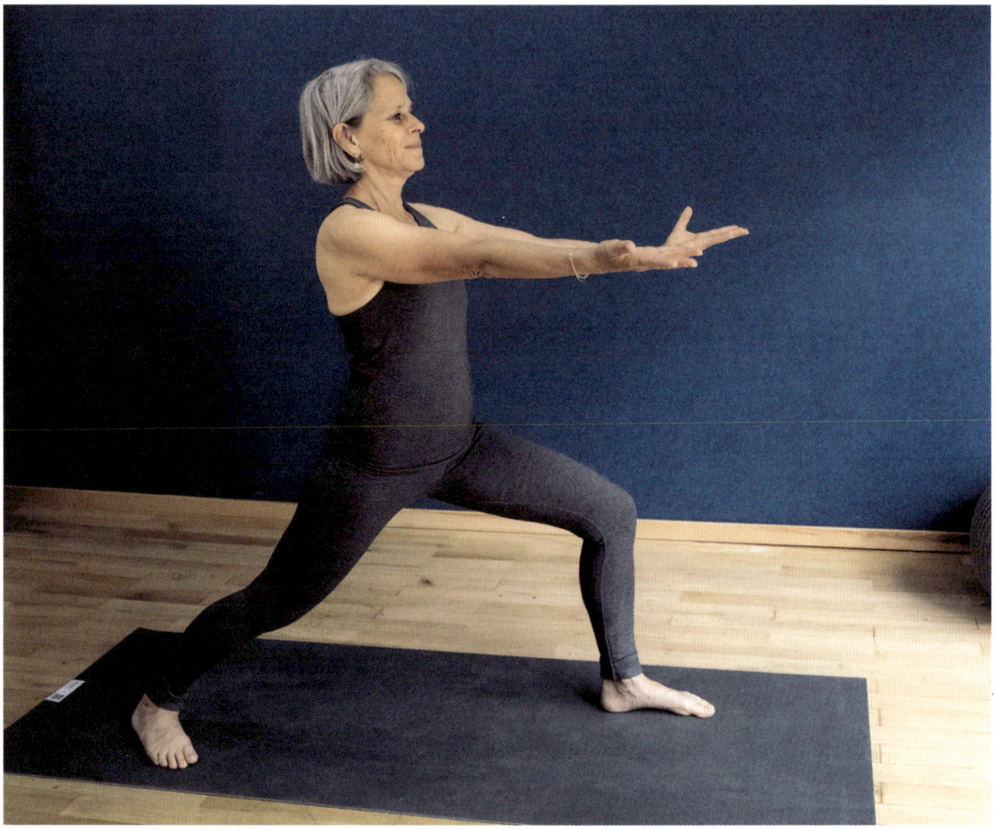

Visionen entwickeln, Ziele formulieren, Träume leben

Hast du dir schon mal Gedanken darüber gemacht, wie dein Leben aussehen soll, wenn die Kinder aus dem Haus sind, wenn du in Rente gehst oder wenn du richtig alt bist? Wahrscheinlich verdrängst du den Gedanken, hast vielleicht Angst vor dieser neuen Lebensphase. Denn stereotypische Altersbilder erscheinen vielleicht vor deinem inneren Auge, Bilder von Verlust – Verlust an Attraktivität, Verlust von körperlicher Kraft und Beweglichkeit, Verlust an Aufgaben, an Sinn, an Gebrauchtwerden.

Doch entsprechen diese Bilder nicht mehr der Realität. Schon gar nicht der Realität der »jungen Alten«. Aber wie wir schon in den anderen Kapiteln gesehen haben, gibt es viel Positives in der zweiten Lebenshälfte. Die Lebenserfahrung, die Gelassenheit, mehr Zeit und Freiheiten. Vielleicht endlich die Zeit, alte Träume zu realisieren, neue Visionen zu entwickeln, dem Leben eine neue Richtung zu geben. Und doch die Ziele, die daraus entstehen, den eigenen Möglichkeiten anzupassen. Diese Form der Zielsetzung kann die zweite Lebenshälfte unheimlich bereichern.

Ich habe erst mit Mitte 50 meine Yogalehrer:innen-Ausbildung gemacht. Lange habe ich gezögert, ob ich dafür nicht schon zu alt bin. Doch der Traum, die Vision, war größer. Ich war die Älteste. Eine Herausforderung, an der ich gewachsen bin. Zu erleben, was gehen kann, wenn das »Everest-Ziel«, wie es in der Positiven Psychologie heißt, da ist. Und daraus sind neue Ziele entstanden, weitere Yogafortbildungen, eine Coachingausbildung und eine Ausbildung in Positiver Psychologie und dann – nach dem Ausscheiden aus der Politik – die Entwicklung des Konzeptes **Positive Aging Yoga**. Eine Vision, an die ich fest glaube und die mich immer wieder motiviert, auch nach Rückschlägen weiterzumachen – auf dem Weg zu meinem »Everest«.

In unserem ganzen Leben ist es wichtig, uns Ziele zu setzen. Doch sie markieren meist Endpunkte. Im Zentrum steht immer die Frage, wie wir dieses Ziel erreichen. Und wenn wir es dann erreicht haben, müssen wir uns wieder neu orientieren.

Doch wenn wir unsere Perspektive erweitern wollen, brauchen wir etwas Größeres, einen Traum, eine Vision oder ein »Everest-Ziel«. Dabei geht es nicht darum, diese Vision unbedingt zu erreichen, sondern um den neuen Raum für Inspiration und Kreativität zu öffnen, der auf diesem Weg entsteht. Natürlich bedarf es auf dieser Reise Zwischenziele. Doch die Orientierung muss danach nicht wieder neu gefunden werden. Sie ist das »Everest-Ziel«!

Und das geht in jedem Alter. So ist der »Everest« in höherem Alter vielleicht eher ein »Kilimandscharo« oder ein »Mont Blanc« – aber er ist etwas Höheres, an dem wir uns orientieren können und das uns Kraft gibt!

Ziele sollten nicht nur vom Tun bestimmt sein, sondern vor allem daraus abgeleitet werden, wie wir uns fühlen wollen. Es kommt also wie beim Ikigai nicht auf das **WAS**, sondern auf das **WIE** an. Du willst z. B. eine große, lange Reise machen. Bevor du planst und losfährst, solltest du dich fragen, warum willst du sie machen? Was willst du erleben? Was willst du fühlen auf der Reise? Diese Frage wird dich leiten und dir den Weg zeigen, ob diese Reise wirklich das Richtige ist, und wenn ja, wie diese Reise aussehen soll. Und so ist es mit allem, was du dir wünschst. Es kommt auf das innere und nicht auf das äußere Erleben an.

AUFGABE: FINDE DEIN EVEREST-ZIEL

1. Meditation Zukunftsvision:

Finde einen bequemen aufrechten Sitz: Lege die Hände auf dein Herz, deine Knie oder deine Oberschenkel.
Spüre deinen Körper, wie er die Unterlage berührt. Konzentriere dich für einige Atemzüge auf deinen natürlichen Atem, wo du ihn am besten spüren kannst. Nimm wahr, wie er ein- und ausfließt. Lenke dann die Aufmerksamkeit auf deinen Körper. Nimm wahr, wo er verspannt ist, und lenke den Atem dorthin.
Richte dann die Aufmerksamkeit auf deine Gefühle. Wie geht es dir hier und jetzt? Nimm deine Gefühle wahr und lass sie da sein, ohne sie zu bewerten.

Nimm dann drei tiefe Atemzüge, Einatmen durch die Nase, Ausatmen durch den Mund, entspanne langsam den Körper, die Schultern, das Gesicht.
Spüre, dass der Körper langsam zur Ruhe kommt.
Lass Bilder und Gedanken kommen und gehen wie Wolken am Himmel

Stelle dir jetzt ein helles, klares, strahlendes Licht hinter deinen Augen vor. Das immer größer wird und sich über die Stirn bis zur Kopfkrone ausdehnt.
Spüre das strahlende Leuchten und genieße es für einige Atemzüge, richte dich voll darauf aus. Vielleicht kannst du spüren, wie sich ein wohliges Gefühl von Geborgenheit, Wärme und Sicherheit einstellt.
Alles ist gut! Spüre diese tiefe Zufriedenheit in dir.
Stelle dir nun vor, wie sich vor dir langsam ein Weg eröffnet, ein Weg, der dich in deine Zukunft führt.
Die Zukunft in fünf oder zehn Jahren, die du dir wünschst. Deine Vision! Gehe diesen Weg entlang und wenn du an diesem wunderschönen Ort angekommen bist, sieh dich ganz genau um.

Wo bist du? Was siehst du? Wie fühlst du dich? Vielleicht kannst du wahrnehmen, wie es riecht? Was hörst du? Sind auch andere Menschen da?
Versuche, dir dein Leben in der Zukunft ganz genau vorzustellen. Was machst du tagtäglich? Arbeitest du und wenn ja, was? Welche Menschen sind bei dir? Wie sieht dein nahes Umfeld aus? Wie sieht dein Tag aus? Stelle dir diesen Ort deiner Zukunft so detailliert wie möglich vor. Nimm dir Zeit dafür.
Und jetzt stelle dir vor, du liegst an deinem Zukunftsort abends im Bett, schließt deine Augen und bist erfüllt und glücklich, weil deine Vision Realität geworden ist. Speichere dieses Gefühl ab, bade darin und dann komme ganz langsam den Weg wieder zurück. Schritt für Schritt ins Hier und Jetzt mit dem guten Gefühl, dass alles so kommen wird, wie du es dir erträumt und wie du es visualisiert hast.
Du bist voller Zuversicht und Ruhe, denn du weißt, dass diese Realität eintreffen wird.
Wenn du gedanklich wieder in deinem Körper und dem jetzigen Moment angekommen bist, nimm noch ein paar ruhige tiefe Atemzüge.
Und öffne dann langsam die Augen.

2. Notiere deine Vision

Schreibe dir auf, was du in der Meditation gesehen hast. Notiere alle deine Sinneseindrücke. Was hast du gesehen, was hast du gerochen, was hast du gehört, was hast du geschmeckt, was hast du gefühlt?

3. Was fühlst du?

Welches Gefühl entsteht bei deiner Zukunftsmeditation, deinem Everest-Ziel?
Wie groß ist die Lust auf einer Skala von 1–10, nach der Realisierung des Ziels zu streben?

YOGA FÜR ZIELE UND TRÄUME

Im Yoga erinnert uns vor allem das Nyama Tapas – Selbstdisziplin und Enthusiasmus – daran, wie wir unsere innere Kraft entfalten können. Denn unser inneres Feuer ist die Antriebskraft in unserem Leben. Das Älterwerden steht uns oft im Weg, unsere innere Kraft zu entfalten. Glaubenssätze wie »ich bin zu alt« oder »wenn ich jünger wäre« halten uns von der Erfüllung unserer Wünsche ab. Deshalb brauchen wir Selbstdisziplin und Ausdauer, um diese Blockaden zu überwinden. Und das sowohl im Körper, um gesund zu bleiben, als auch im Geist. Wenn wir Hindernisse überwunden haben, fühlen wir uns leichter und unsere Lebensfreude kann sich entfalten.

Tadasana

Berghaltung – Stehen wie ein Berg

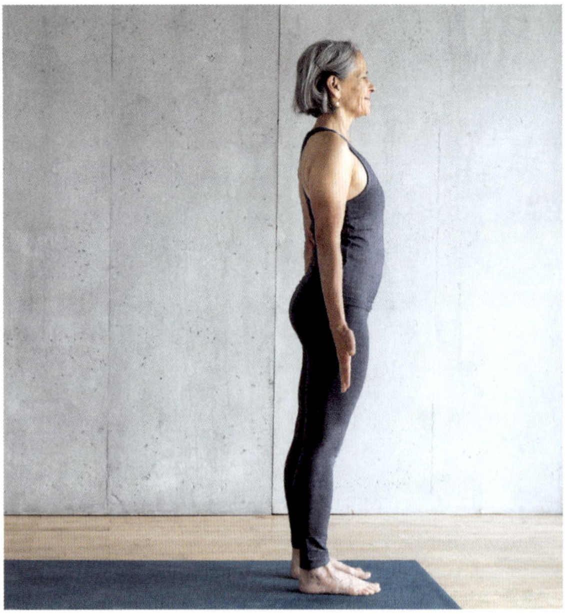

Wirkung:
Tadasana ist die anatomische Grundhaltung des Stehens, die meisten Muskeln im Körper sind aktiv und werden dadurch gekräftigt. Besonders trainiert werden die Fußmuskeln und das Fußgewölbe. Die Erdung der Füße schafft eine Verbindung zur Erde, das stärkt den Fokus und stabilisiert den Geist.

Phalakasana

Unterarmbrett

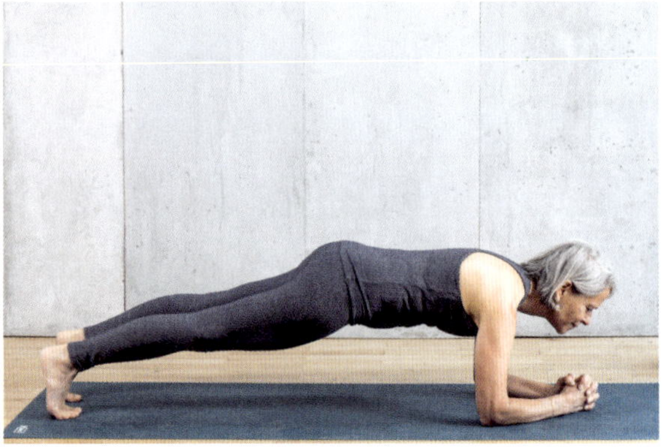

Wirkung:
Kräftigt Schultergürtel, Arme, Bauch und Beine. Wirkt beruhigend und fokussierend.

Ardha Chandrasana
Halbmond

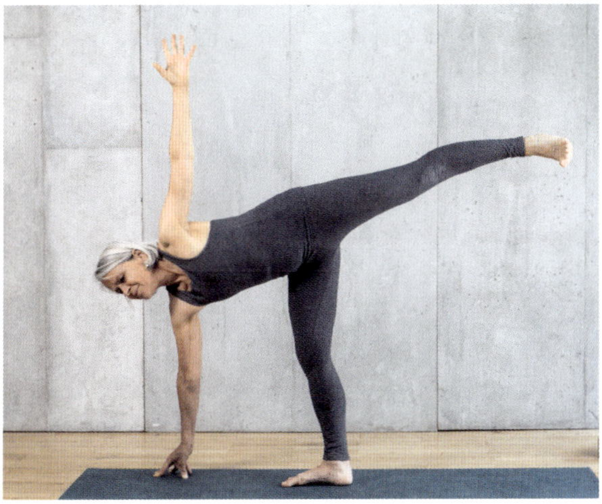

Variationen:

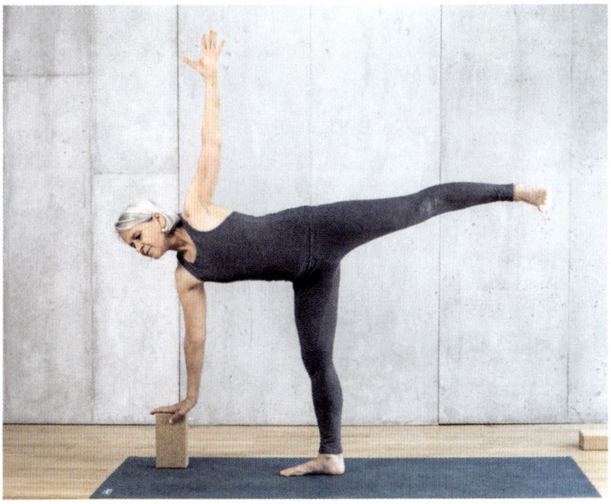

mit Block

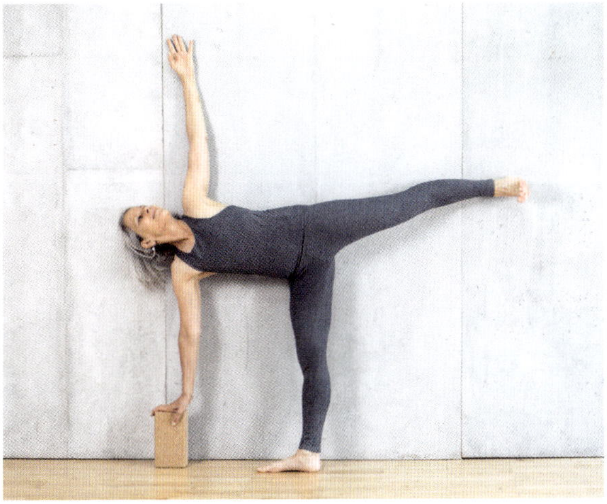

an der Wand

Wirkung:
Kräftigt Beine und Bauch, weitet Becken und Brust, schult das Gleichgewicht und die Standfestigkeit. Die langsame, immer weitere Ausdehnung wirkt befreiend und anregend.

Yogasequenz: Inner Truth – Anfängergeist

❶Kindhaltung – Was hat dich diese Position so einnehmen lassen? Vielleicht machst du es immer so? Vielleicht magst du etwas verändern?
Nimm die **❷Arme nach vorne**. Was spürst du in deinen Händen? Kannst du wahrnehmen, wie und wo die Handflächen aufliegen?
Schiebe dich jetzt in den **❸herabschauenden Hund,** als wäre es das erste Mal. Sei neugierig, verändere spielerisch deinen Hund. Schließe mal die Augen und öffne sie wieder. Was ist anders?
Komme vor ins **❹Brett** und halte es 20 Atemzüge. Was passiert in dir, wenn du das hörst? Lege dich dann auf den Bauch ab.
Schiebe dich in die **❺Kobra.** Wie würde ein Kind sich als Schlange bewegen?
Lege den ganzen Körper ab. Hebe dann Beine und Oberkörper vom Boden für deine **❻Heuschrecke.** Variiere die Armhaltungen und Beinhaltungen und nimm wahr, was sich verändert.
❼Lege dich ab. Was machst du jetzt? Machst du ein Kissen aus den Händen wie gewohnt? Oder? Was machen deine Beine, deine Arme?
Drehe dich auf den Rücken und entspanne kurz in **❽Shavasana**.

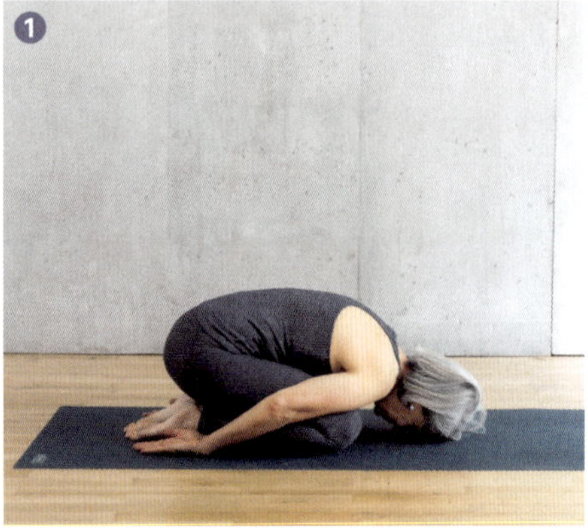

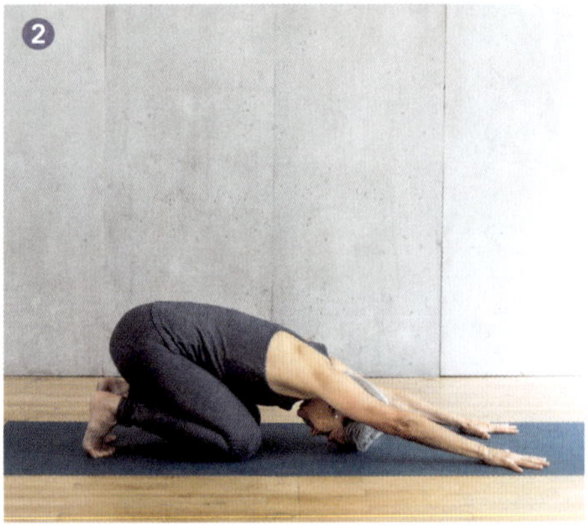

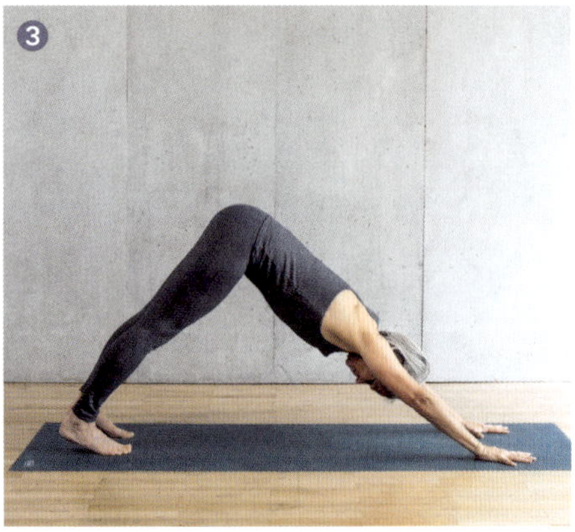

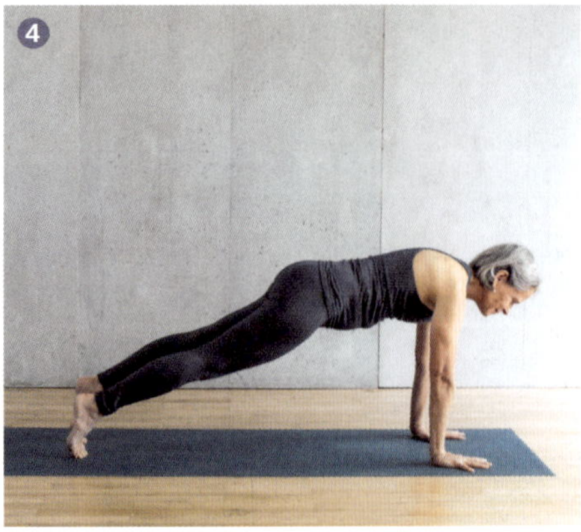

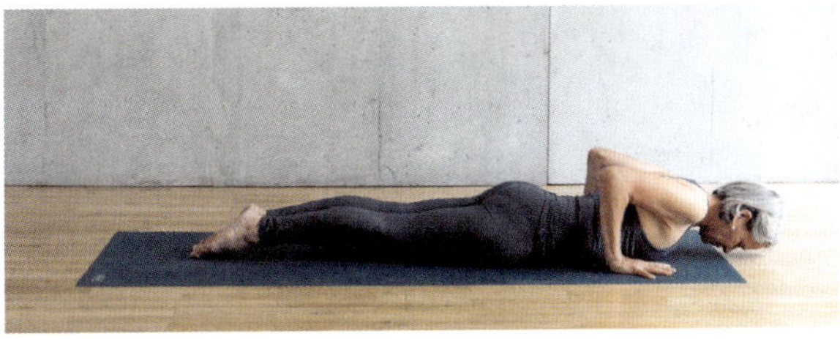

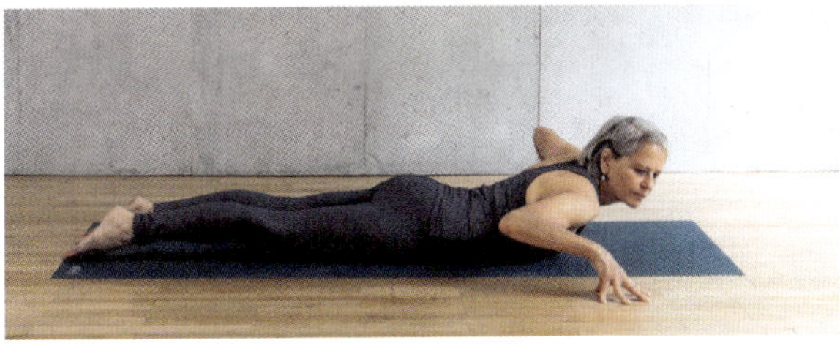

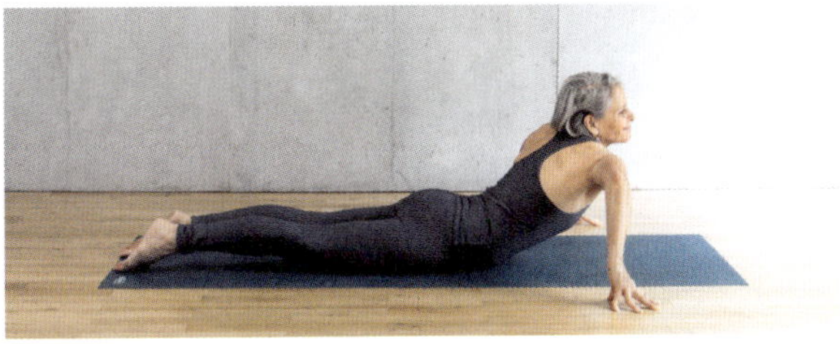

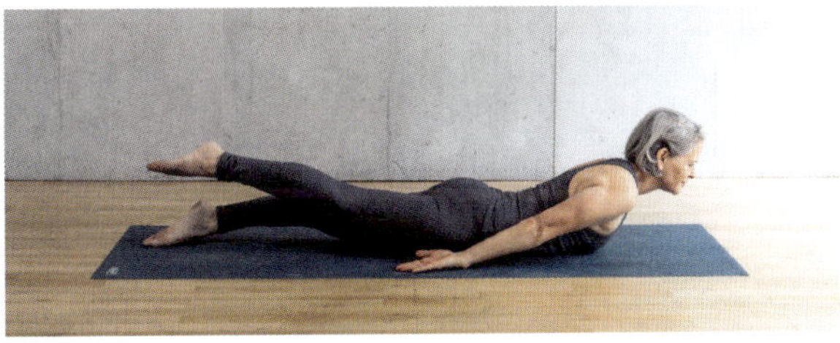

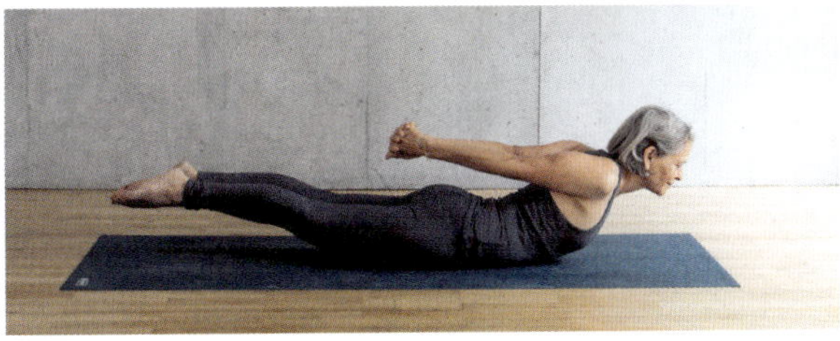

7

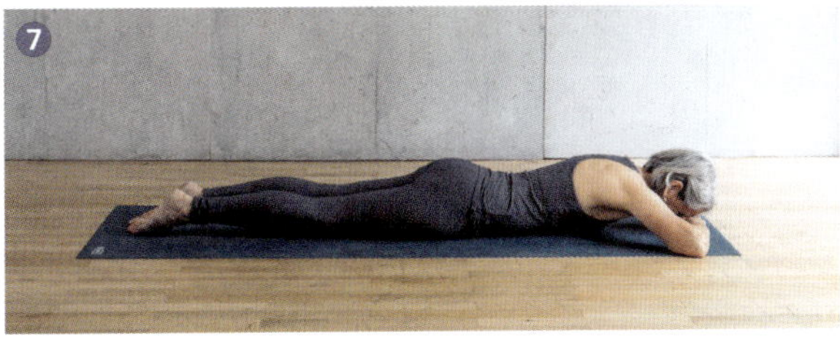

5

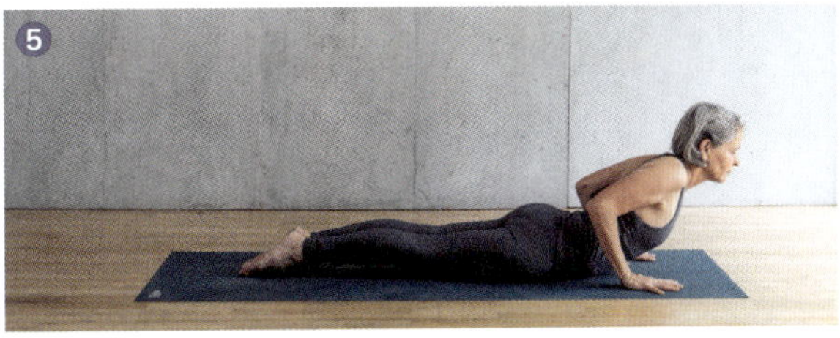

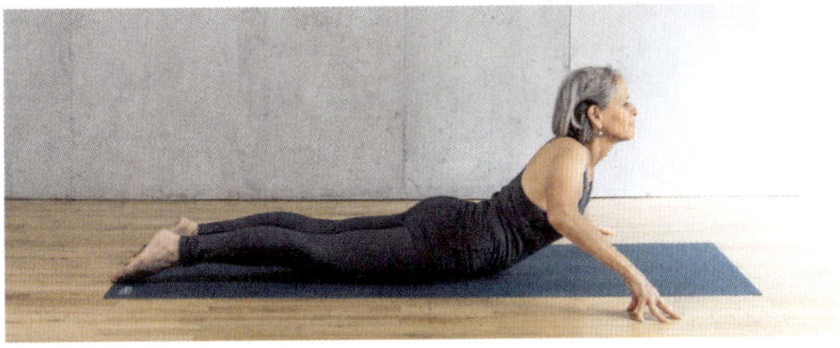

6

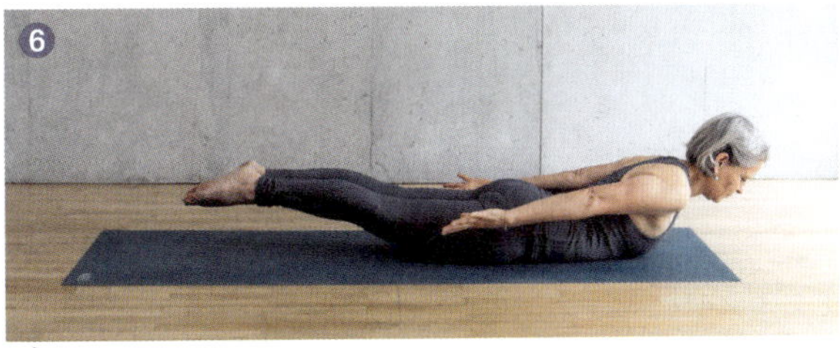

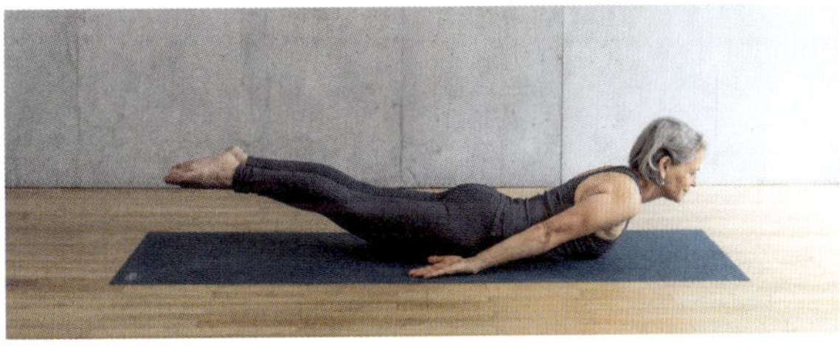

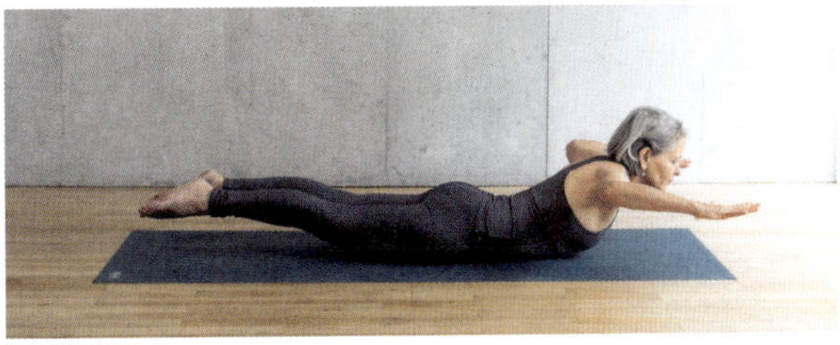

8

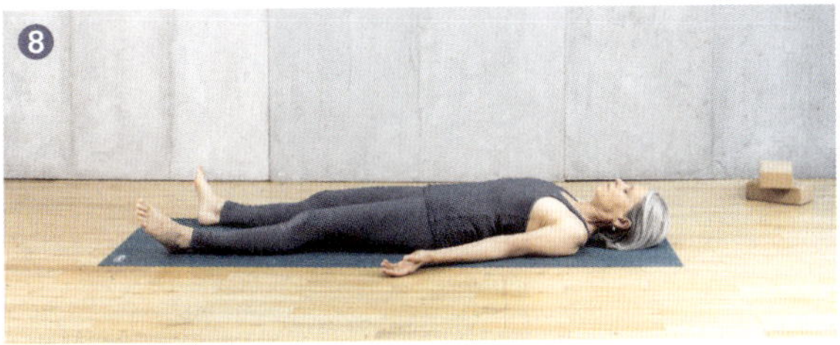

EMBODIMENT: PUSHING

Diese Embodiment-Haltung steht für die Erforschung von Antrieb, Ehrgeiz, Kraft und Entschlossenheit.

Stelle dir bei Einnahme der Position folgende Fragen:

- Ist die Position angenehm oder unangenehm?
  Möchtest du etwas verändern?
- Wenn ja, wie fühlt sie sich jetzt an?
- Kommt dir dieses Gefühl vertraut vor? Vielleicht aus anderen Situationen?
- Woher kennst du es aus deinem Leben? In der Familie, bei Freunden, im Beruf, in der Freizeit, bei einem persönlichen Engagement ...? Es kann in den einzelnen Lebensbereichen ganz unterschiedlich sein.
  Wo möchtest du mehr oder weniger davon haben? Fühle in dich hinein. Lass die Antwort von innen kommen. Und wenn keine Antwort kommt, ist es auch gut.

Dann komme aus der Haltung und reflektiere kurz in Stille oder in einer Meditation. Was hast du für dich gelernt?

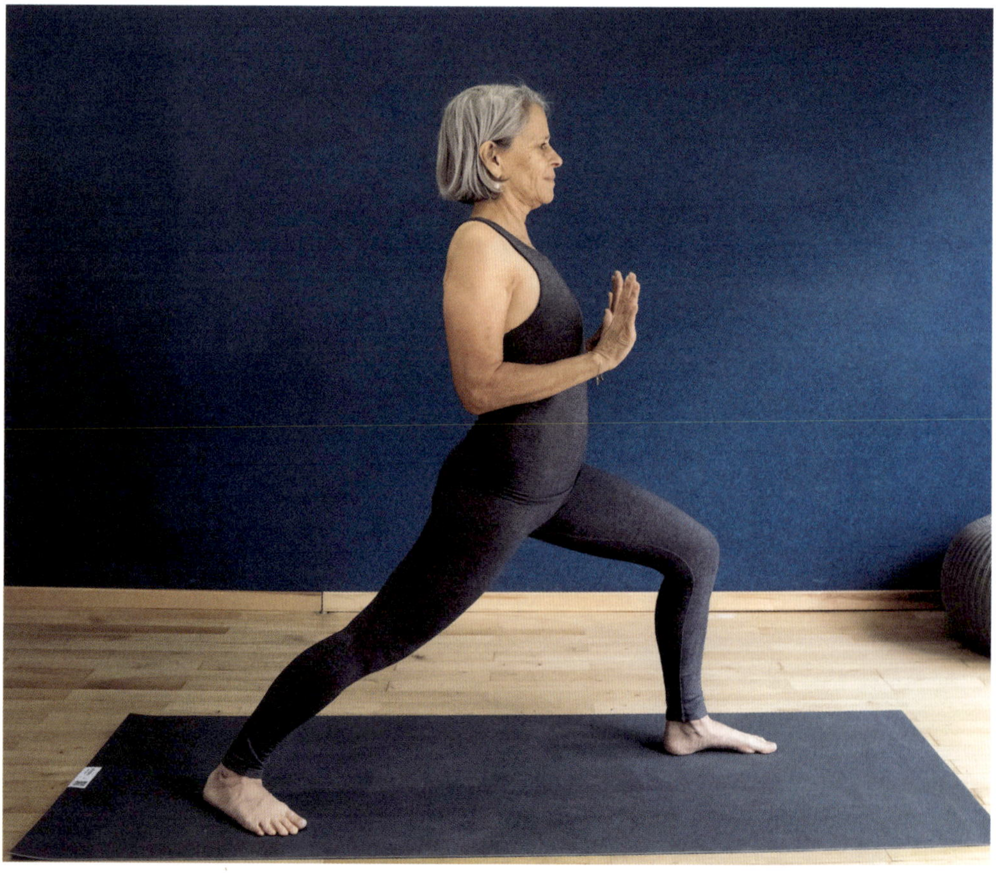

Kraft in Erinnerungen tanken

Als ich einmal nicht schlafen konnte, führte mich mein Gedankenkarussell in lange zurückliegende Erinnerungen. Plötzlich hatte ich meine abenteuerliche Reise in den Amazonas-Regenwald wieder vor Augen. Ein unbeschreibliches Erlebnis, aufregend, spannend und von vielen starken Emotionen begleitet. Von Angst, Neugier, Wut, Erleichterung und Glück. Jeder Tag erschien vor meinem inneren Auge, ich konnte die einzelnen Gefühle in den unterschiedlichen Situationen wieder genau spüren. Alles war wieder da. Ich fühlte mich wie im Kino und mein Film lief auf einer großen Leinwand ab. Mein Leben auf dieser Leinwand und jederzeit für mich verfügbar. Wie aufregend und spannend!

Robert Biswas-Diener,[41] einer der bekanntesten Glücksforscher, beschreibt dieses Phänomen anhand eines selbst erlebten Beispiels und zieht den Schluss, dass die »glücklichsten Tage schon hinter uns liegen«. Das bedeutet, dass wir Glück erst richtig spüren, wenn es schon vorbei ist. Und diese Erinnerungen kann unser wundervolles Gehirn immer wieder abrufen. Die vielen Glücksmomente, die wir in fortschreitendem Alter gehabt haben, sind also immer wieder erlebbar. Und dabei ist es unerheblich, ob es wirklich so war oder es nur die Version ist, die unser Gehirn verklärt hat und zu unserer Wahrheit gemacht hat. Diese Wahrheit kann uns niemand wegnehmen – außer wir erkranken an Demenz. Wenn uns die Veränderungen des Alters immer mehr einholen, bleiben uns die Erinnerungen daran, wie wir gelebt haben. Das tröstet über manchen Verlust hinweg.

Im Yoga lernen wir, möglichst im Hier und Jetzt zu sein. Er rückt von einem Moment zum anderen von der Gegenwart in die Vergangenheit und wird damit Teil deiner Erinnerungen, deiner Ressource, die du immer wieder in den Moment holen kannst, um glücklich zu sein. Deshalb kann es hilfreich sein, wenn es mal nicht so gut läuft, sich bewusst die schönen Erinnerungen ins Gedächtnis zu rufen und sie noch mal mit allen Sinnen zu erleben.

AUFGABE: POSITIVE TIME LINE ERSTELLEN

Die Time Line ist die Darstellung deiner Lebenszeit, von der Vergangenheit über die Gegenwart bis in die Zukunft, auf einer linearen Zeitachse. Oft wird sie als Strahl von links nach rechts dargestellt, wobei die Vergangenheit links liegt und die Zukunft rechts.
Blicke jetzt zurück in deine Vergangenheit und suche drei bis fünf Erlebnisse, in denen du richtig glücklich warst. Zeichne deine Time Line und notiere deine Erlebnisse auf einer Zeitskala. Tauche jetzt noch mal mit allen Sinnen in diese Situationen ein und nimm deine Gefühle wahr. Erlebe sie jetzt noch einmal in deiner Gegenwart, so wie du sie damals erlebt hast. Was hat dich so glücklich gemacht und warum? Das sind deine Ressourcen, die du mit in deine Zukunft nehmen kannst. Sie sind immer da, wenn du sie brauchst.

Positive Gefühle ankern

Wie das Ankern funktioniert, haben wir schon in Kapitel »Stärken und Potenziale leben« gesehen (S. 107). Wenn du deine Timeline erstellt hast und deine glücklichen Erlebnisse und Ereignisse noch mal in deiner Erinnerung hast aufleben lassen, dann kannst du diese positiven Gefühle auch gleich ankern. So kannst du sie ganz einfach in negativen Situationen aktivieren.

YOGA FÜR SCHÖNE ERINNERUNGEN

In der Yogaphilosophie spielen die Erinnerungen eine große Rolle. So beschreibt sie Patanjali im Sutra 1.11: »Erinnerung ist eine Wahrnehmung, welche auf einer vergangenen, noch nicht völlig verschwundenen Situation basiert.«[42] Das können negative, aber auch positive Erinnerungen sein. Erinnerungen an Bekanntes und Vertrautes, das uns Sicherheit und Stabilität gibt. Im Yoga können wir das nutzen, indem wir uns auf einfache Bewegungsabläufe konzentrieren und sie immer wiederholen. So kommen wir in den Fluss, können einfach nur sein und uns in unserem Tun verlieren.

WIEDERHOLUNGEN – KOMM IN DEN FLUSS

Seilspringen

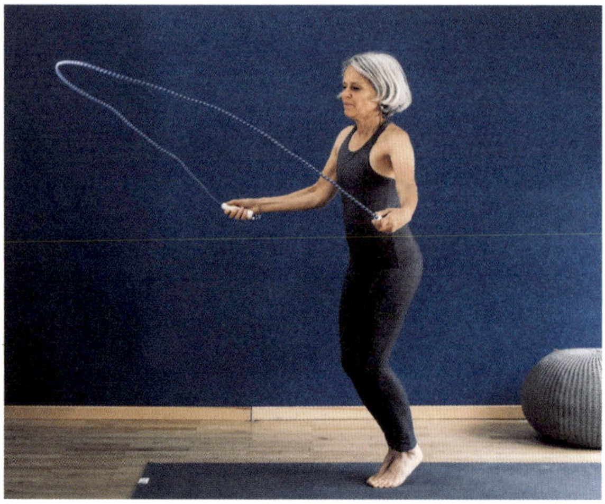

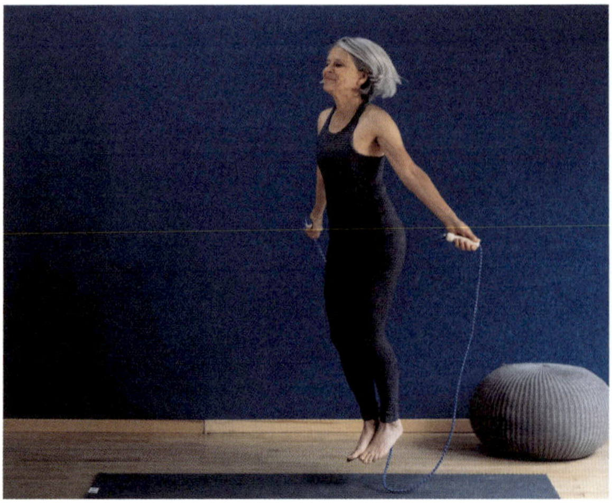

Repeat Mini Flow I

❶**Tadasana** – EA ❷**Utkatasana** – AA ❸**Arme nach hinten strecken** wie ein Skispringer – EA ❹**Hände hinter dem Körper greifen** und die Arme nach hinten oben ziehen – AA ❺**Vorbeuge** und Arme hinter dem Rücken nach oben ziehen – EA nach vorne schwingen in ❻**Utkatasana** – AA ❶**Tadasana**. 10 x wiederholen

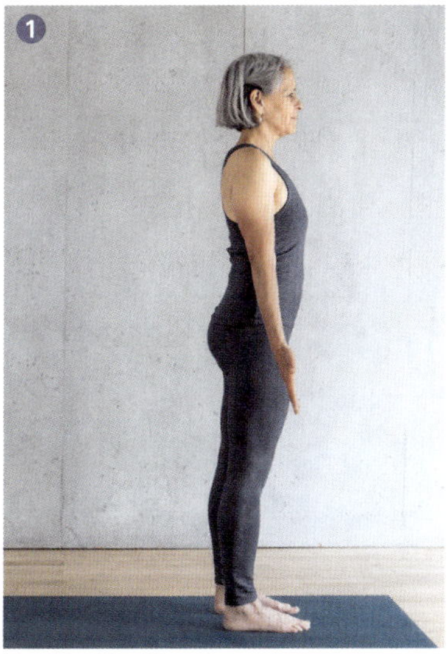

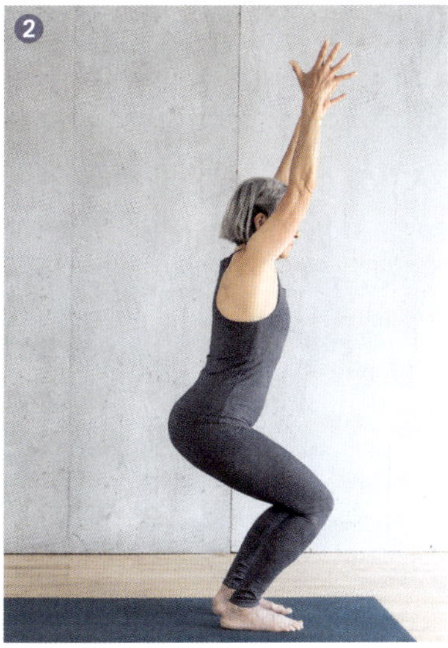

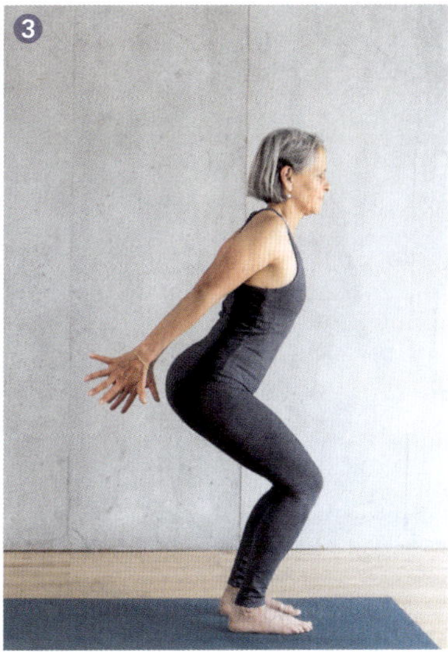

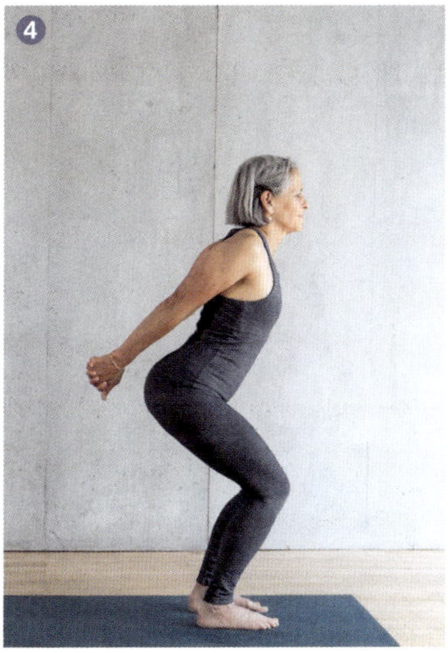

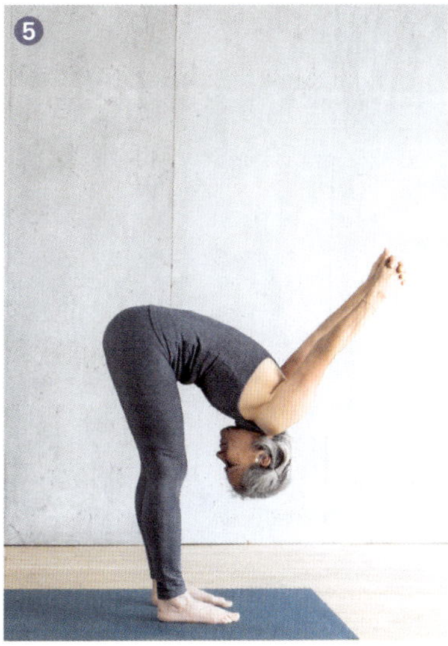

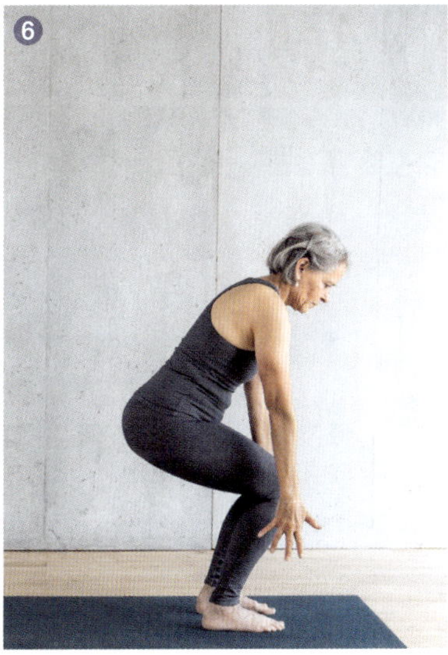

Repeat Mini Flow II

Rückenlage EA ❶ **Beine strecken** / Füße flexen – AA ❷ **Knie heranziehen** mit den Armen, Oberkörper heben – EA ❸ **Beine strecken** – AA ❹ **Füße aufstellen** – EA ❺ **Schulterbrücke** mit Armen nach hinten oben – AA ❻ **Oberkörper abrollen**, Arme senken. 10 x wiederholen

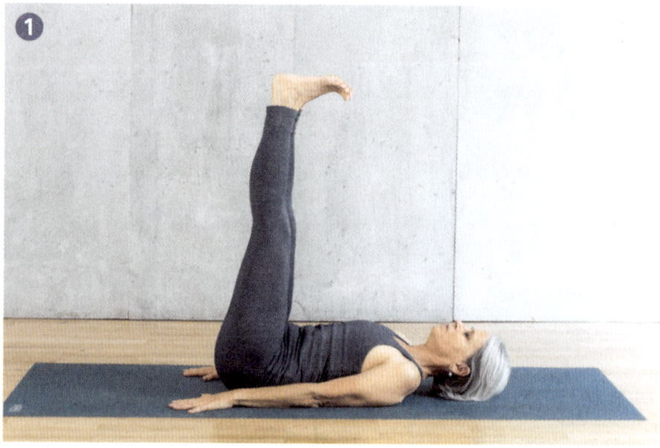

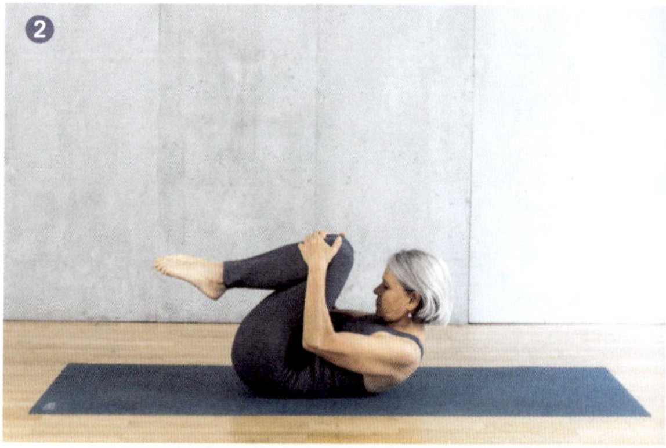

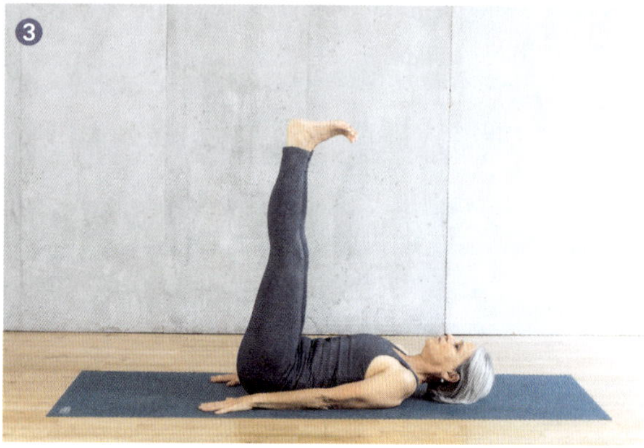

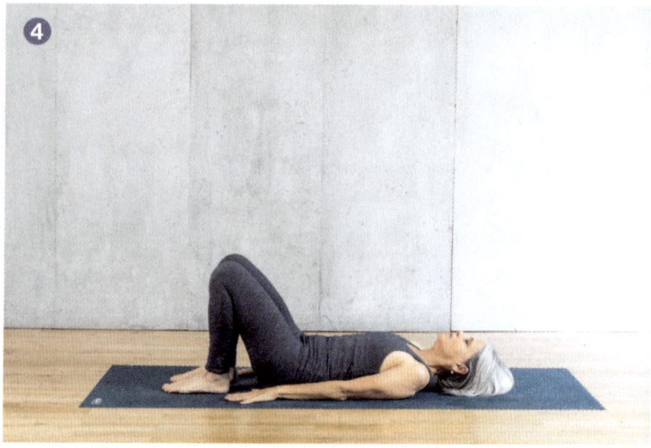

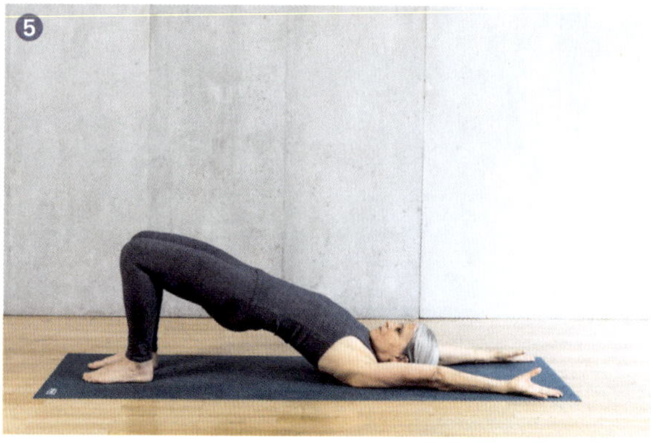

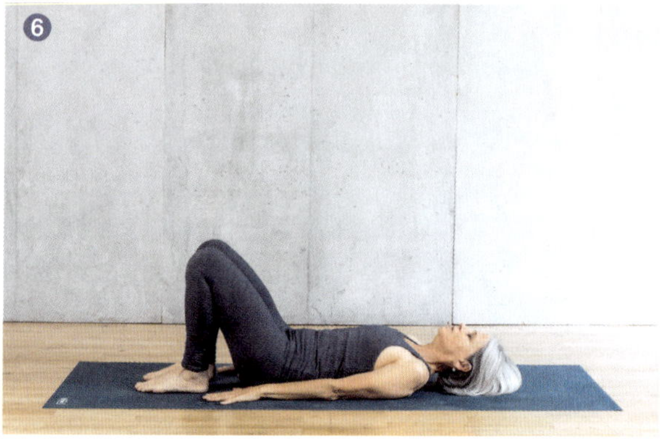

Rituale pflegen

Mein Morgenritual ist mir heilig. 20 Minuten Yoga und Meditation, meist die gleichen Abläufe mit wenigen Variationen, 20 Minuten zum Einstimmen in den Tag, 20 Minuten nur für mich, 20 Minuten für das Ankommen in meiner Präsenz, im Hier und Jetzt. Der Moment meines Tages, der mir Sicherheit und Geborgenheit gibt und mich bei mir ankommen lässt. Dafür stehe ich auch mal früher auf, denn ohne das Ritual wird es ein anderer Tag.

Rituale kennen die meisten Menschen wahrscheinlich aus dem religiösen und gesellschaftlichen Raum – Weihnachten, Ostern, Silvester, Taufe, Hochzeit, Geburtstage. Daneben gibt es so viele individuelle Rituale, die uns gar nicht so bewusst sind. Der jährliche Besuch des Weihnachtsmarktes, das monatliche Mittagessen mit der Freundin, der Kaffee am Morgen, das Glas Wein am Abend, das lange Frühstück am Sonntag oder einfach nur der freundliche morgendliche Gruß im Treppenhaus. Rituale bedeuten uns etwas, sie sprechen unsere Gefühle an, deshalb sind sie keine Routinen, auch wenn sie sich wiederholen. Sie geben uns Sicherheit, Struktur und Sinnhaftigkeit und sie geben uns das Gefühl, dazuzugehören. So gibt mir das Tönen des gemeinsamen »Om« am Anfang einer Yogastunde oder das »Namaste« am Ende Sicherheit und Struktur und lässt mich eine tiefe Verbindung zu den anderen Yogis und Yoginis im Raum spüren.

Rituale sind unsere Anker in dieser schnelllebigen Welt, die uns dauernd Veränderungen abverlangt. Und je älter wir werden, desto schwerer wird es, das Tempo der Gesellschaft mitzuhalten. Rituale lassen uns immer wieder aussteigen aus Entscheidungsprozessen, aus dem Druck der Herausforderungen unserer Zeit. Das verschafft uns Pausen für Regeneration und gibt uns Halt. Und das wird im Alter immer wichtiger.

Doch nicht alle Rituale tun uns gut. Wenn sich im Alter unsere Lebenssituationen verändern, ist es vielleicht an der Zeit, sich von alten Ritualen zu verabschieden, sie zu hinterfragen und stattdessen neue, individuelle Rituale zu entwickeln, die uns guttun.

Yogische Rituale, die dir dieses Buch näherbringen möchte, legen dabei den Fokus darauf, mit dir selbst intensiver in Kontakt zu kommen, präsenter zu sein und so ein erfülltes Leben im Alter führen zu können. Denn unsere Bedürfnisse verändern sich, wenn wir älter werden. Und um diese Bedürfnisse zu befriedigen, braucht es Veränderung, auch in den Ritualen. Das klingt vielleicht paradox, da Rituale ja etwas Beständiges haben. Aber es geht darum, Rituale zu finden, die unser Leben positiv beeinflussen und uns nicht nur von gesellschaftlichen Vorgaben treiben zu lassen. Die Neurowissenschaft hat bewiesen, dass nachhaltige Veränderungen nur durch Regelmäßigkeit entstehen. Es braucht bis zu 60 Tage, um Neues zur Gewohnheit zu machen. Und was könnte es Besseres geben, als Rituale zu finden, die dem Körper und unserem Wohlbefinden guttun.

Der bewusste Fokus auf Körper und Geist unterstützt das positive Altwerden. Vielleicht hast du jetzt die Zeit für ein Morgenritual, willst deinen Abend anders gestalten, um besser schlafen zu können oder öfter mal zur Ruhe kommen, auch während des Tages.

AUFGABE: RITUALE HINTERFRAGEN

Nimm dir etwas Zeit und schreibe deine Rituale auf. Betrachte dann deine Liste und frage dich bei jedem Ritual:

› Tut mir das gut oder nicht und warum?
› Möchte ich etwas verändern oder nicht?
› Suche ich ein neues Ritual und wenn ja, warum?
› Was hält mich eventuell davon ab, ein neues individuelles Ritual zu etablieren?
› Wie könnte mein neues Ritual aussehen?

RITUALE IM YOGA

Kannst du dir eine Yogastunde ohne Shavasana vorstellen? Wahrscheinlich sehr ungern, denn dieses Wissen, dass am Ende der Stunde Ruhe und Entspannung warten, gibt Sicherheit, Halt und das Bewusstsein, dass alles gut wird. Ein Ritual, von dem es im Yoga so viele gibt.

Das Wort »Yoga« stammt aus dem Sanskrit, einer der ältesten und vermeintlich heiligen Schriftsprachen der Welt. Es leitet sich ab von von »yui« = anjochen, zusammenbinden, anschirren, anspannen. Yoga kann man als die Verbindung von Körper und Geist bezeichnen. Aber auch die Vereinigung von Lebensphilosophien, wie wir sie schon in den Veden, den Upanishaden, in der Bagavad Gita und im Yogasutra von Patanjali finden, mit der eigenen Erfahrung, unserer täglichen Praxis. Alles mit dem Ziel der inneren Selbsterkenntnis. Yoga ist mehr als Körperübungen. Es kann uns in die Tiefe unseres Selbst führen. Und um diesen Weg zu finden, bedarf es einer regelmäßigen Praxis, eines möglichst täglichen Rituals.

Die tägliche Praxis im indischen Yoga heißt Sadhana, ein Wort aus dem Sanskrit, das als spirituelle Praxis, Bemühungen, Übungen, Gewinn übersetzt werden kann. Da die Ursprünge des Yoga aus dem spirituellen-religiösen Kontext kommen, sind damit Handlungen gemeint, die täglich mit der Zielsetzung wiederholt werden, sich dem Göttlichen anzunähern und den Zustand der Erleuchtung zu erlangen.[43] Die klassische Sadhana besteht aus Reinigungstechniken, Atemübungen, Mantren, Asanas und Meditation. Sie findet in Indien zwischen 3 und 6 Uhr morgens statt – eine Zeit, die ins heiße Indien passt, aber mit unserem westlichen Leben schwer vereinbar ist. Auf unser westliches Leben übertragen, geht es vor allem um eine Vereinbarung mit dir selbst, regelmäßig und diszipliniert mit deinem Körper, Geist und etwas Höherem in Kontakt zu treten. Der Kern der Praxis ist das Ritual, das auch zu jeder anderen Tageszeit und in jeder anderen Form praktiziert werden kann. Auch die Zeit ist sehr individuell. Lieber nur 5–10 Minuten, aber täglich, als einmal pro Woche eine ganze Stunde. Es folgen ein paar Anregungen, wie ein Yogaritual aussehen kann.

MEDITATIONEN MIT VERSCHIEDENEN MANTRAS

- Lass – los
- Ich – mache
- So – ham = Ich – bin
- Ich kann es
- Ich bin stark
- Ich liebe mich

OM singen

*»Der Geist ist wie Wasser.
Wenn es turbulent ist, ist es schwer zu sehen.
Wenn es ruhig ist, wird alles klar.«*

Prasad Mahes

Yogasequenz: Mein Morgenritual

❶ Katze-Kuh, **❷ Kindhaltung**, **❸ herabschauender Hund**, **❹ Brett** – **❺ Unterarmbrett** – **❻ Panther** – **❼ herabschauender Hund** – **❽ Shalabasana**, Vortippeln, **❾ Uttanasana**, Aufrollen **❿ Tadasana** – **⓫ Utkatasana** – Sonnengruß A (S. 146) oder B (S. 148) – danach weiter auf S. 150

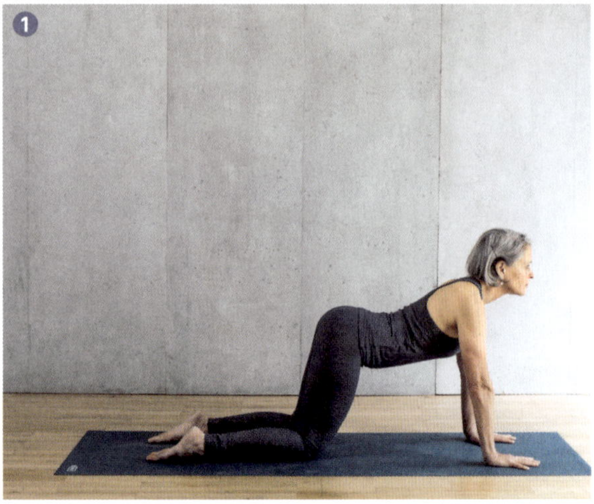

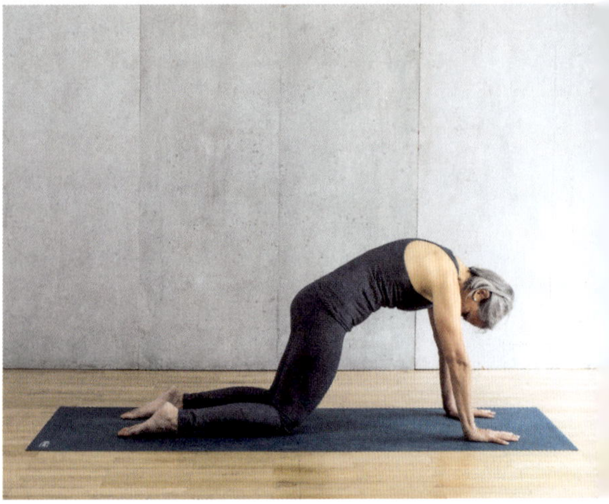

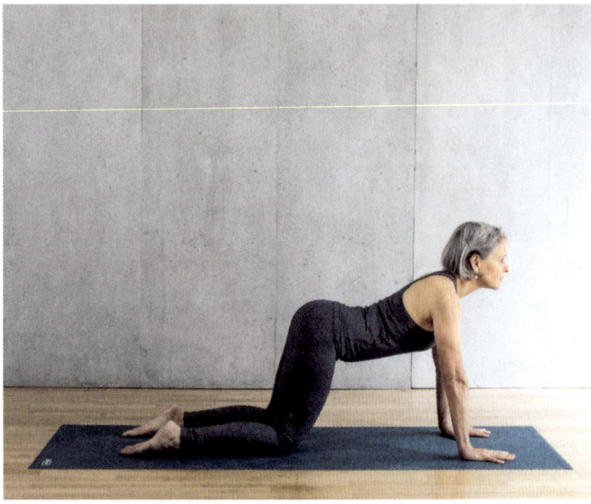

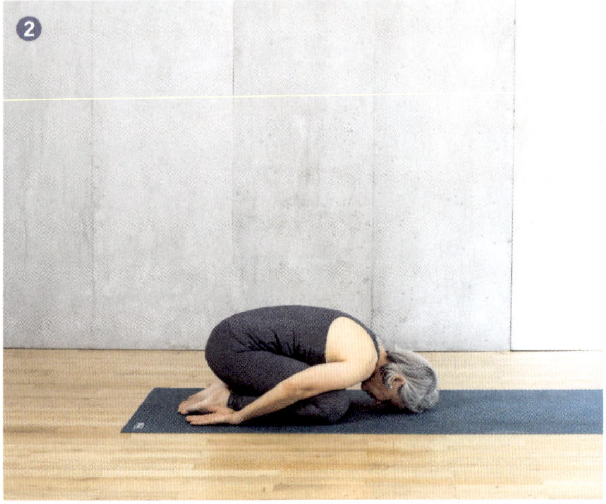

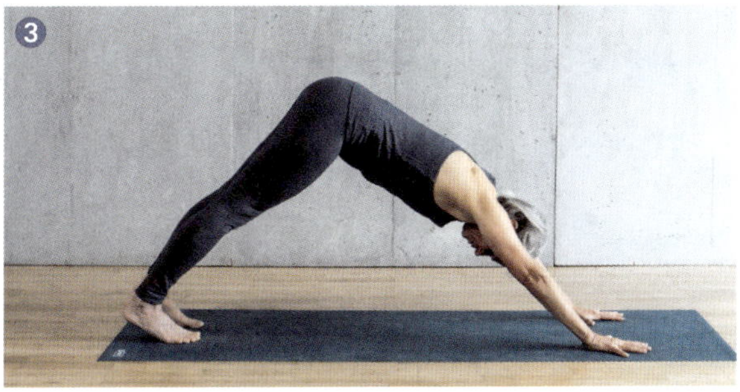
3
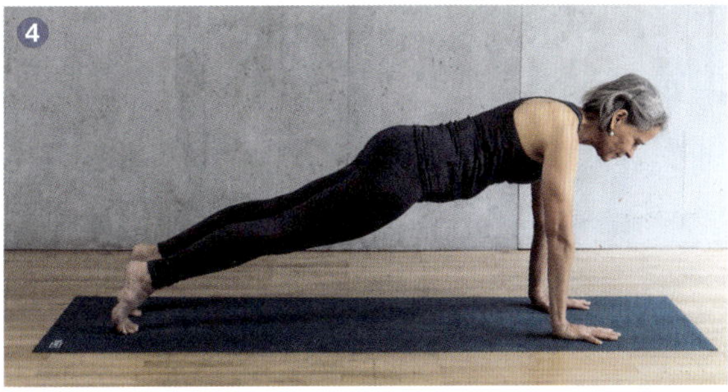
4
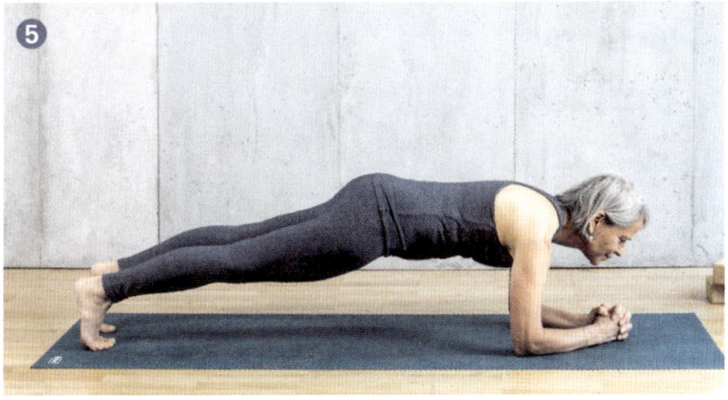
5
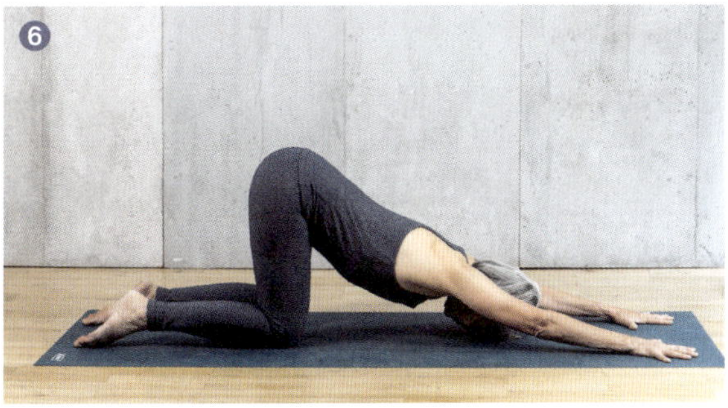
6
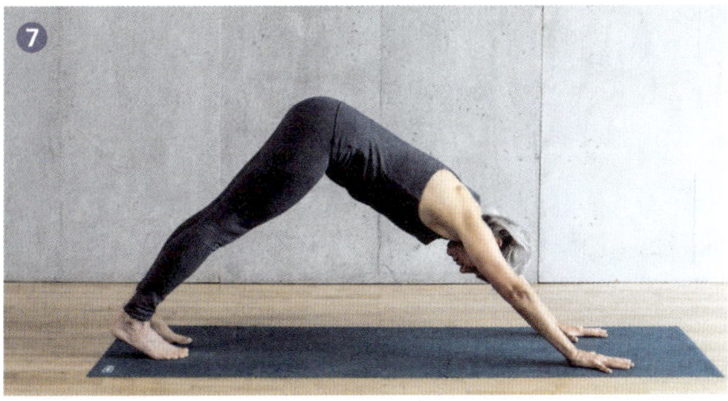
7
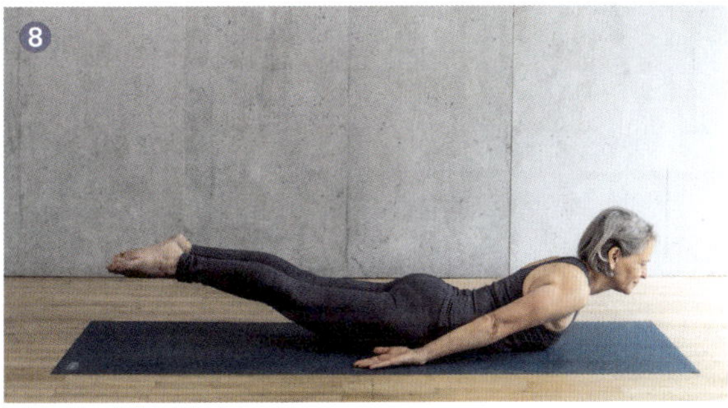
8
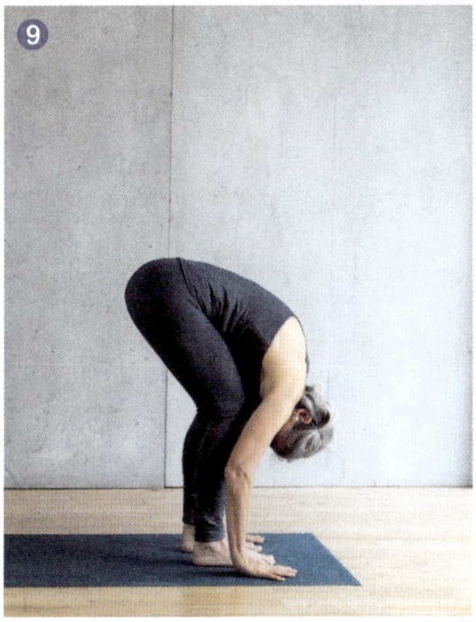
9
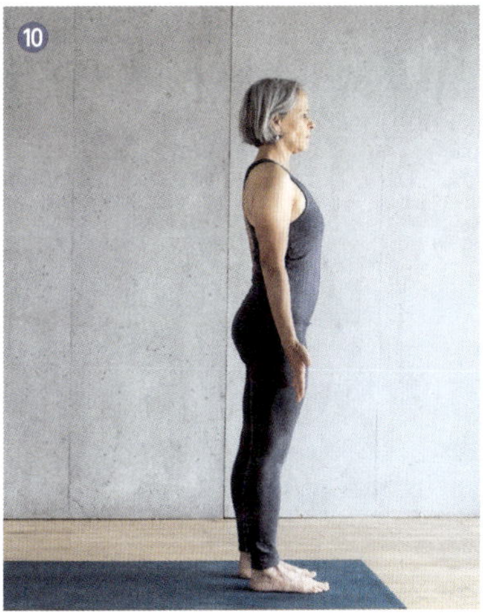
10
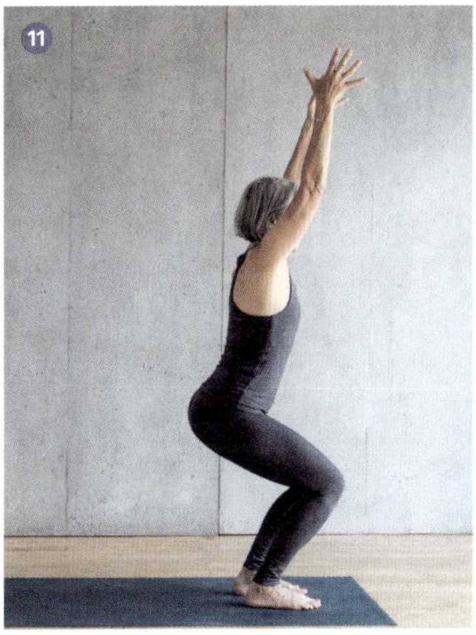
11

Sonnengruß A

❶ Tadasana – EA **❷ Urdhva Hastasana** – AA **❸ Uttanasana** – EA **❹ Ardha Uttanasana** – AA **❺ Uttanasana** – EA **❻ Ausfallschritt** – AA **❼ Herabschauender Hund** – EA **❽ Brett** – AA **❾ Ablegen** mit oder ohne Knie – EA **❿ Kobra** – AA **⓫ Herabschauender Hund** – EA **⓬ Dreibeiniger Hund**, AA **⓭ Schritt nach vorne** – EA +AA **⓮ Uttanasana** – EA **⓯ Urdhva Hastasana** – AA **⓰ Tadasana**

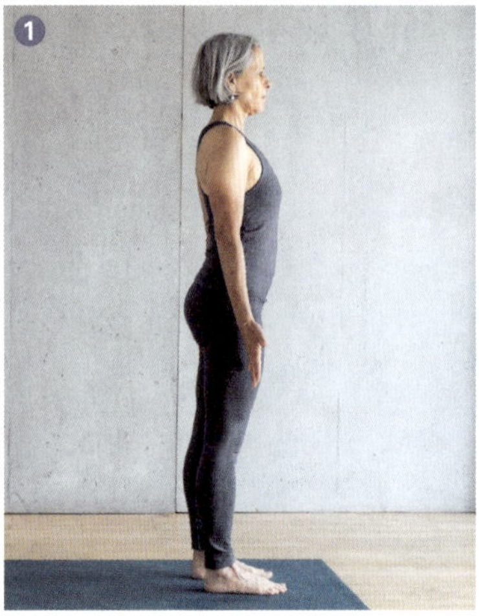

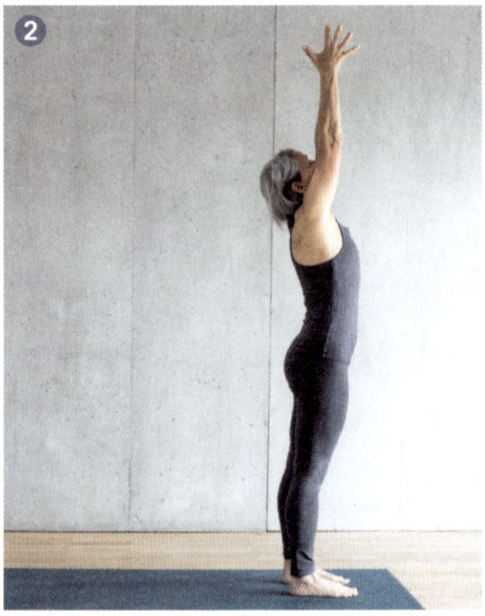

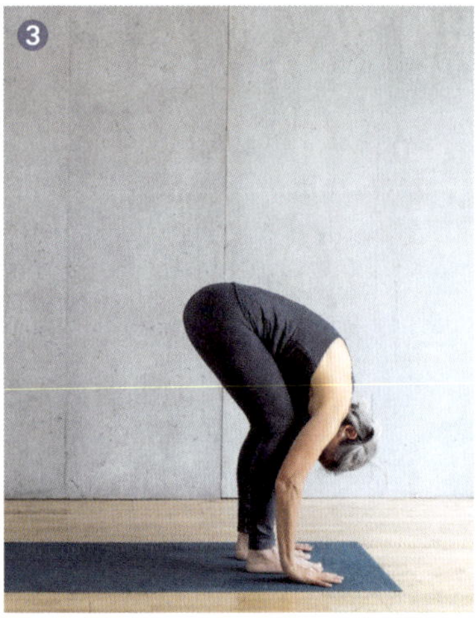

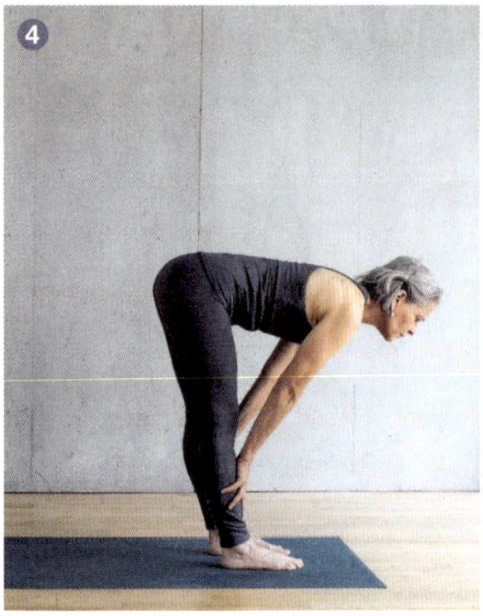

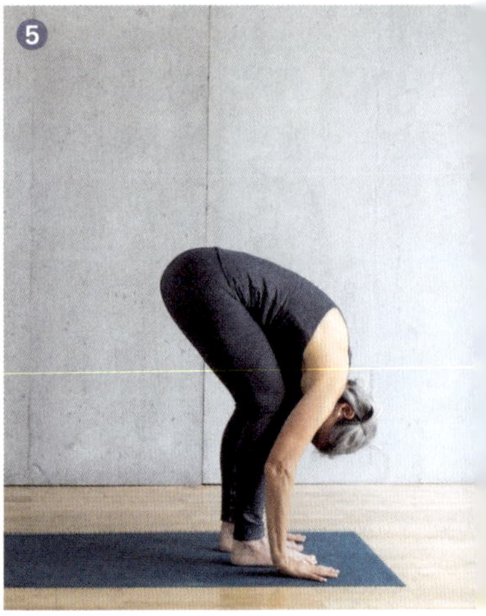

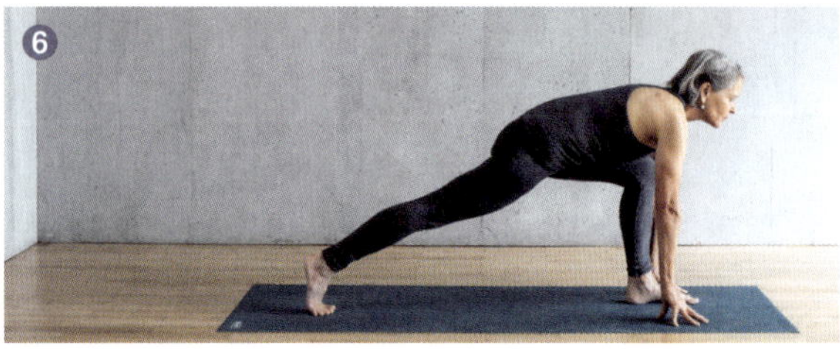

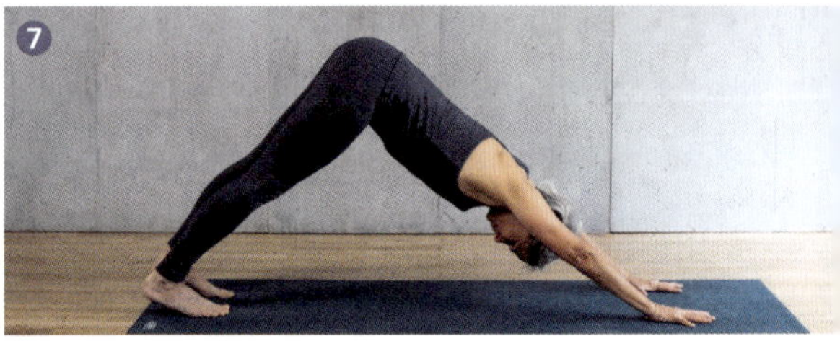

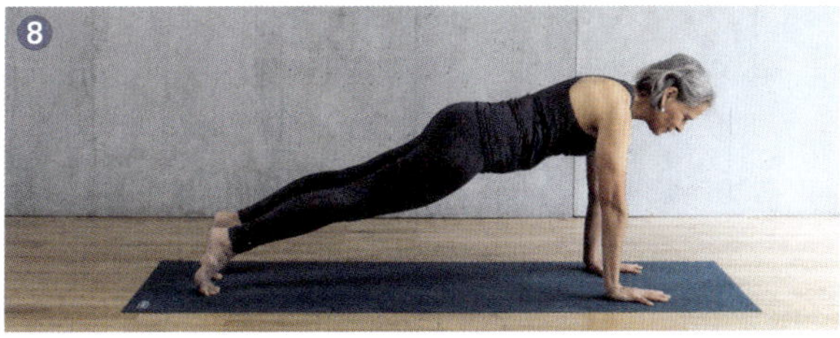
8

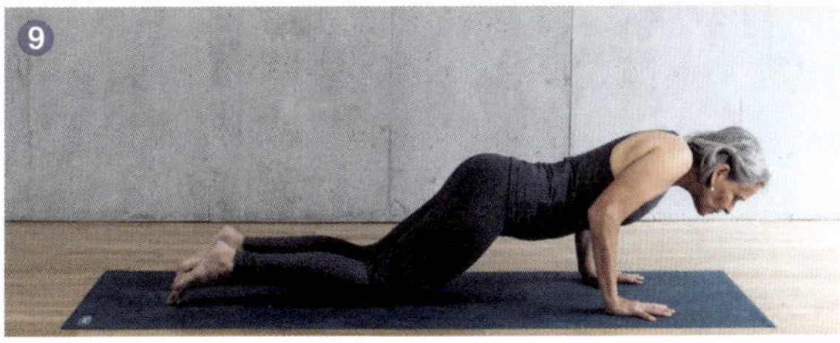
9

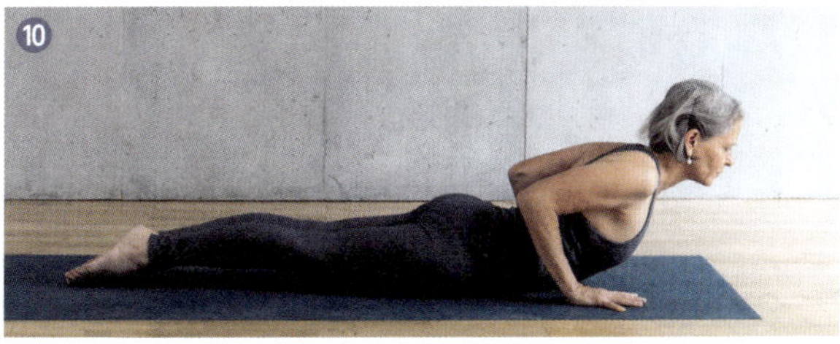
10

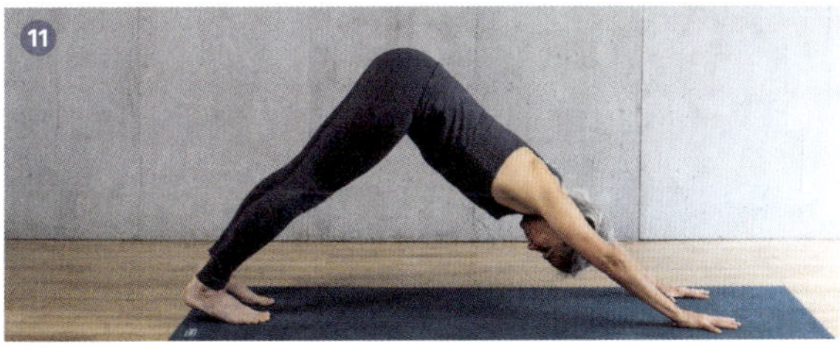
11

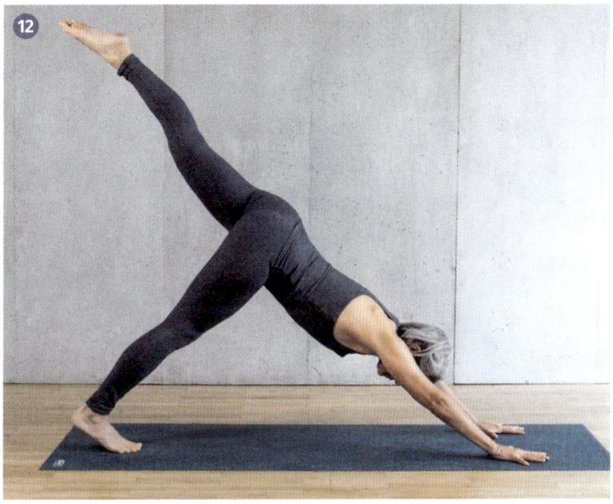
12

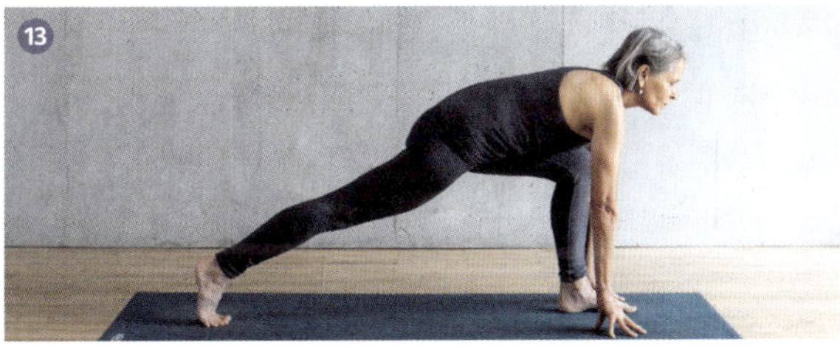
13

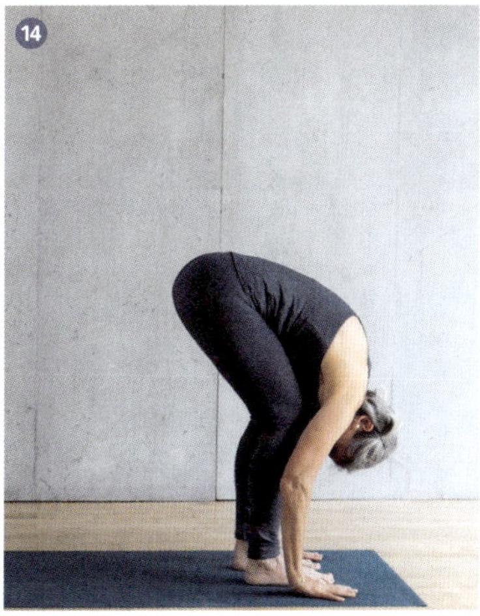
14

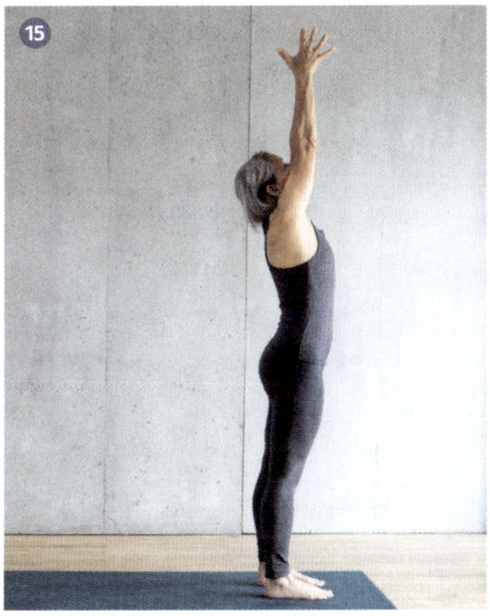
15

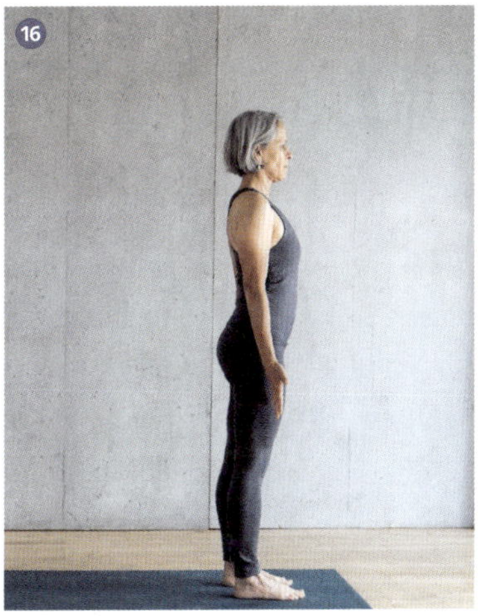
16

▲ ZUM VIDEO

Sonnengruß B (soft)

❶Tadasana – EA **❷Utkatasana** – AA **❸Uttanasana** – EA **❹Ardha Uttanasana** – AA **❺Uttanasana** – EA **❻Low Lunge** – AA **❼Kindhaltung** – EA **❽Kuh** – AA **❾Herabschauender Hund** – EA **❿Brett** – AA **⓫Ablegen** – EA **⓬Kobra** – AA **⓭Herabschauender Hund** – EA **⓮Kuh** – AA **⓯Kindhaltung** – EA **⓰Low Lunge** – AA **⓱Uttanasana** – EA **⓲Utkatasana** – AA **⓳Tadasana**

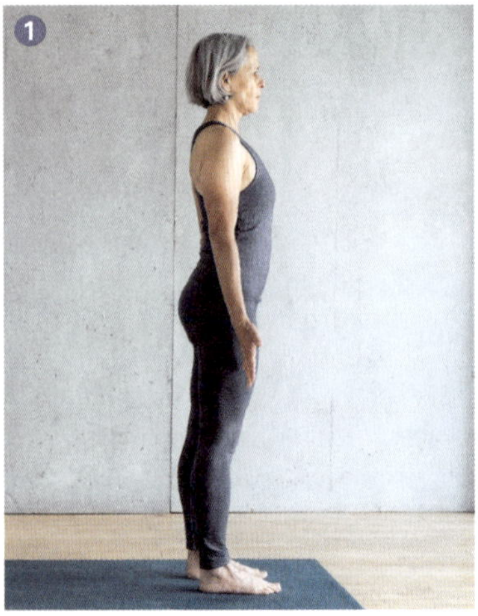

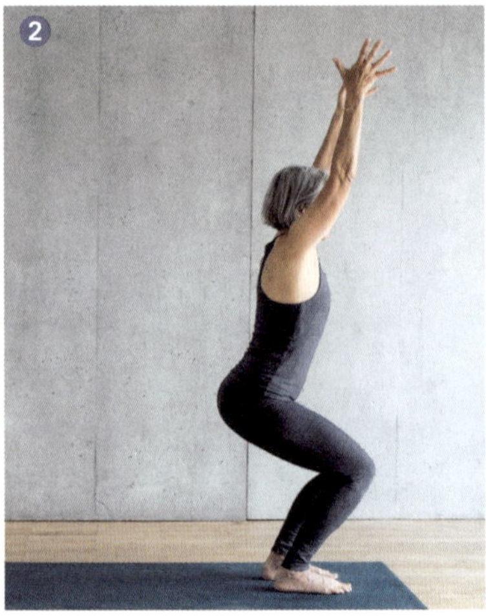

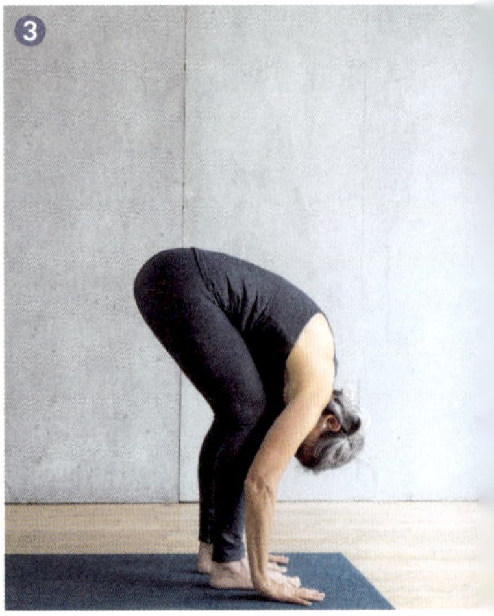

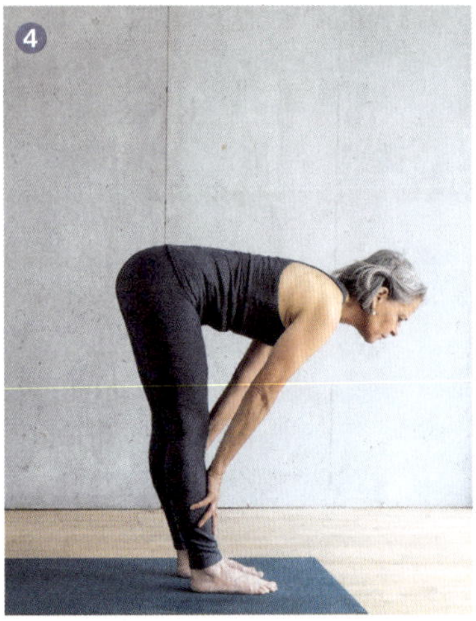

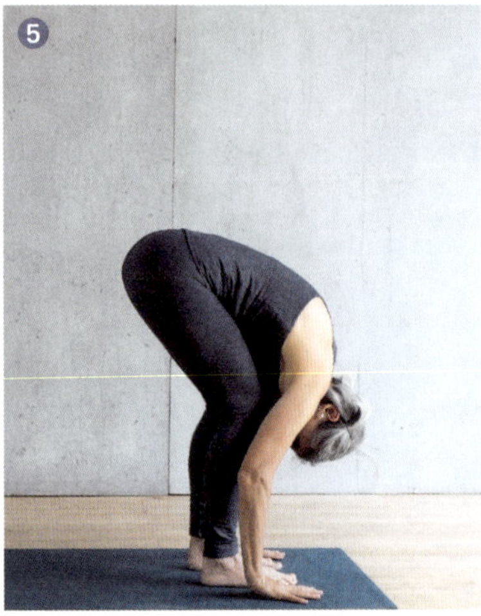

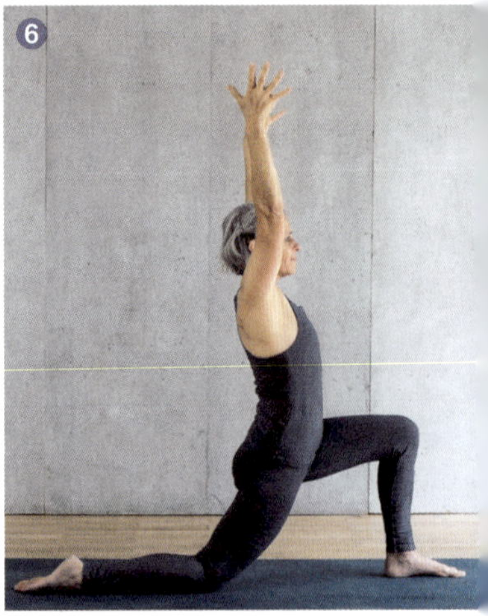

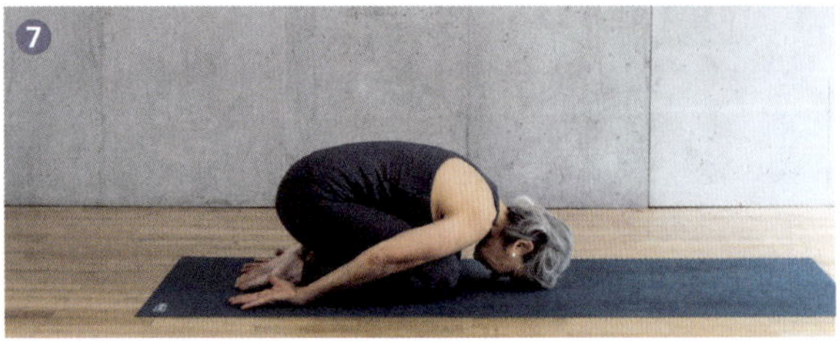

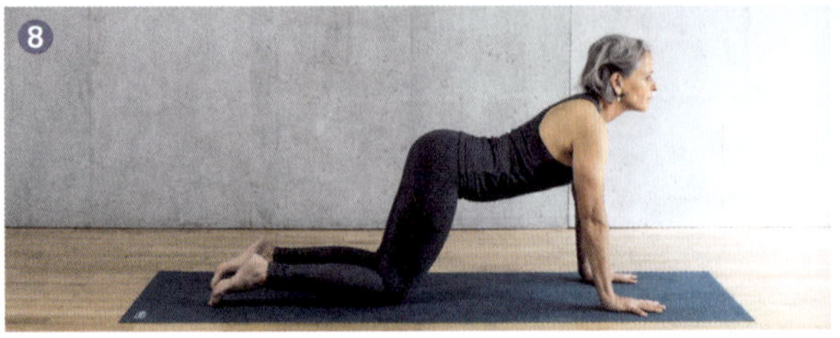

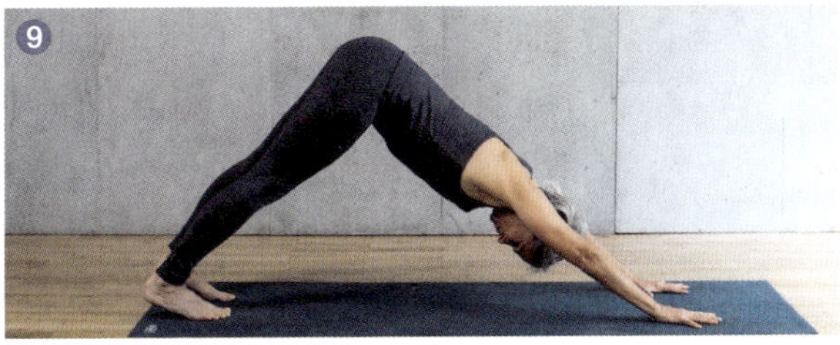
9
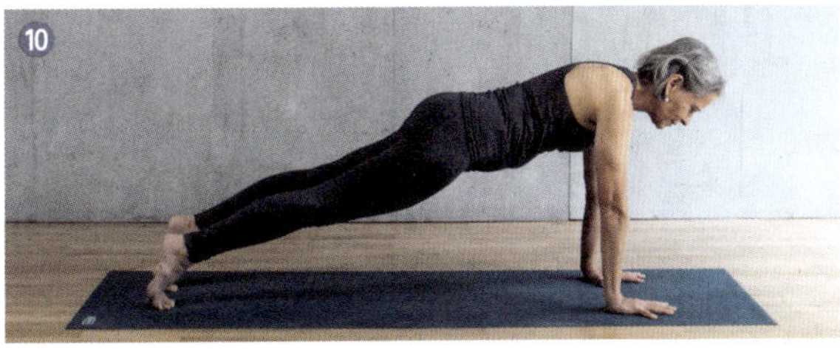
10
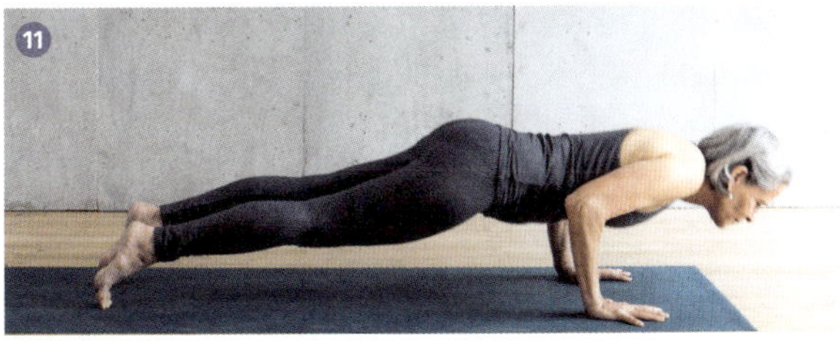
11
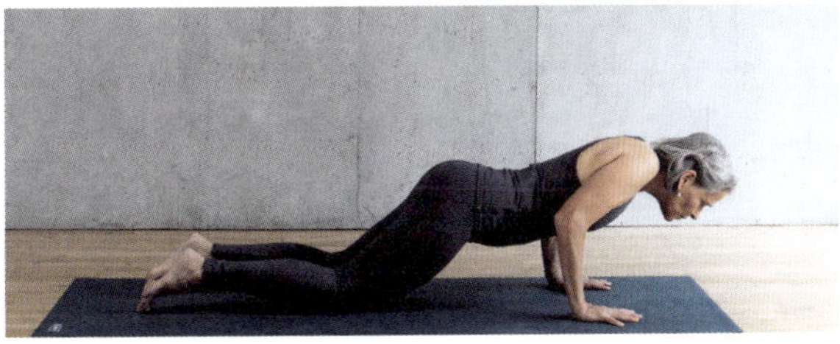
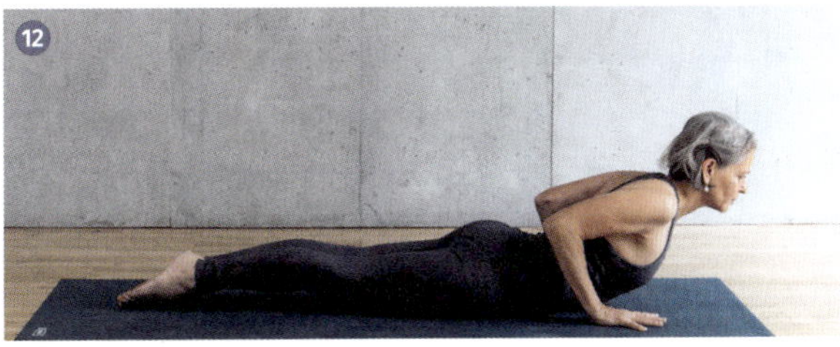
12
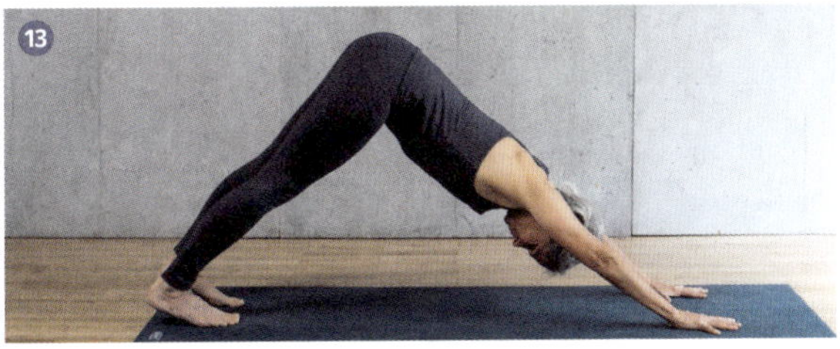
13
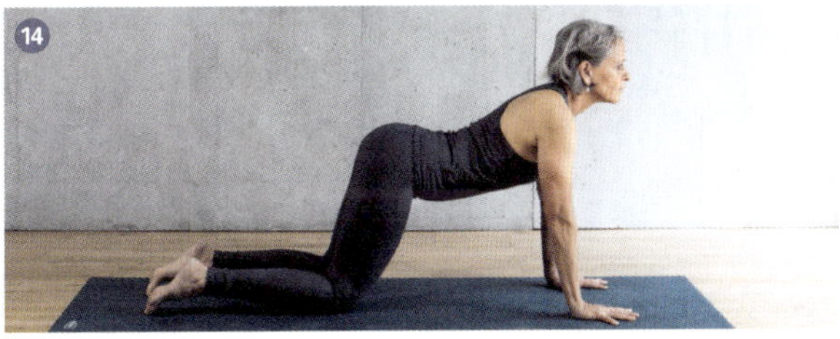
14
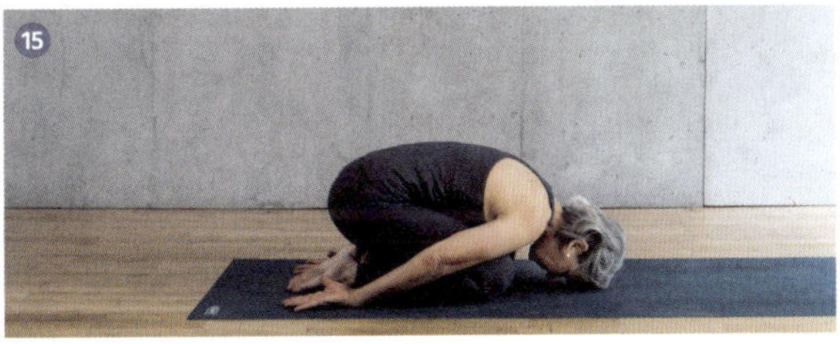
15
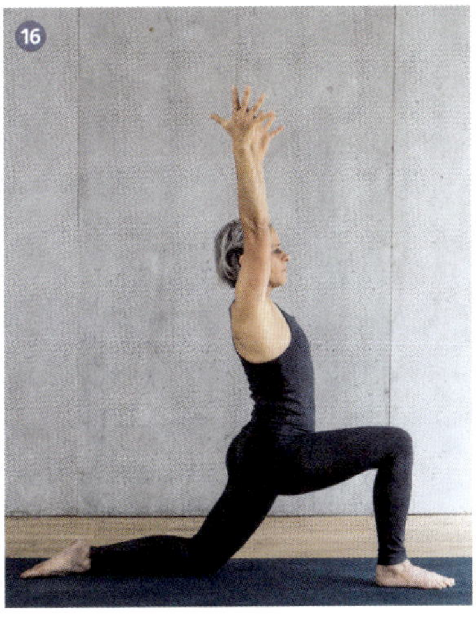
16
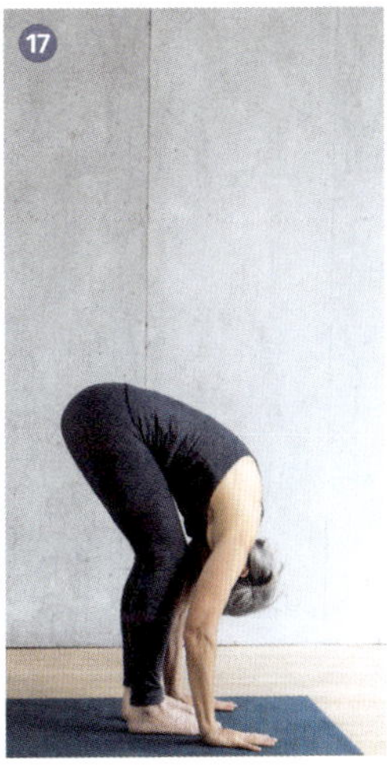
17
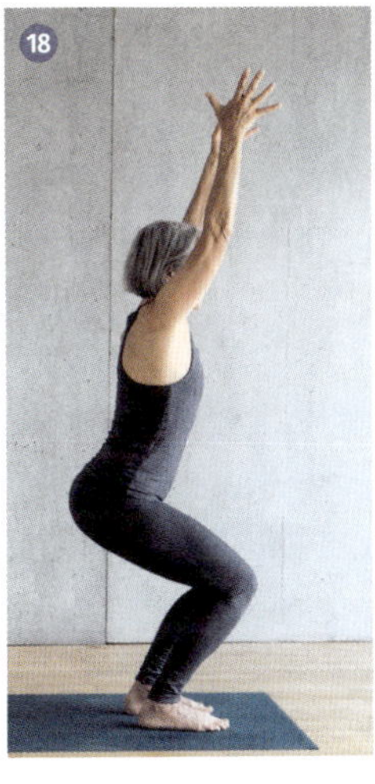
18
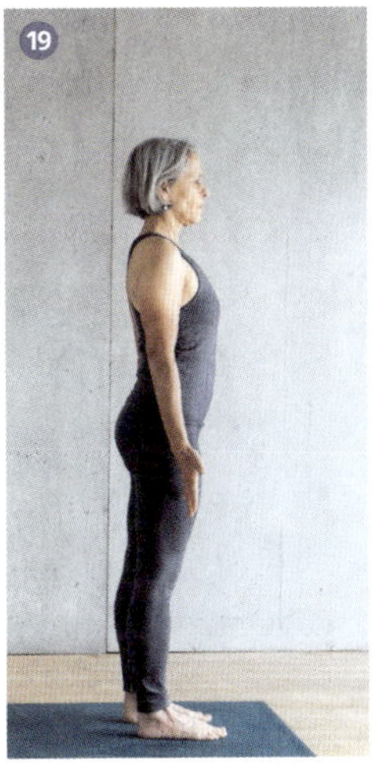
19

Mein Morgenritual (Fortsetzung)

❶ **Baum** – ❷ **Krieger III** – ❸ **Halbmond** – ❹ **Fersensitz**, Füße aufgestellt mit Adlerarmen – ❺ **Boot** – ❻ **Umarmung** der Beine – ❼ **Schulterbrücke** – ❽ **Liegende Drehung** – ❾ **Legstretching** – ❿ **Shavasana** – 10 Minuten Meditation

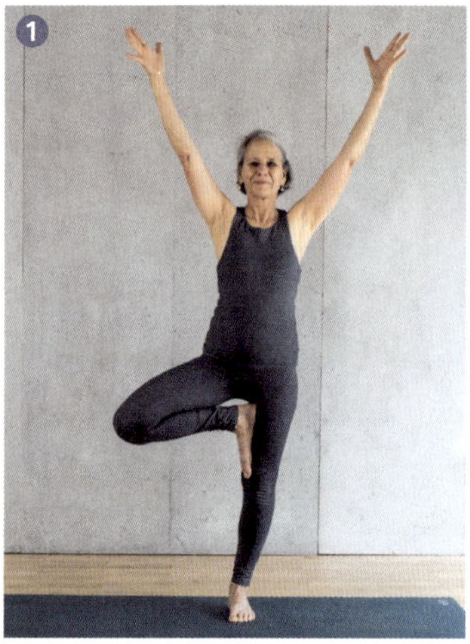

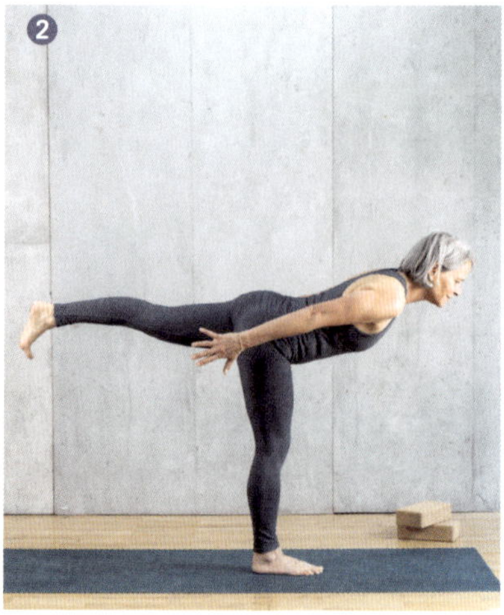

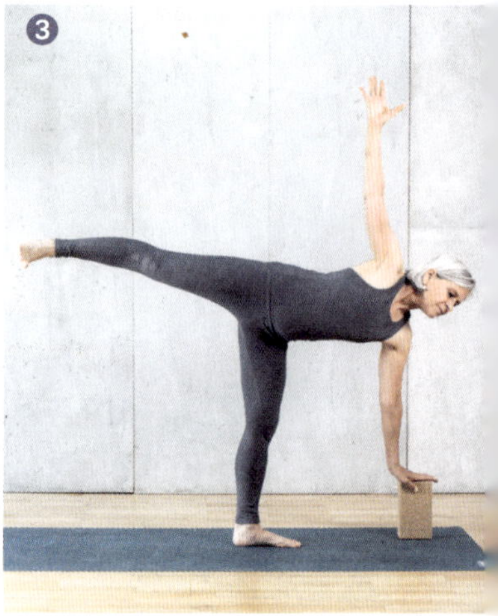

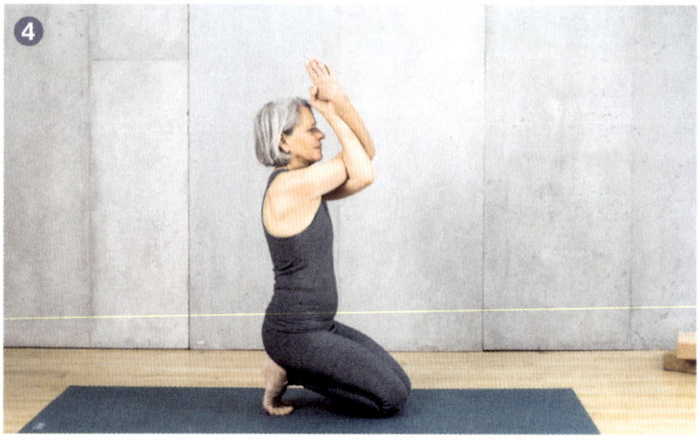

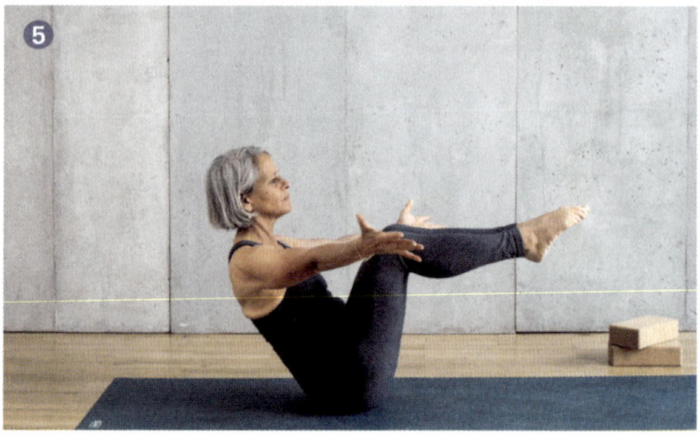

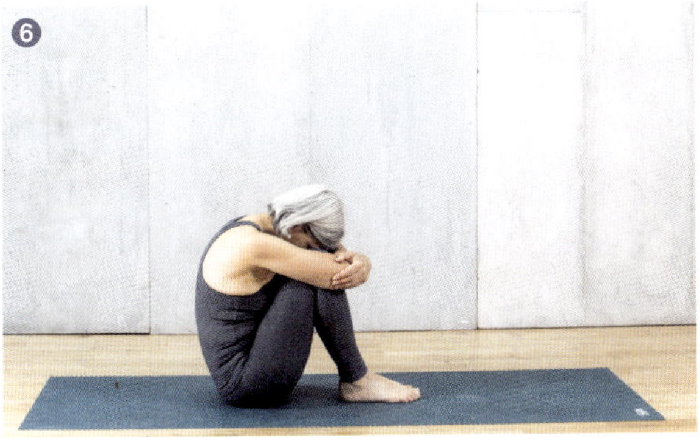
6

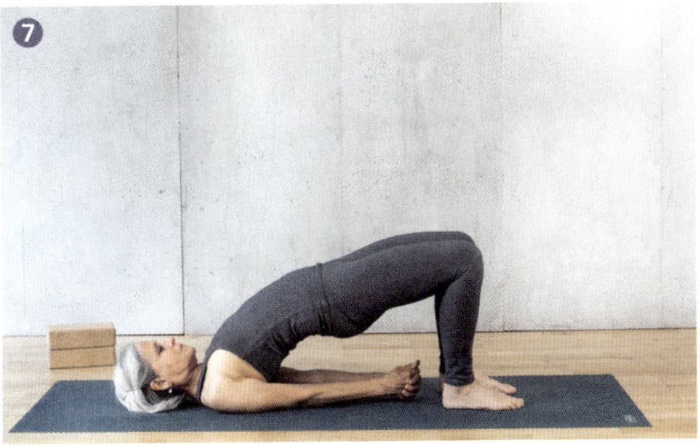
7

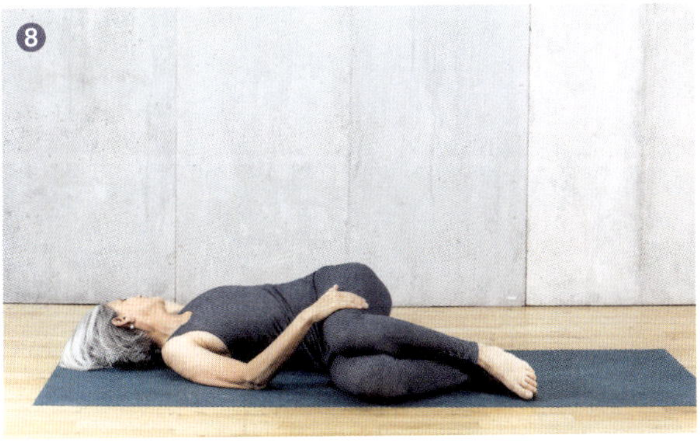
8

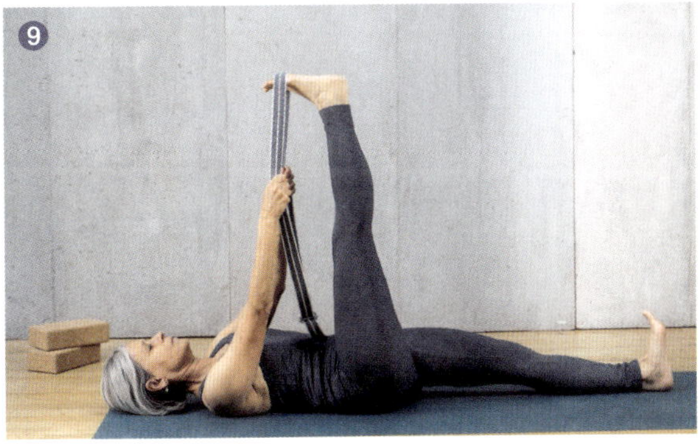
9

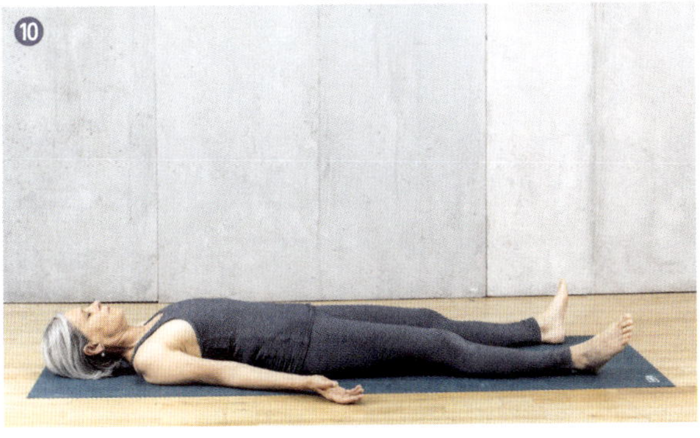
10

Viparita Karani an der Wand

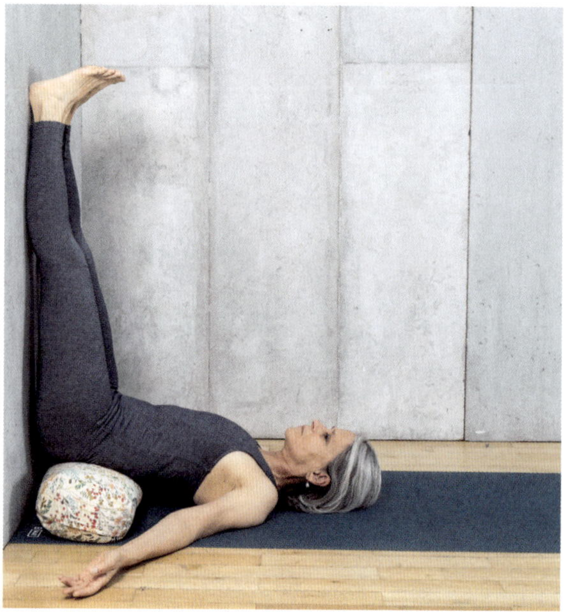

Wirkung:
Aktiviert die vordere Hals- und Core-Muskulatur, dehnt sanft den Nacken und Rücken. Senkt den Blutdruck, beruhigt das Nervensystem, fördert den Schlaf.

Nadi Shodana – Wechselatmung

(siehe S. 72)

Liegende Drehung

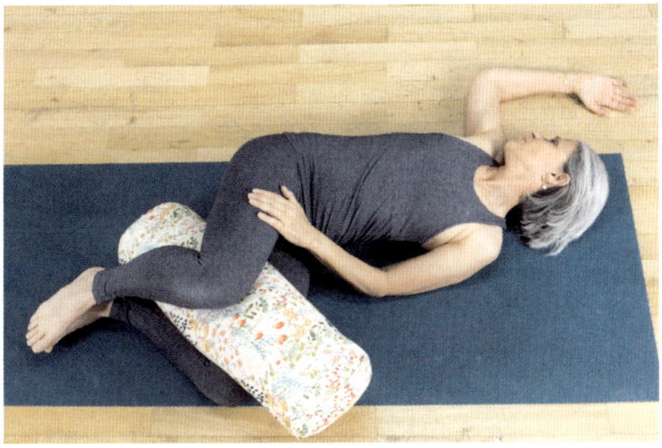

mit Kissen zwischen den Knien

Wirkung:
Löst Verspannungen im unteren Rücken und im Hüft- und Lendenbereich. Entspannt, beruhigt, hilft zu regenerieren.

Paschimottanasana

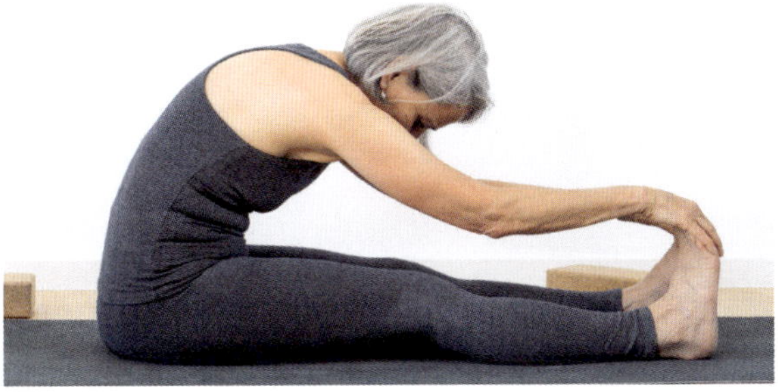

Wirkung:
Dehnt die Beinmuskulatur und den Rückenstrecker, beruhigt, fördert Gelassenheit, Hingabe und Vergebung.

RITUALE FÜR ZWISCHENDURCH: YOGA-MUDRAS

Mudras sind Gesten mit der Hand, die verschiedene Wirkungen erzielen und auch im indischen Tanz eingesetzt werden.

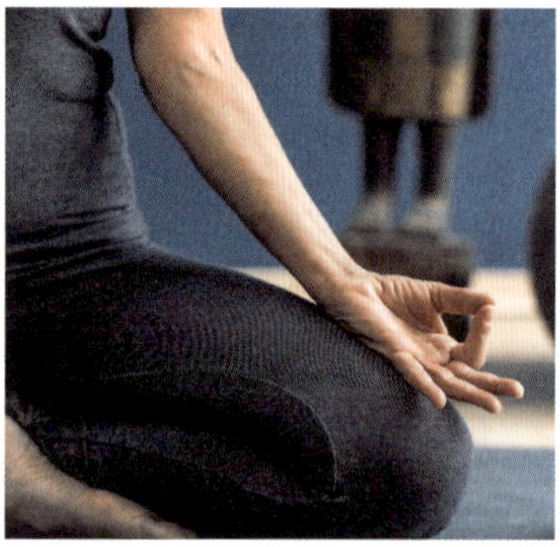

Jnana oder Chin Mudra: Diese Mudra steht für Ruhe und Klarheit, sie fördert die Konzentration und hilft bei Schlafstörungen, Nervosität und hohem Blutdruck.

Anleitung: Führe Daumen und Zeigefinger zusammen, die restlichen drei Finger bleiben locker, leicht ausgestreckt, die Hände liegen im Sitzen locker auf den Oberschenkeln, nach unten gedreht wirkt die Mudra eher erdend, wird die Handfläche nach oben gedreht, eher empfangend.

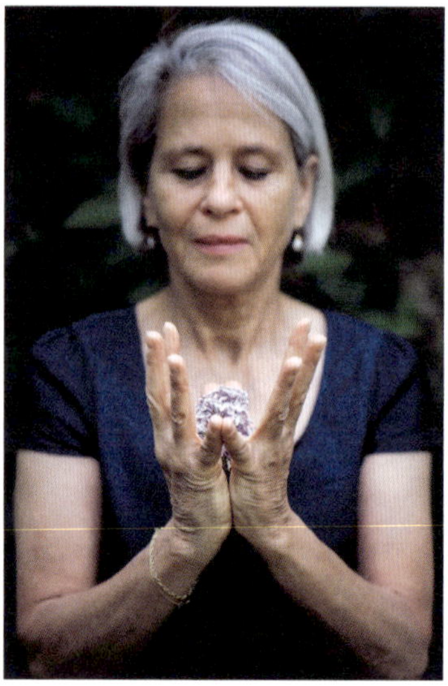

Lotus Mudra: Diese Mudra steht für Offenheit und Akzeptanz sich selbst und anderen gegenüber. Sie öffnet den Brustraum, vertieft die Atmung und lässt Stress, Belastung, Hektik und Erschöpfung abfließen.

Anleitung: Lege die Handflächen in Höhe des Herzens aneinander, sodass sich die Fingerspitzen berühren. Öffne dann die Finger, sodass sich nur noch die kleinen Finger und die Daumen berühren und forme einen Blütenkelch. Lass den Lotus erblühen und schöpfe Kraft aus deiner inneren Mitte.

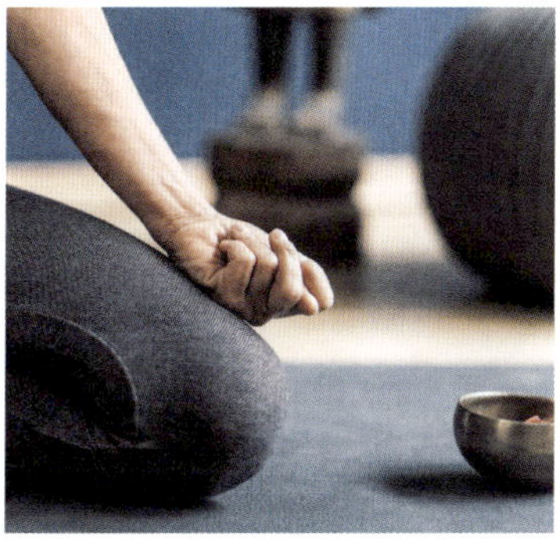

Durga Mudra: Diese Mudra stärkt das Nervenkostüm und fördert Mut und Ausdauer. Gerade in Situationen, in denen wir unsicher sind, uns bedrängt fühlen, Angst haben, kann sie Kraft schenken. Vor allem, indem wir uns an Situationen erinnern, in denen wir mutig waren und dadurch Hindernisse überwunden haben.

Anleitung: Balle die Hände zu Fäusten. Schiebe beide Daumen jeweils zwischen Zeige- und Mittelfinger.

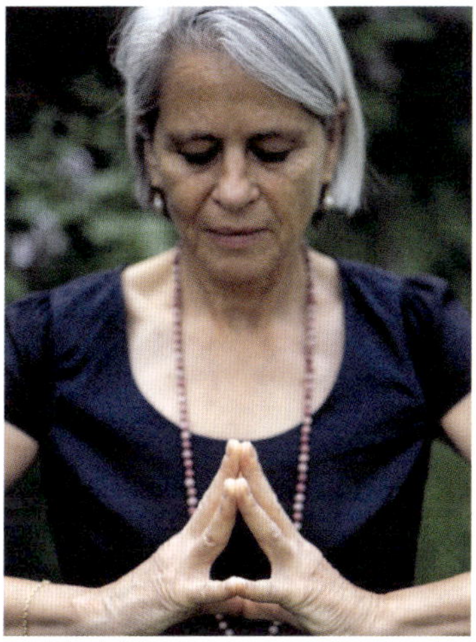

Hakini Mudra: Die Power-Mudra für das Gehirn. Redner:innen nutzen häufig diese Mudra. Die Fingerspitzen verbinden die linke und rechte Gehirnhälfte. Dadurch kann sich die Energie ausbalancieren, der Atem vertieft sich, Blockaden lösen sich und es öffnet sich Raum für Intuition und Kreativität.

Anleitung: Spreize die gestreckten Finger beider Hände etwas und lege dann die Fingerspitzen aneinander. Halte die Hände vor dem Körper. Der Druck kann dosiert werden.

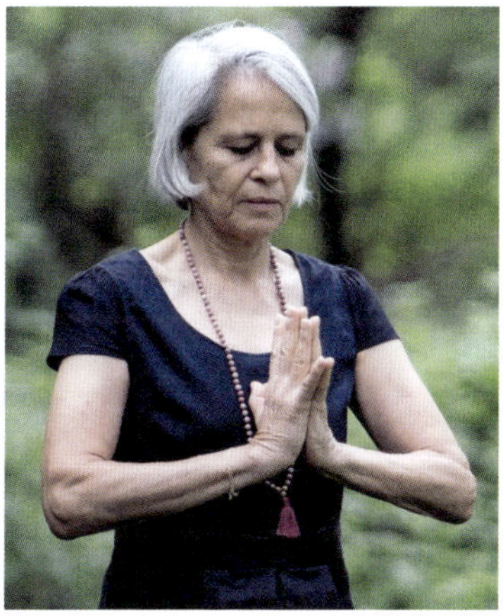

Anjali Mudra: Diese klassische Mudra in jeder Yogastunde steht für Dankbarkeit und hilft, sich nach innen zu wenden.

Anleitung: Lege die Handflächen vor der Brust zusammen, die Daumenwurzeln stützen das Brustbein, der Kopf kann sich leicht zum Herzen neigen.

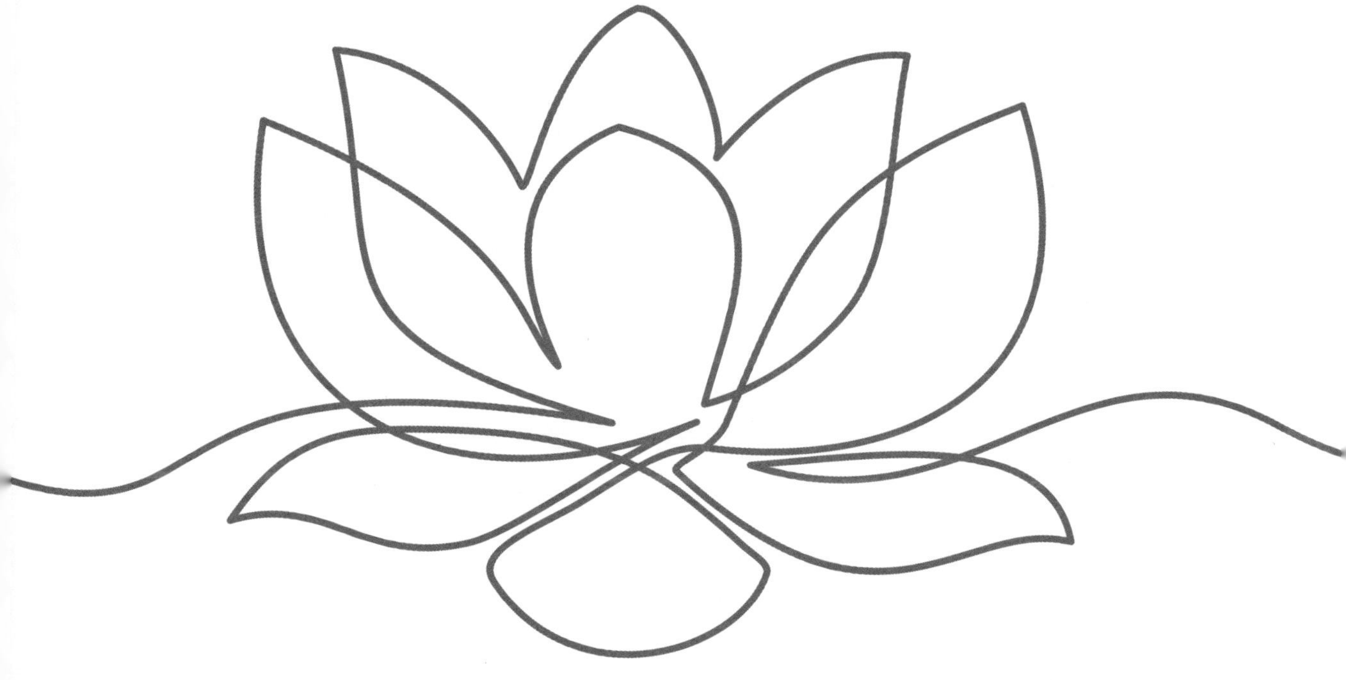

B. Body

Körperliche Fitness

Es ist immer wieder beeindruckend, über alte Menschen zu lesen, die körperlich noch so fit sind, dass sie ihren sportlichen Leidenschaften auch im hohen Alter nachgehen können. Doch diese körperliche Fitness ist kein Selbstläufer. Dafür haben sie viel getan und sind nicht nur gemütlich auf der Couch gesessen. Denn unser Körper altert zwar langsam, aber sicher, und viele Altersveränderungen können nicht mehr rückgängig gemacht werden. Also ist es notwendig, rechtzeitig anzufangen, den Körper regelmäßig zu trainieren. Denn wenn erst einmal Verletzungen, Übergewicht oder Krankheiten unser Leben beeinträchtigen, kommen viele Menschen nicht mehr hoch vom Sofa. Es wird immer schwieriger, den inneren Schweinehund zu überwinden und trotz Beeinträchtigungen den Körper zu aktivieren. Aber dennoch ist es in jedem Alter möglich. Dabei geht es nicht nur um die Erhaltung des Status quo – in jedem Alter kann man auch Fortschritte machen.

Ich habe Sport studiert und für mich ist Bewegung mein Lebenselixier. Ohne Bewegung fühle ich mich unwohl. Das wurde zum Problem, als mich Verletzungen gezwungen haben, das Langstreckenlaufen aufzugeben. Ich musste lernen, mein Bewegungsbedürfnis meinem Körper anzupassen. Das hat mich zum Yoga gebracht. Dort habe ich auch mit über 50 Jahren die Erfahrung gemacht, dass mein Körper viel Neues lernen kann, dass man auch in diesem Alter immer besser werden kann und dass es wichtig ist, den Körper ganzheitlich zu trainieren.

Regelmäßiges körperliches Training, mit Disziplin und Ausdauer, lässt uns langsamer und fitter altern, auch wenn es natürlich große körperliche Unterschiede gibt, vor allem auch in der genetischen Veranlagung. Nicht jede oder jeder kann bis zum Lebensende noch so intensiv Yoga machen und unterrichten wie die älteste Yogalehrerin der Welt (Tao Porchon-Lynch, gestorben 2020 im Alter von 102 Jahren), aber wenn wir uns unserem Körper intensiv widmen, zahlt sich das immer aus. Wir werden immer gesünder und fitter sein als ohne körperliche Bewegung. Das beweisen viele Studien.

Warum altert unser Körper eigentlich? Das ist eine spannende Frage, auf die es bisher keine eindeutige Antwort gibt. Sicher ist, dass viele Faktoren den Alterungsprozess bestimmen. Interessant ist die wissenschaftliche Erkenntnis, dass der körperliche Alterungsprozess eine Folge sich nicht mehr regenerierender und nicht mehr reparierbarer Zellen ist. Denn unsere Zellen sind durch sogenannte Telomeren – Schutzkappen – geschützt. Diese werden mit jeder Zellteilung kürzer. Ist eine bestimmte Länge erreicht, gehen die Zellen in eine Ruhephase über und teilen sich nicht mehr. Dadurch altert unser Körper. Dieser Prozess kann für viele Jahre repariert werden, doch das nimmt im Alter immer mehr ab. In Studien wurde bewiesen, dass Ausdauerbewegung die Telomere wieder deutlich verlängern kann. Aber auch Krafttraining hat positive Wirkungen, da der Körper im Krafttraining Proteine produziert, die sich schützend über die Telomere legen und so einem schnellen Verschleiß der Schutzkappen vorbeugen.[44]

Jede Form von Bewegung ist gut, vor allem im Alltag. Es muss nicht unbedingt Sport sein. Wie wäre es, öfter das Fahrrad zu nehmen anstatt Bus, Bahn oder Auto, längere Strecken zu Fuß zu gehen oder Treppen zu steigen, anstatt bequem den Lift zu benutzen? Es kann so einfach sein.

Yoga kann die Alltagsaktivitäten oder den Ausdauersport perfekt ergänzen, denn er kräftigt den Körper, verbessert die Flexibilität und Beweglichkeit und schult das Gleichgewicht. Außerdem fördert er die Entspannung, wirkt gegen Stress und Schmerz und lässt uns besser schlafen. Und das Beste daran ist, dass wir Yoga in jedem Alter machen können, denn wir können die Praxis so anpassen und uns so vieler Hilfsmittel bedienen, wie es unser Körper braucht. Blöcke, Bolster, Decken, Gurt und Stuhl können unsere Yogapraxis unterstützen.

Wie Yoga hilft, erfährst du in den nächsten Kapiteln.

Vielleicht vermisst du das Thema Ernährung, das natürlich auch zu einem gesunden Altwerden gehört. Da es dazu so viele Meinungen, Bücher und Ratgeber gibt, habe ich mich entschlossen, diesen Aspekt nicht zu beschreiben.

Muskelaufbau durch Krafttraining

Ich hatte nie Lust, in ein Fitnessstudio zu gehen. Stupide an irgendwelchen Geräten zu üben – eine Vorstellung, die mich immer abgeschreckt hat. Meine Leidenschaften galten anderen körperlichen Betätigungen. Vor allem die Bewegung an der frischen Luft war und ist für mich besonders wichtig. Daran ist auch nichts falsch, doch viele Sportarten schulen nur Ausdauer und Schnelligkeit. Das ist wichtig, gerade für das Herz- und Kreislaufsystem, doch was ich dabei völlig unterschätzt habe, ist der fehlende Aufbau von Kraft und die Schulung der Beweglichkeit. Erst mein Bandscheibenvorfall hat mir gezeigt, wie man mit gezieltem Muskelaufbau durch Yoga den Körper stabilisieren kann. Das ist natürlich auch in einem Fitnessstudio möglich, aber Yoga ist vielfältiger und macht mir vor allem viel mehr Spaß. Und die Freude an der Bewegung spielt eine große Rolle, wenn es anstrengend wird und wir kontinuierlich dabeibleiben wollen.

Dabei ist der Erhalt unserer Muskulatur die Voraussetzung für die Leistungsfähigkeit bis ins hohe Alter. Ab dem 30. Lebensjahr beginnt ein physiologischer Umbau von Muskulatur in Fettgewebe von 0,3–1,3 % pro Jahr. »Unternimmt man nichts dagegen, gehen so rund 30–50 % der Muskelmasse bis zum 80. Lebensjahr schleichend verloren«, so Prof. Dr. med. Cornel C. Sieber, Chefarzt der Klinik für Allgemeine Innere Medizin und Geriatrie am Krankenhaus Barmherzige Brüder in Regensburg und Direktor des Instituts für Biomedizin des Alterns der Friedrich-Alexander-Universität Erlangen-Nürnberg.[45] Das unterstreicht, wie wichtig die Schulung von Kraft für das Älterwerden ist.

YOGA FÜR KRAFT

Viele verbinden Yoga hauptsächlich mit Dehnung, Atmung und Entspannung. Aber Yoga ist mehr. Wer schon mal 15 Atemzüge den Stuhl (Utkatasana) gehalten hat, weiß, wie anstrengend das ist. Im Yoga können wir die Muskulatur unseres ganzen Körpers trainieren, nicht mit Gewichten, sondern mit dem eigenen Körpergewicht. Neben den Krafthaltungen sorgt das regelmäßige Dehnen für eine gut durchblutete Muskulatur, was wiederum das Verletzungsrisiko verringert. Die Muskeln werden leistungsfähiger und ermüden langsamer. Um sich zu erholen und zu wachsen, braucht die Muskulatur jedoch Ruhephasen, die durch leichte Yogadehnübungen unterstützt werden können.

Klingt das nicht nach einem optimalen Programm für den Kraftaufbau in einem alternden Körper? Und das Schöne an Yoga ist, dass wir unseren Körper mit Freude und Leichtigkeit kräftigen können. Wie Patanjali es im Sutra 2.46 formuliert: »Sthira Sukham asanam« – jede Haltung sollte zugleich stabil und leicht sein.

Doch nicht jeder Yoga-Stil fördert den Kraftaufbau. Yin Yoga und Restorative Yoga haben einen anderen Fokus (dazu später mehr). Kraftaufbauend sind vor allem Ashtanga Yoga, Power Yoga (eine freiere Form des Ashtanga Yoga), Anusara Yoga und Vinyasa-Flow-Stile wie Jivamukti Yoga. Aber das ist nur eine Orientierung. Es gibt so viele Yoga-Stile, die unterschiedliche Elemente integrieren. Entscheidend ist nicht der Stil, sondern Yoga-Asanas, die länger gehalten werden, und das Üben schneller fließender Kraftsequenzen. Es kommt auf den richtigen Reiz an, der den Muskel herausfordert. Deshalb ist es wichtig, über die eigene Komfortzone hinauszugehen und die Aktivität länger zu halten, als es angenehm ist. Der Muskel merkt sich, dass er stärker beansprucht wurde, und passt sich an. Er wird kräftiger. Um einen längerfristigen Effekt zu erzielen, bedarf es einer gewissen Regelmäßigkeit – mindestens zwei- bis dreimal in der Woche. Und für die Kräftigung des ganzen Körpers eignet sich eine Abfolge von Asanas – ein Flow, der immer wiederholt werden kann.

Das Besondere an Yoga ist, dass wir nicht nur die oberflächliche Muskulatur erreichen, sondern auch die Tiefenmuskulatur. Die kleinen, oft so wichtigen Muskeln, die schwer bewusst zu aktivieren sind, die aber ganz entscheidend für die Stabilisierung des Körpers sind. So schützt z. B. die innere Bauchmuskulatur den unteren Rücken.

YOGA-ASANAS FÜR KRAFT

Kraft-Asanas zeichnen sich dadurch aus, dass sie bestimmte Muskeln nur anspannen, andere anspannen und gleichzeitig dehnen und wieder andere nur dehnen. Dieses Zusammenspiel kräftigt den ganzen Körper und macht ihn gleichzeitig flexibler und beweglicher.

Auswahl:

Utkatasana – Stuhlhaltung

(Bilder S. 78, 198)

› Optimale Kräftigung des ganzen Körpers. Kräftigung der Oberschenkel, Hüften, des Rückenstreckers und Core.

Virabhadrasana I – Krieger I

(Bilder S. 95)

› Kräftigung Hamstrings, Rückenstrecker, Trapezmuskeln und Core-Muskulatur, Dehnung vor allem Hüfte und Gesäß.

Virabhadrasana II – Krieger II

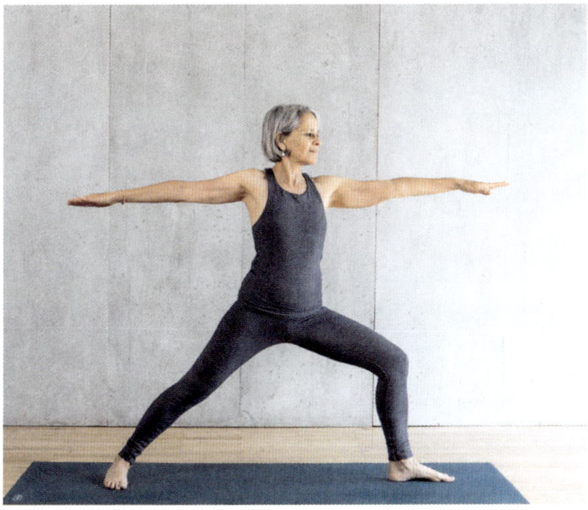

› Kräftigung der ganzen Oberschenkel-, Gesäß- und Core-Muskulatur. Dehnung der Leisten.

Virabhadrasana III – Krieger III

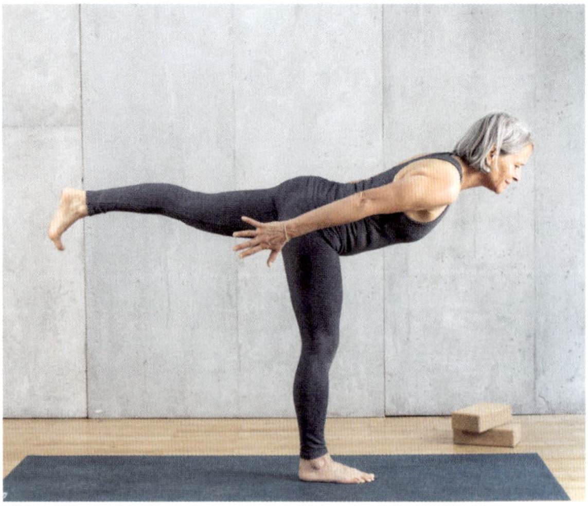

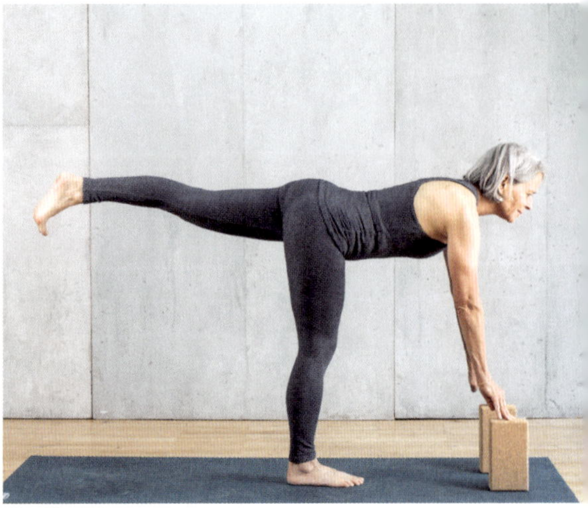

mit Blöcken

› Kräftigung der ganzen Beinmuskulatur, der Bauch-, Hüft- und Rückenmuskulatur. Aktivierung der feinen Tiefenmuskulatur im ganzen Körper fürs Halten der Balance.

Utthita Trikonasana – Dreieck

(Bilder S. 110)

› Kräftigung der Arm-, Bein- und Core-Muskulatur. Dehnung des schrägen Bauchmuskels.

Adho Mukha Svanasana – herabschauender Hund

(Bilder S. 79)

› Kräftigung der Arm- und Schultermuskulatur, der gesamten Körpervorderseite. Dehnung der gesamten Rückseite des Körpers, vor allem Gesäß- und Beinmuskulatur.

Setu Bandha Sarvangasana – Schulterbrücke

(Bilder S. 95)

› Kräftigung von Körperrückseite, Hamstrings, Gesäß, Rücken, Schultern. Dehnung der Körpervorderseite, Oberschenkel, Hüften, Bauch, Brustkorb.

Phalakasana – Brett

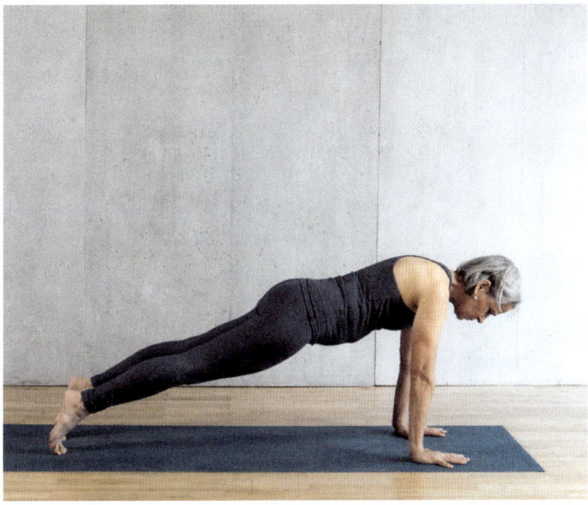

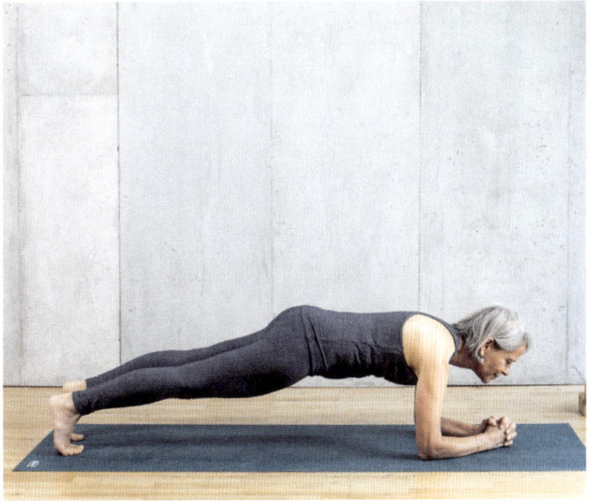

Unterarmbrett

› Kräftigung der Tiefen- und der oberflächlichen Muskulatur, Schultern, Core, Bauch, Rücken und Beckenboden. Dehnung der Wadenmuskulatur.

Vasisthasana – seitliches Brett/Seitstütz

(Bilder S. 111)

› Kräftigung der Core-, Bein- und Schultermuskulatur und der seitlichen Bauchmuskulatur.

Shalabasana – Heuschrecke

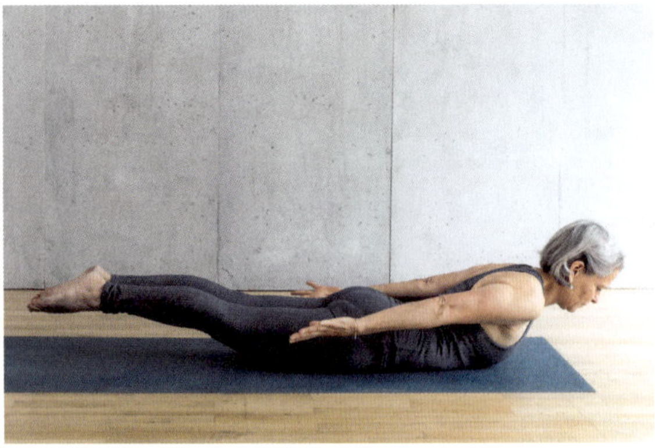

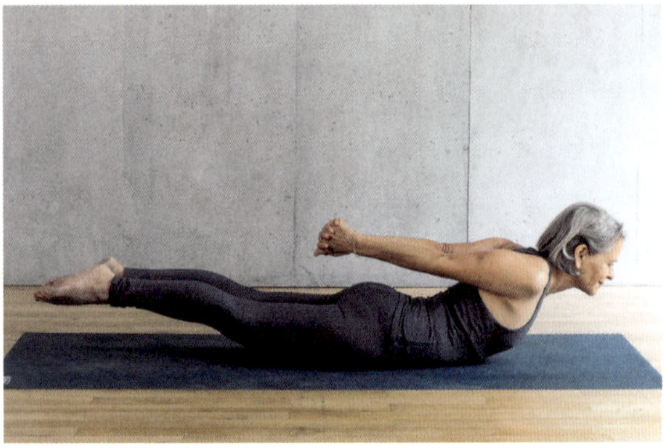

Arme nach hinten oben strecken

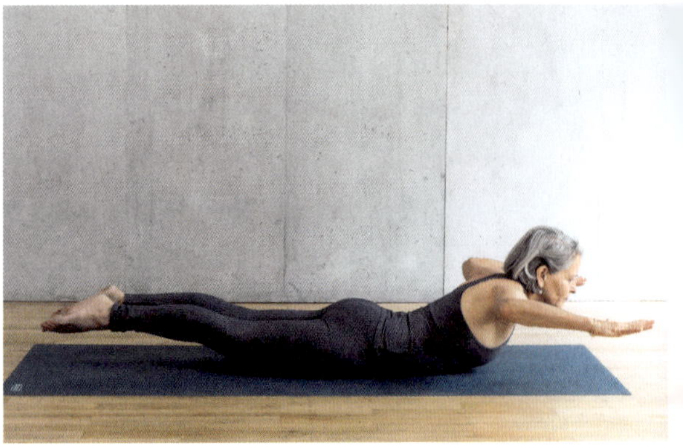

Arme nach vorne anwinkeln

› Kräftigung von Rücken, Gesäß und Oberschenkeln. Dehnung Körpervorderseite. Alternativen: nur den Kopf und den Brustkorb heben oder nur Beine und Arme heben.

Navasana – Boot

(Bilder S. 109)

› Kräftigung der tiefen und oberflächlichen Bauchmuskulatur, des Iliopsoas, der Rücken- und Hüftmuskulatur, fördert die Balance.

Kräftigung der inneren Bauchmuskulatur

Komme in die Rückenlage und stelle deine Füße hüftbreit auf. Nimm nun die natürliche Wölbung im unteren Rücken wahr – die Lordose – und rolle diese langsam Wirbel für Wirbel ab, bis der Rücken flach auf dem Boden liegt. Dabei wirst du merken, wie du deinen Beckenboden anspannst und die Bauchmuskulatur aktivierst. Je feiner du die Bewegung machst, desto intensiver aktivierst und trainierst du die tiefen, inneren Bauchmuskeln.

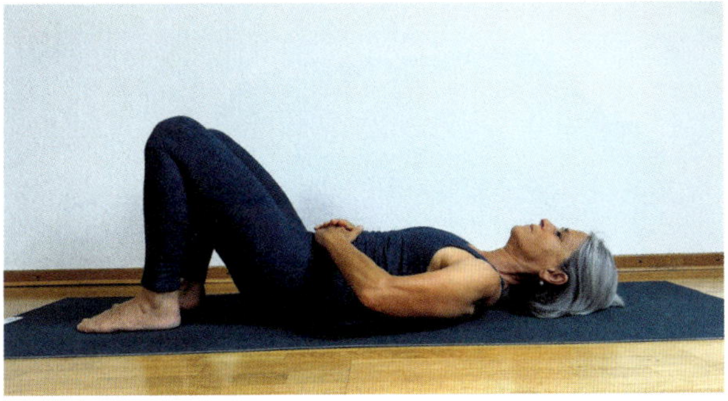

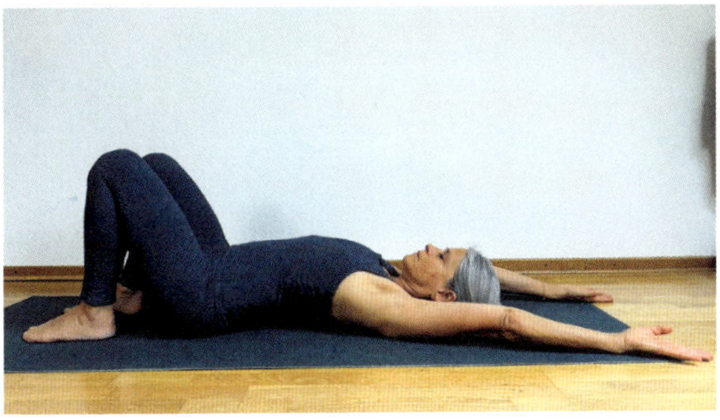

Kräftigung der Multifidii

Die Multifidii (kleinen Rückenmuskeln entlang der Wirbelsäule) stabilisieren die Wirbel und schützen bei kleinsten Bewegungen. Sie können nicht einzeln aktiviert werden. Am besten trainiert man sie mit Gleichgewichts- und Balanceübungen, bei denen der Körper immer in Bewegung ist, um das Gleichgewicht zu halten.

Baum (S. 100) – Adler (S. 119)

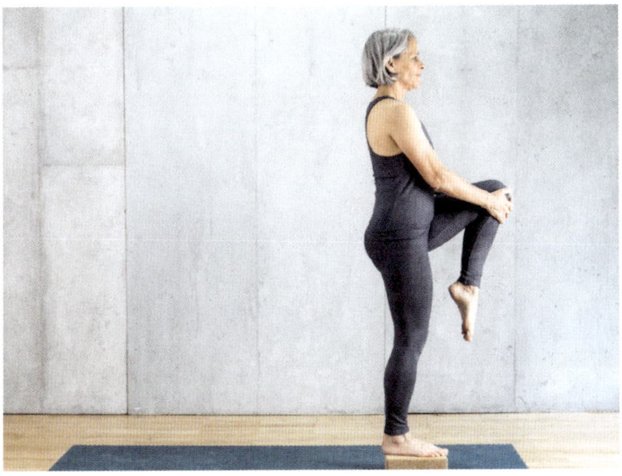

Einbeinstand auf Block

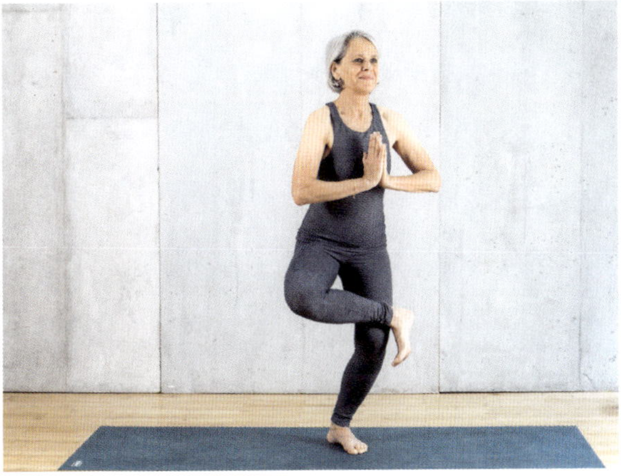

Tempelsitz

Gentle Yogasequenz für mehr Kraft

Aufwärmen

Sitz **Sukhasana** – **❶❷Sufi-Kreisen** – **❸Strecken** – **❹Drehen** nach links und rechts – **❺Vierfüßler** – **❻Kuh** – **❼Katze**

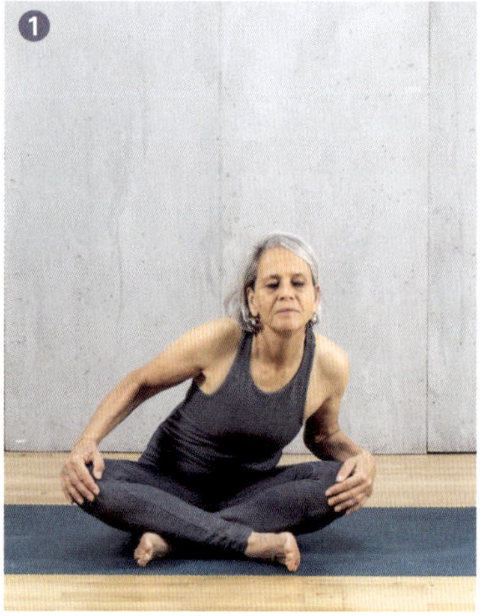

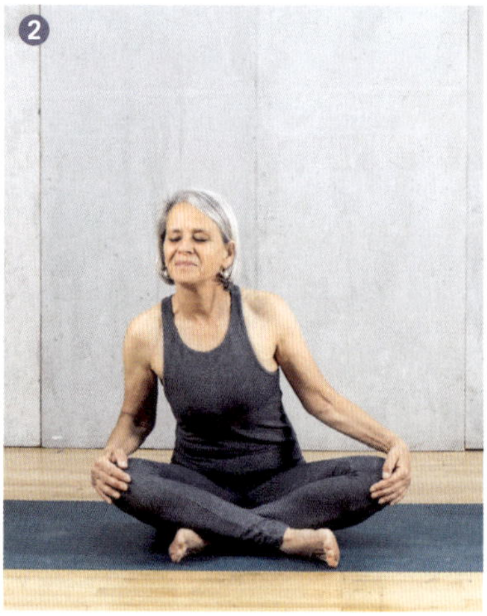

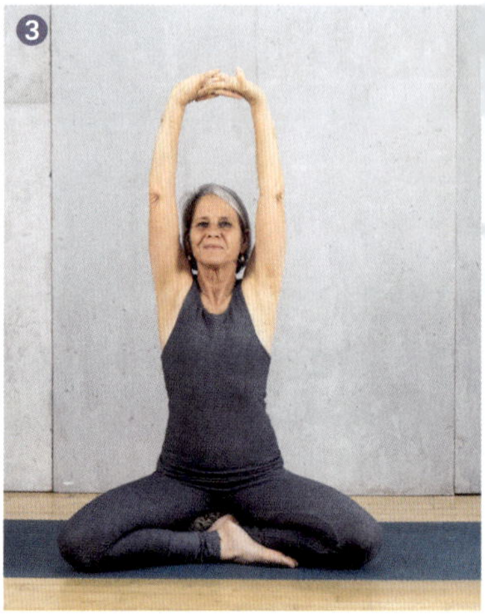

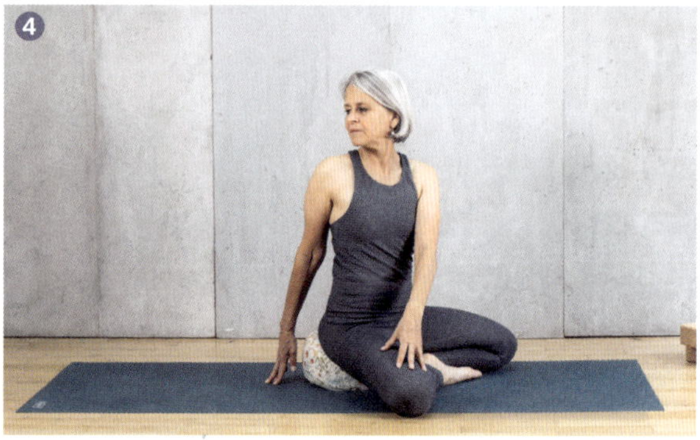

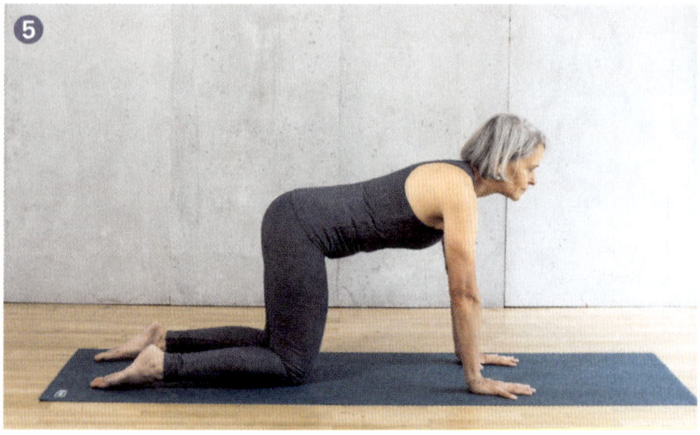

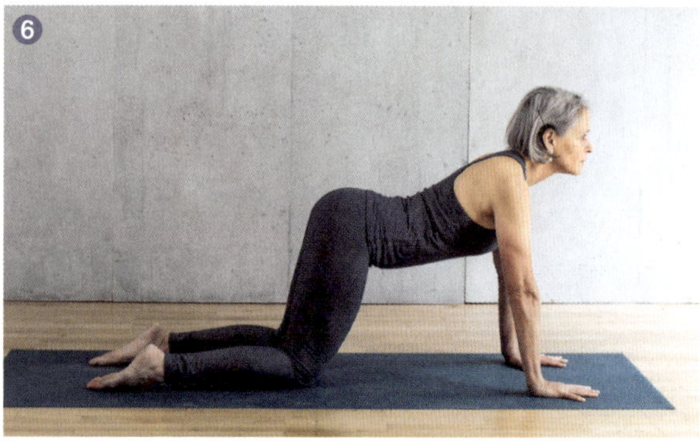

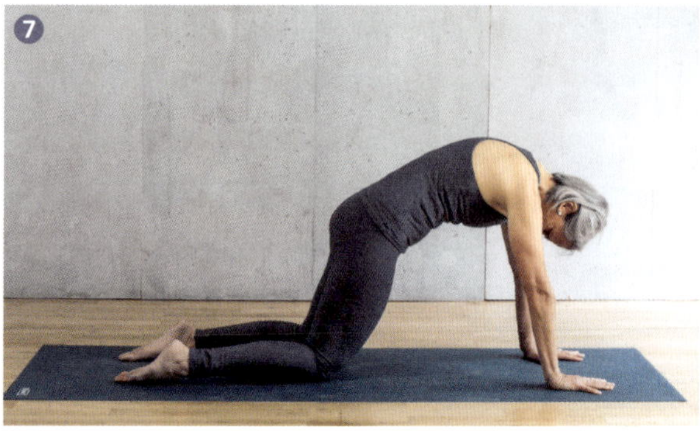

Sequenz

❶**Tadasana** – EA ❷**Utkatasana** – AA ❸**Uttanasana** – EA ❹**Ardha Uttanasana** – AA ❺**Uttanasana** – EA **zwei Schritte** zurück – AA ❻**Herabschauender Hund** – EA ❼**Brett** – **Fortsetzung s. nächste Seite**

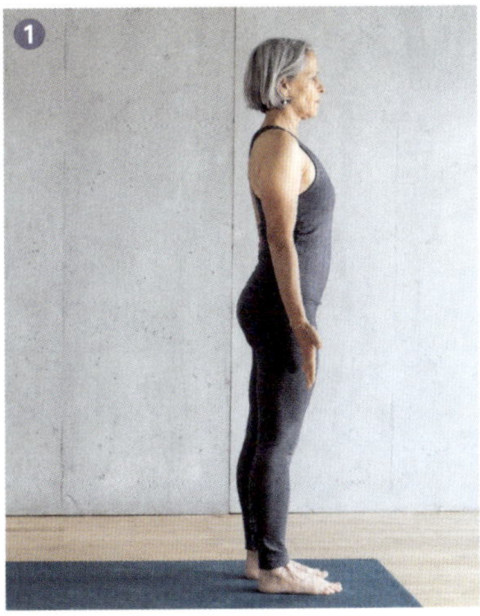

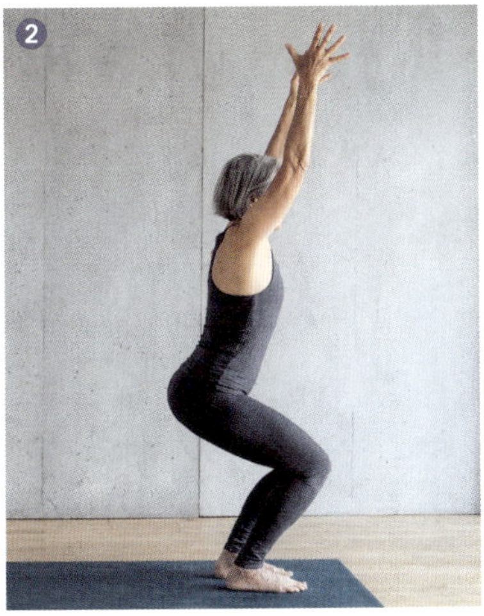

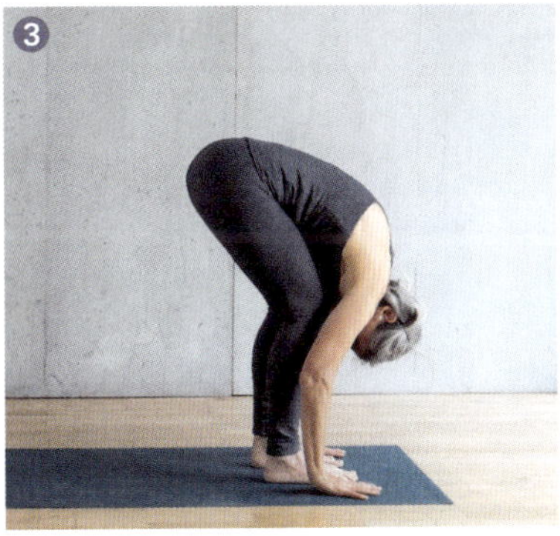

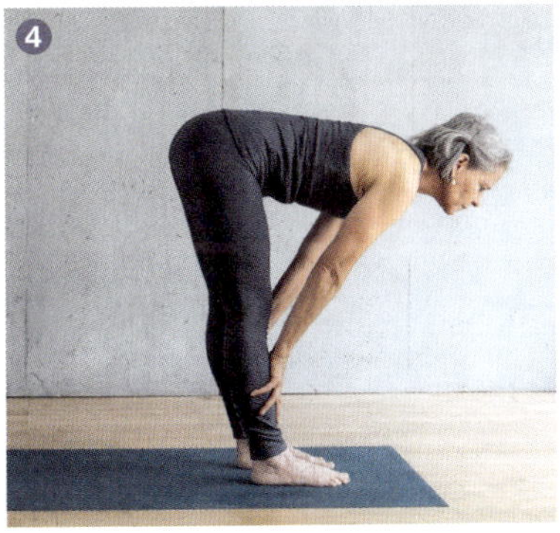

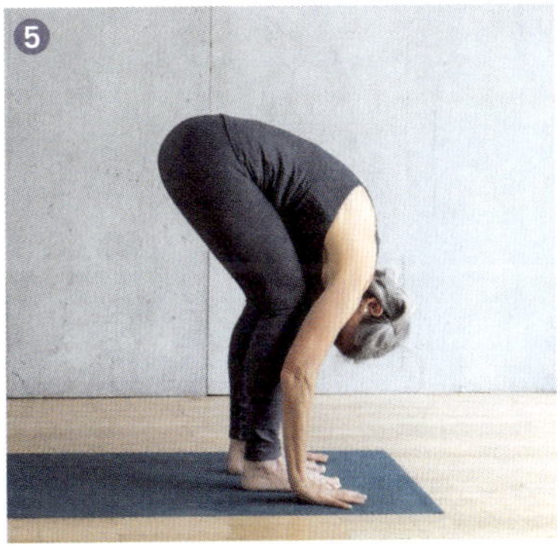

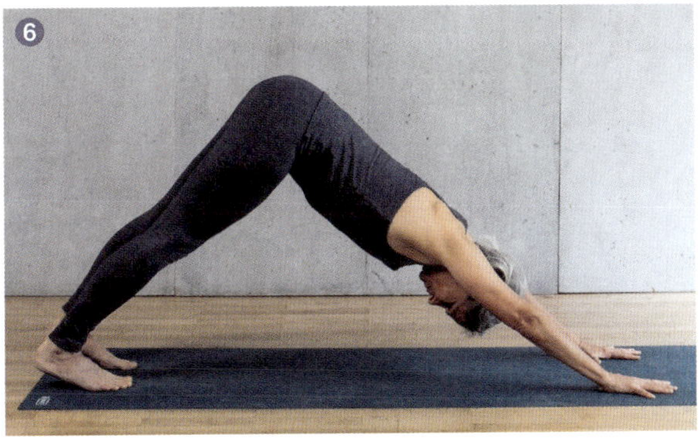

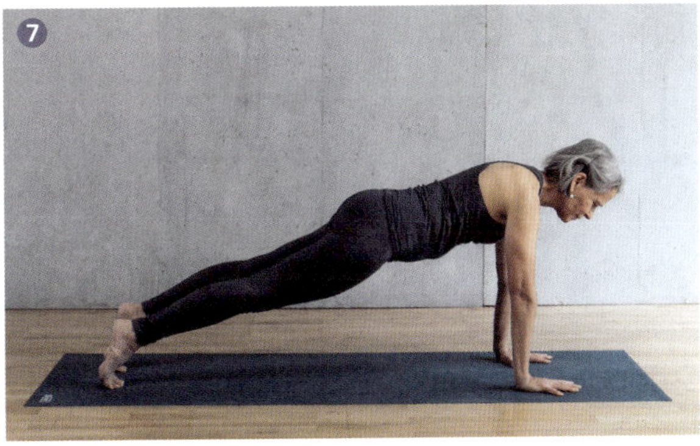

(Forts.) – AA ❶**Ablegen** auf dem Bauch – EA ❷**Kobra** – AA ❸**Herabschauender Hund** – EA ❹**Kuh** – AA ❺**Katze** – EA ❻**Bein heben** – AA ❼**Knie zur Nase** ziehen – EA ❽**Bein heben** – AA andere Seite – ❾**Kind** – EA ❿**Kniestand** – AA ⓫**Low Lunge**, Arme heben – EA ⓬**Ausfallschritt** – AA ⓭**High Lunge** – EA ⓮**Krieger II** – AA – EA ⓯**friedvoller Krieger gestreckt** – AA ⓰**Utthita Parshvakonasana** – EA ⓱**friedvoller Krieger** – AA ⓲**Herabschauender Hund** – EA **Vierfüßler** – AA ⓳**Kindhaltung**

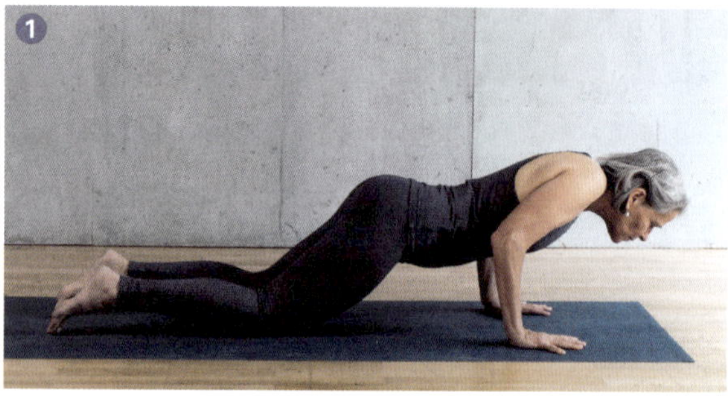

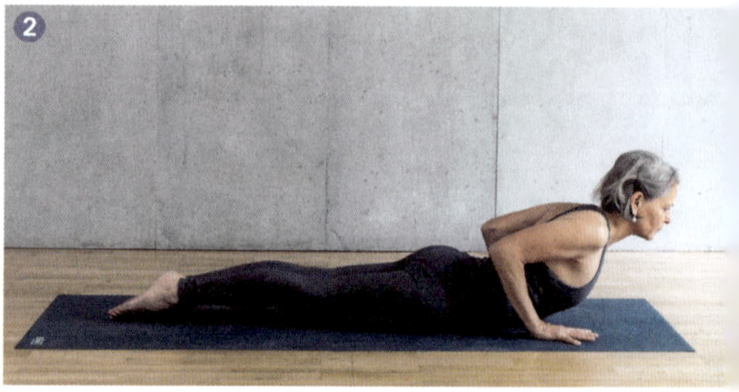

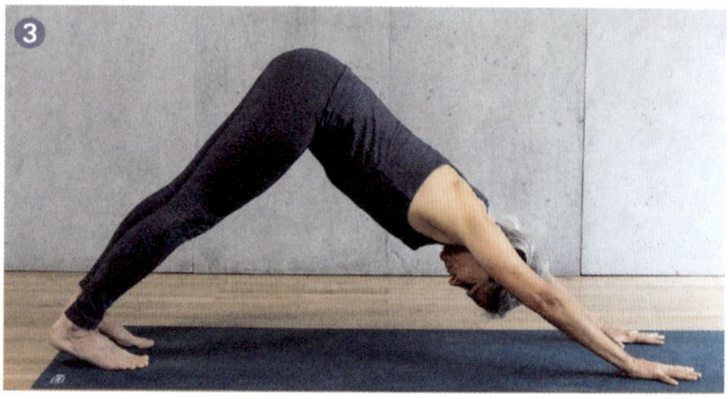

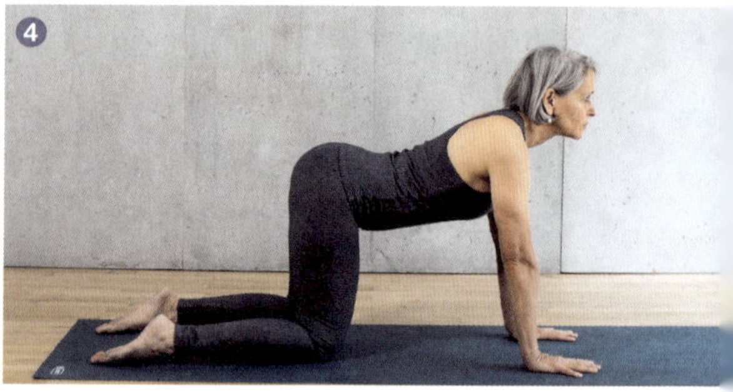

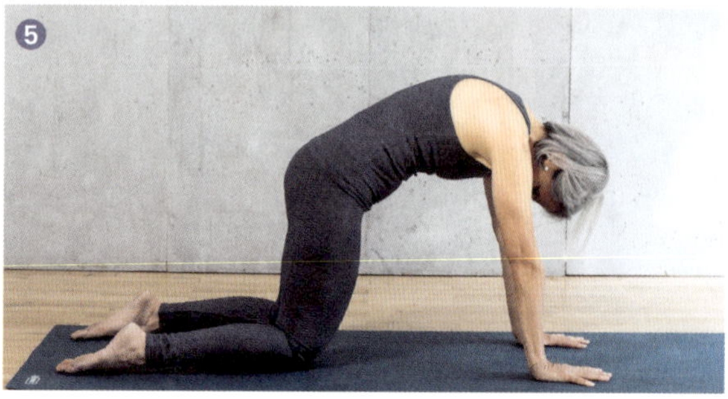

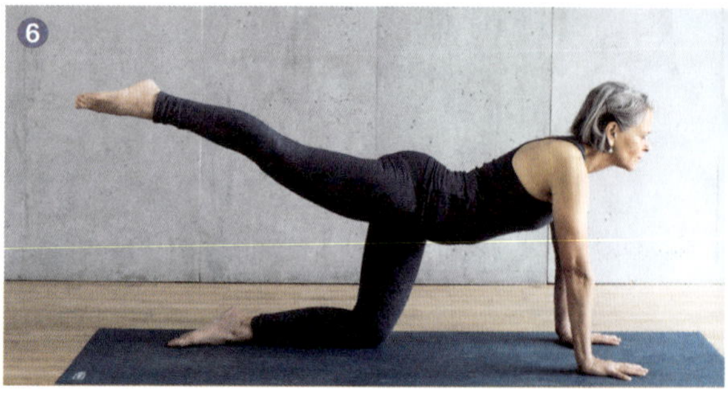

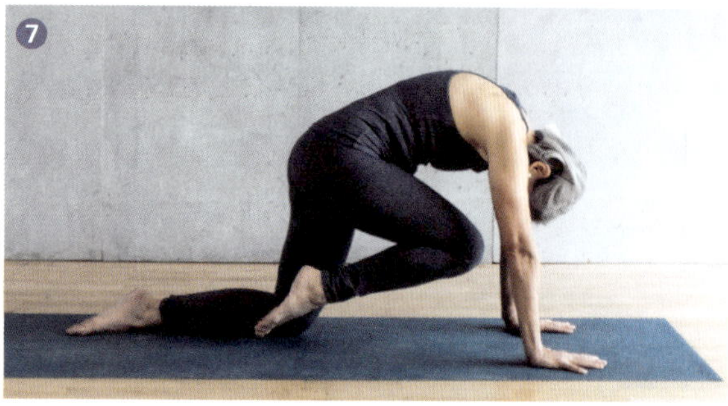

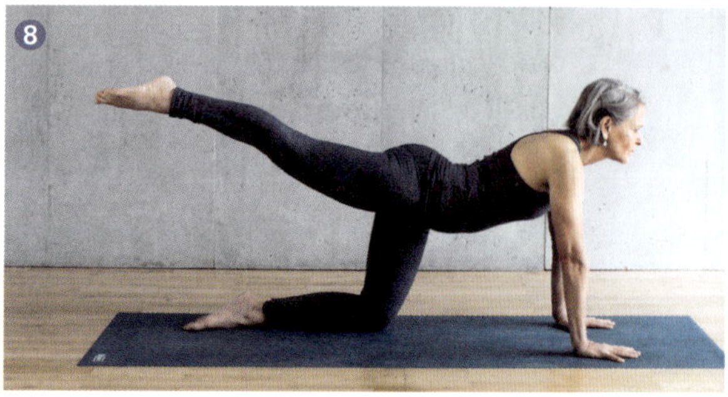

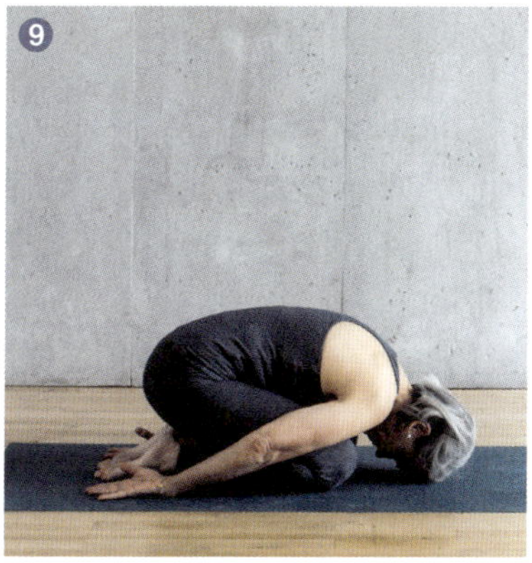
9
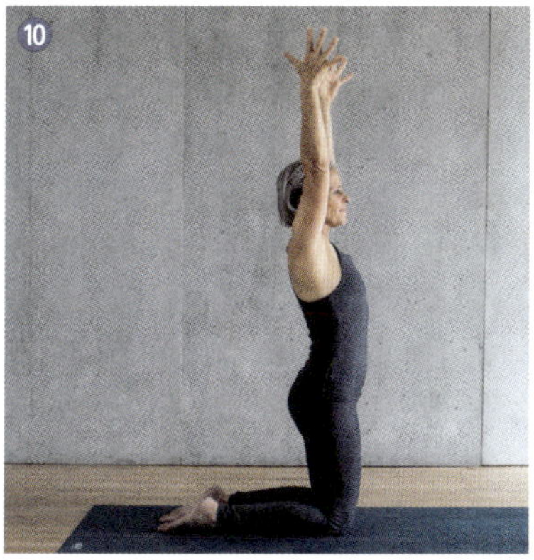
10
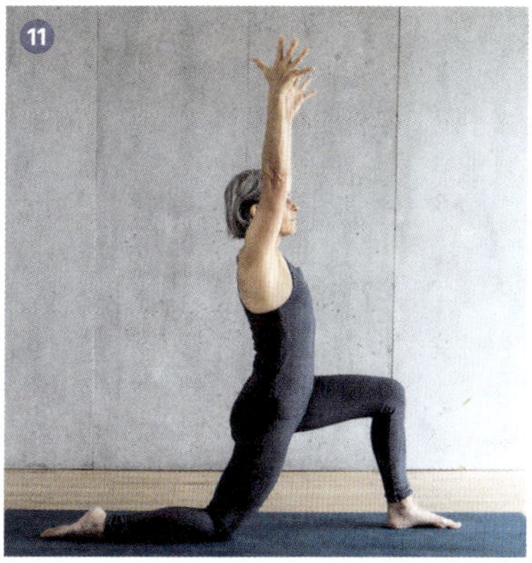
11
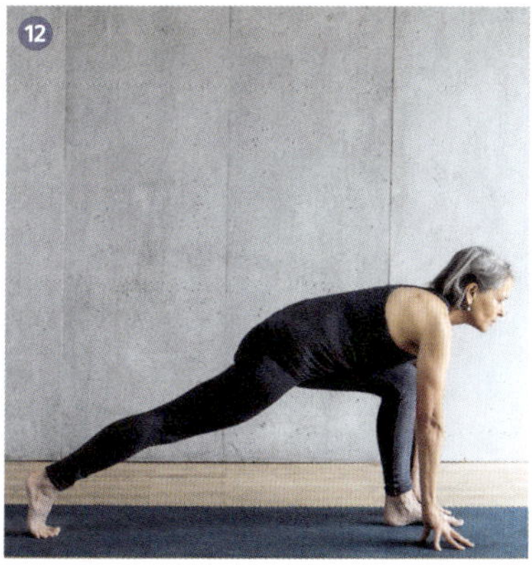
12
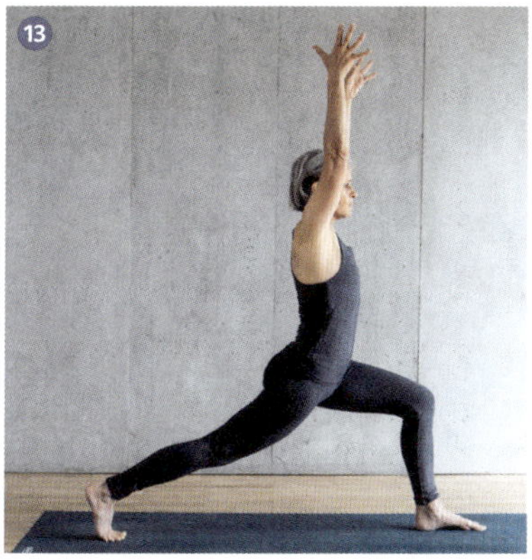
13
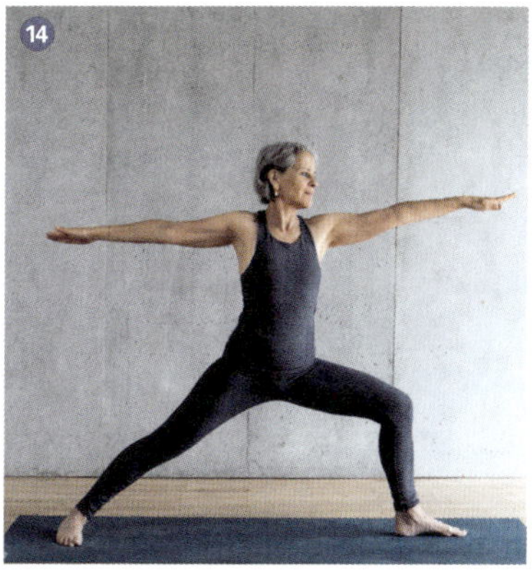
14
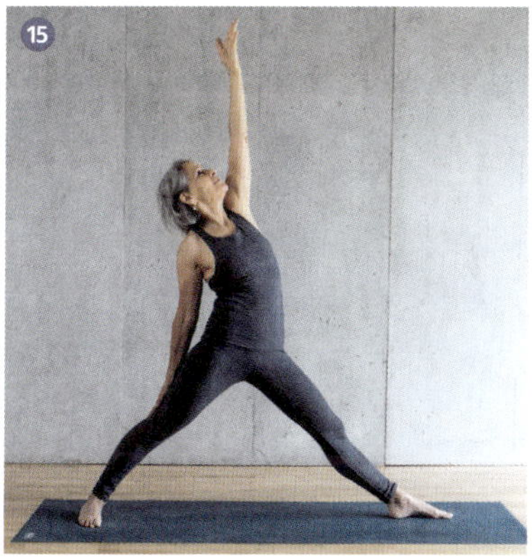
15
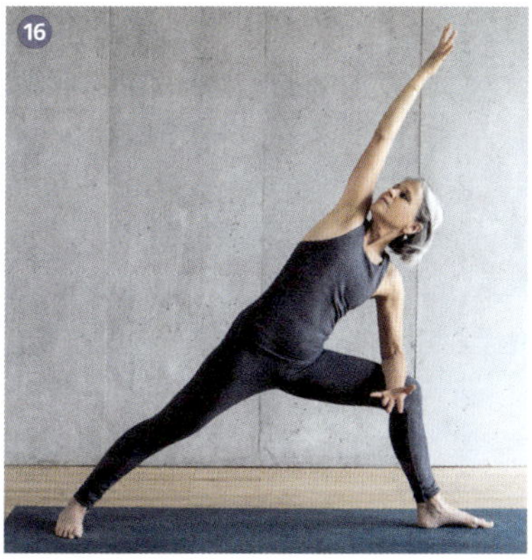
16
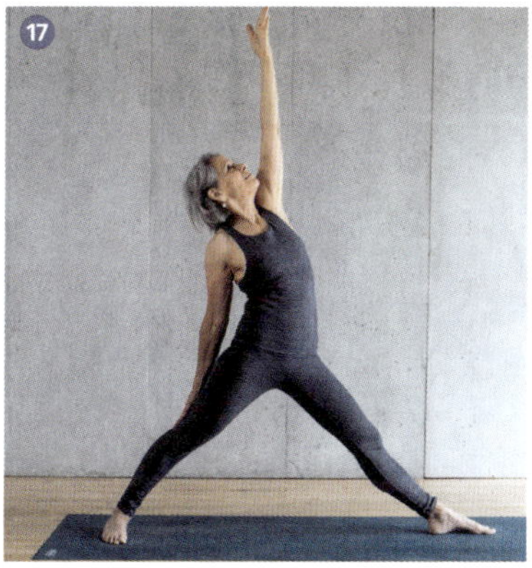
17
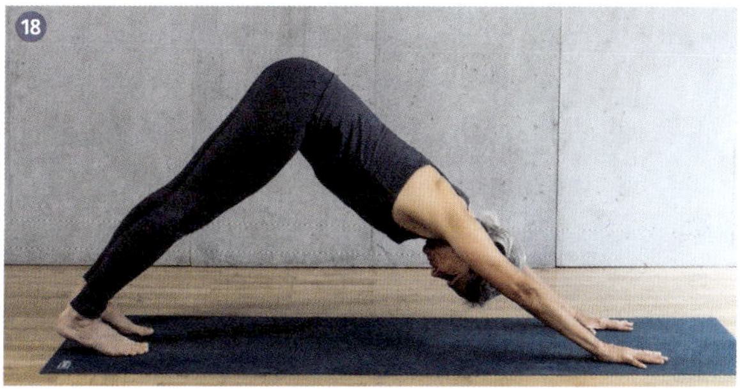
18
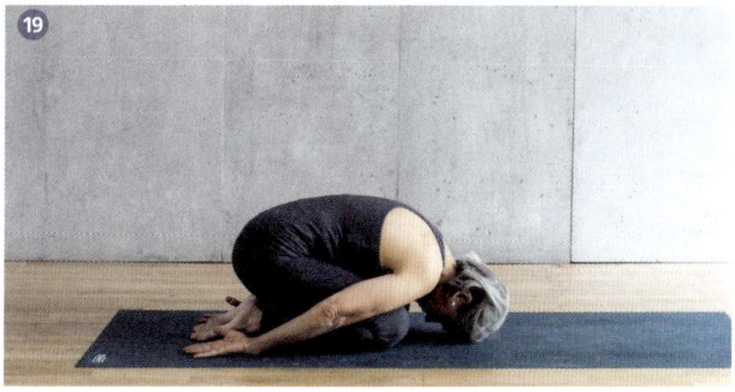
19

Die Bedeutung der Faszien für Flexibilität und Beweglichkeit

Faszien kannte ich früher nur von Fleisch – aber ohne zu wissen, dass es Faszien waren. Diese zähe, weiße Haut, die sich ganz fest über das Muskelfleisch spannte und die, um es essen zu können, erst mal abgelöst werden musste. Nie wäre ich auf den Gedanken gekommen, dass auch wir Menschen diese Häute haben und dass sie eine große Bedeutung für unser Wohlbefinden haben.

Denn als ich vor 40 Jahren Sport studiert habe, war die Anatomie des Körpers zwar ein großes Thema, doch die Faszien kamen damals nicht vor. Zwar wusste man, dass unsere Organe, Bänder und Muskeln mit Bindegewebshüllen umschlossen waren, aber welche Funktion diese Häute haben, wusste man nicht.

Die große Bedeutung der Faszien wurde erst auf dem ersten internationalen Faszien-Kongress 2007 in Boston herausgestellt. Forscher wie der Humanbiologe und Psychologe Robert Schleip[47] hatten diesen Kongress initiiert.

Faszien sind Hüllen aus Bindegewebe, die in unserem ganzen Körper – um Muskeln, Organe, Knochen, Blutgefäße, ja sogar das Gehirn und das Rückenmark – vorkommen. Dadurch, dass sie den Körper in alle Richtungen durchdringen, entsteht ein Spannungsnetzwerk, das dem Körper Form und Halt gibt. Die Forschung betrachtet die Faszien inzwischen als eigenes Organ. Denn sie haben vielfältigste Funktionen für unseren Körper. Da unser Körper aus Billionen von Zellen besteht, braucht es schließlich ein System, das sie zusammenhält. Man kann die Faszien auch als außerzelluläres Skelett bezeichnen, das sich um jede unserer Zellen schmiegt und ihr Form und Halt gibt.

Aber die Zellen müssen auch versorgt werden. Deshalb schleusen die »Bindegewebszellen eine Vielfalt strukturbildender Substanzen in den Zwischenzellraum ein«.[48] Darunter sind Faseranteile – Kollagen, Elastin, Proteine – und vor allem Wasser. Der Zwischenzellraum wird auch als »extrazelluläre Matrix« bezeichnet. Unser Bindegewebe wiegt bis zu 23 kg und speichert ca. 25 % unseres gesamten Körperwassers. Um unsere Faszien ausreichend mit Nährstoffen zu versorgen und unsere Beweglichkeit zu erhalten, brauchen wir Bewegung, eine Ernährung mit viel Obst und Gemüse und ausreichend Flüssigkeit.

Das Bindegewebe hat aber noch eine weitere Funktion. Es überträgt mechanische Reize sofort auf den ganzen Körper. Das entlastet unsere Muskeln, die nicht für alles aktiviert werden müssen. Der Körper schwingt dann nach. Wenn wir unseren Arm locker mit Muskelkraft schwingen, müssen wir deutlich weniger Kraft aufwenden, wenn er zurückschwingt.

Die Faszien bilden also ein hochkomplexes System, das jahrzehntelang unterschätzt wurde. Und das Gute ist: Wir können es formen und trainieren! Denn es reagiert stark auf körperliche Belastung und passt sich den Anforderungen an.

Regelmäßige Bewegung im Alltag, vor allem aber tanzen, springen, federn und dehnen (auch intermittierend), tut unseren Faszien gut. Je älter wir werden, desto wichtiger wird das, da durch Bewegungsmangel der Wasseranteil im Bindegewebe immer mehr abnimmt und sich die Kollagenfasern verfilzen. Und so eine Verfilzung wieder aufzulösen, ist zwar möglich, dauert aber lange – etwa 6–36 Monate! Es braucht also viel Geduld und Regelmäßigkeit, aber es lohnt sich, denn Beweglichkeit im Alter ist ein hohes Gut! Auch Stress wirkt sich negativ auf die Beweglichkeit aus, da sich durch die vermehrte Ausschüttung von Hormonen die Faszien zusammenziehen und die Muskeln verkürzen.

YOGA FÜR DIE FASZIEN

In den ersten Jahren meines Yogalebens habe ich oft mit Neid auf die Yogis und Yoginis um mich herum geschaut, die ganz locker in den Spagat oder Lotussitz kamen. Doch mir war klar – das wird nichts mehr. Nicht nur, weil ich über 50 war, sondern auch deshalb, weil ich selbst in meiner Kindheit trotz Turntraining nicht die Flexibilität für besonders bewegliche Turnübungen hatte. Denn jeder Körper ist anders, die Stellung der Knochen und Gelenke, die Dehnbarkeit der Bänder. Das limitiert manche Haltung. Aber es bringt nichts, frustriert zu sein, wenn deine Nachbar-Yogini ganz locker und tief in die Grätsche gleitet. Beweglichkeit lässt sich aber dennoch, dem eigenen Körper angepasst, trainieren. Gerade Yoga bietet da besonders viele Möglichkeiten. Ideal ist eine ruhige, sanfte Yogapraxis mit einem leichten Zug auf die Faszien. Dabei spielen vor allem drei Aspekte eine große Rolle: die Dehnungszeit, federnde, sich verändernde Bewegungen und Achtsamkeit.

Yin Yoga

Yin Yoga zeichnet sich durch das achtsame längere Halten von Asanas aus und erfüllt damit zwei Bedingungen für das Training der Faszien: Dehnung und Achtsamkeit. Denn es geht in den Yin-Haltungen nicht um das statische Aushalten, sondern um das Spüren, darum, zu erkennen, was mein Körper braucht, was ich brauche. Entsprechend wird die Haltung dann immer wieder verändert. Ab einer halben Minute findet bereits Dehnung in den Faszien statt. Yin-Haltungen werden sogar 3–5 Minuten gehalten, aber mit 20 % geringerer Intensität als beispielsweise im Yang Yoga. Das ermöglicht es, die Muskulatur möglichst locker zu lassen und dem Fasziengewebe Raum zu geben.
Aber Yin Yoga allein vernachlässigt den elastischen Teil unseres Bindegewebes. Es bedarf also auch federnder, schwingender und springender Bewegungen, um die Widerstandsfähigkeit und Spannkraft zu schulen.

YIN-YOGA-ASANAS

Es gibt unzählige Bücher über Yin Yoga mit einer großen Vielfalt an Übungen. Tipps dazu findest du in der Literaturliste. Hier stelle ich dir nur einige Übungen vor, um dir einen Eindruck zu vermitteln. Für die Yin-Haltungen brauchst du möglichst viele Hilfsmittel, um einigermaßen bequem 3–5 Minuten in der Haltung bleiben zu können. Lege dir deshalb ein oder zwei Bolster, zwei Blöcke und ein bis zwei Decken zurecht, wenn du in eine Yin-Praxis gehst.

Nach jeder Yin-Haltung empfiehlt es sich, eine Ausgleichsstellung einzunehmen.

Golden Gate (Rückbeuge)

mit Bolster oder Block

(Bilder S. 88)

Ausgleichshaltung: Rückenlage, Füße mattenbreit aufgestellt, Knie zusammen

Wirkung:
Sanfte Öffnung des Hüftbeugers, der Leisten und Oberschenkelvorderseite. Angenehm nach langem Sitzen, da Platz im Bauchraum entsteht.

Panther (Herz- und Brustkorböffnung)

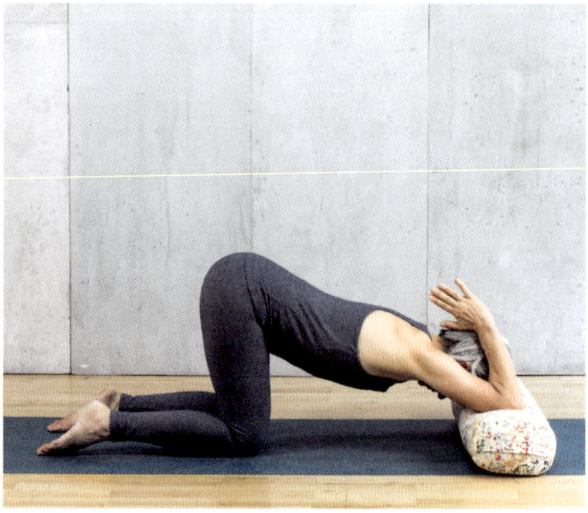

mit Bolster unter den Unterarmen

Ausgleichshaltung: Haltung des Kindes oder Bauchlage

Wirkung:
Sanfte Öffnung der Schultervorderseite, des Brustkorbs und Herzbereiches. Empfehlenswert nach längerem vorgebeugtem Sitzen oder Stehen.

Banane (liegende Seitbeuge)

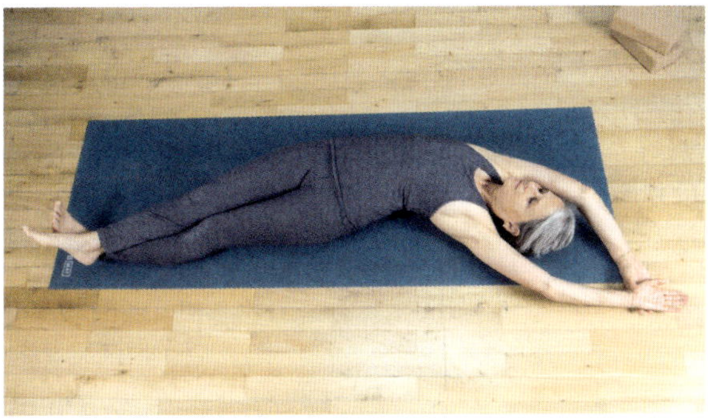

Ausgleichshaltung: Shavasana mit weit geöffneten Beinen

Wirkung:
Dehnung der gesamten Körperaußenseite.

Schildkröte (Vorbeuge)

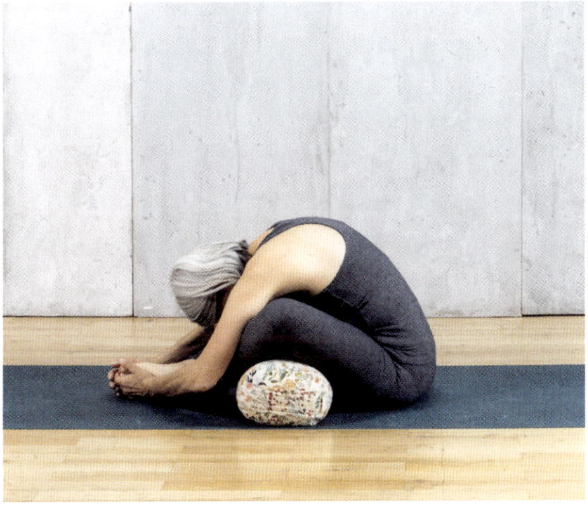

mit Bolster

Ausgleichshaltung: Scheibenwischer oder Tischhaltung

Wirkung:
Sanfte Dehnung der gesamten Körperrückseite.

Drache (Hüftöffner)

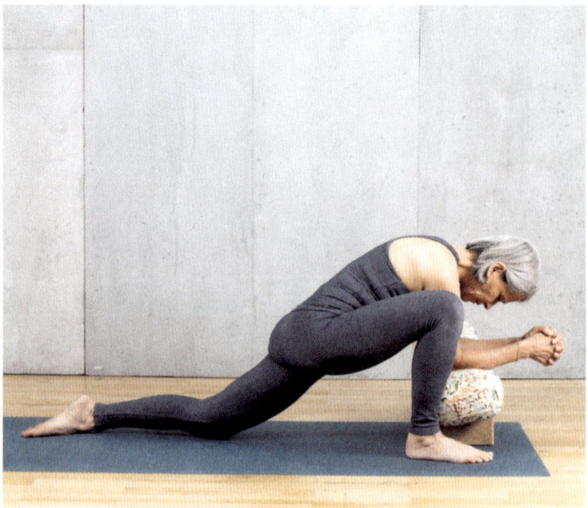

mit Bolster unter Oberschenkel und/oder unter Armen

Ausgleichshaltung: Shavasana

Wirkung:
Tiefe Dehnung des Oberschenkels, der Leiste und des Hüftbeugers.

»Sei wie der Bambus, beuge und biege dich anmutig, so wie der Wind es will, und du wirst niemals brechen.«

jap. Sprichwort

FASZIEN-YOGA

Das Fasziengewebe ist nach der Faszienforschung durch unterschiedliche Zugangswege beeinflussbar. Lucia Nirmala Schmidt[49] beschreibt vier grundsätzliche Zugangswege und ergänzt sie durch eigene Aspekte aus ihrer Yogapraxis:

Die myofasziale Release-Technik ist eine Art Selbstmassage mit Rollen und Bällen, die Verklebungen lösen kann.

Die Rebound Elasticity fördert die Elastizität durch federnde, springende und schwungvolle Bewegungen. Es wird eine Art Vorspannung erzeugt, der dann die eigentliche Bewegung folgt.

Beim Fascial Streching geht es, ähnlich wie beim Yin Yoga, um das Dehnen langer myofaszialer Ketten.

Das Fluid Refinement dreht sich um das Verfeinern des Körpersinns und der Feinmotorik durch kleinste, freie, sinnliche Bewegungen.

Herabschauender Hund, federnd

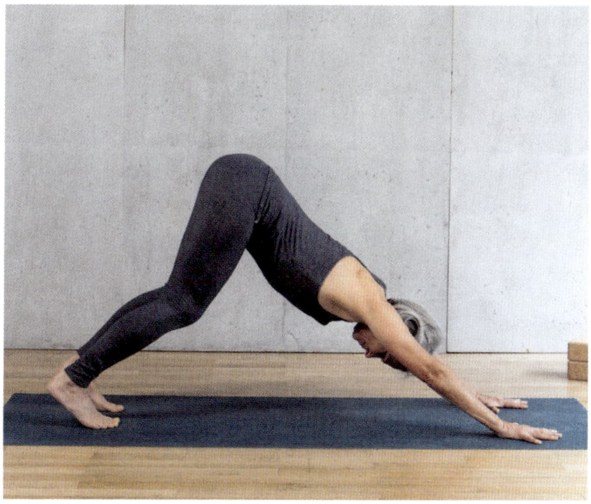

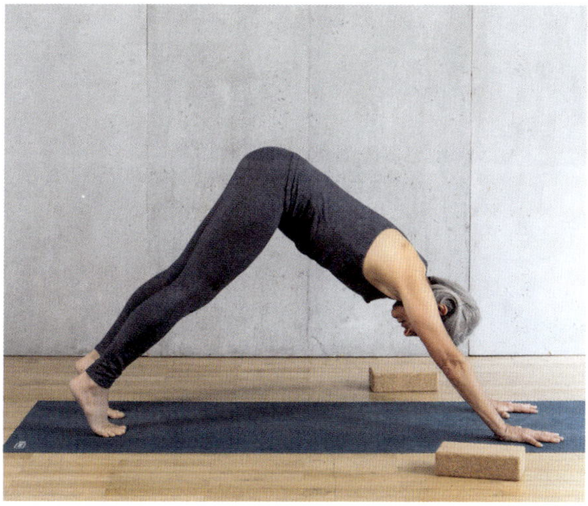

› Fersen heben, Knie beugen, leichte und spritzige Sprünge (Rebound Elasticity – federn und springen)

Berghaltung oder Krieger II, schwingend

Arme hochschwingen in Überstreckung, dann mit Schwung schnell mehrmals nach hinten unten schwingen (Vorspannung)

Berghaltung:

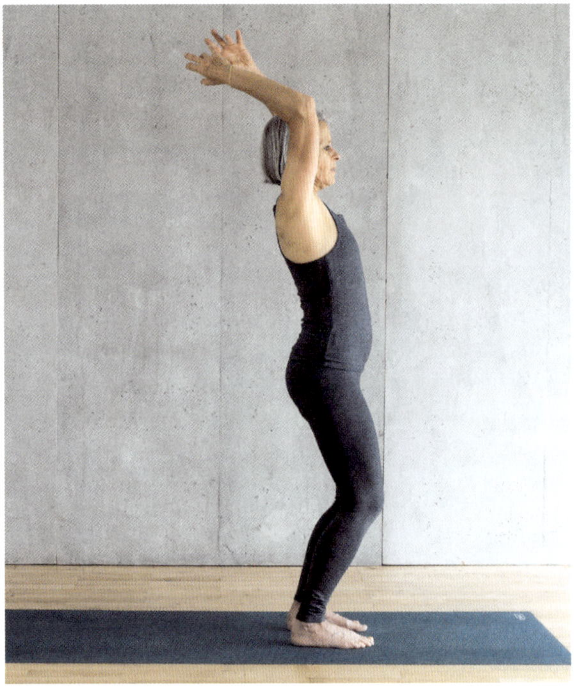

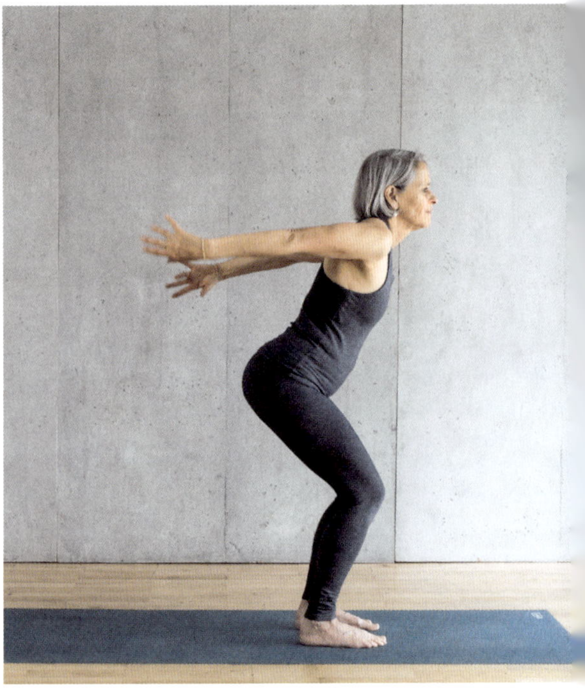

Krieger II:

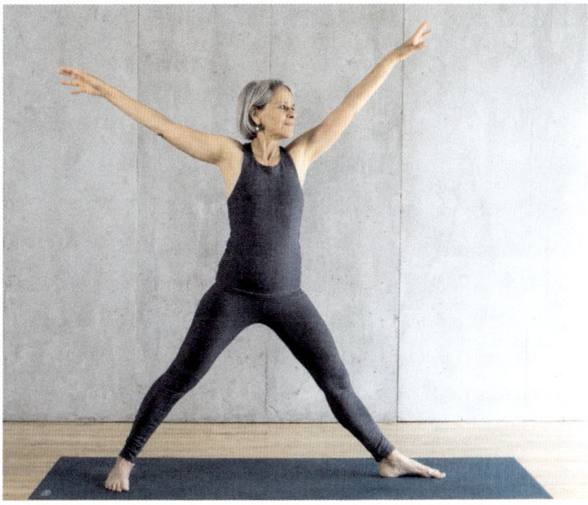

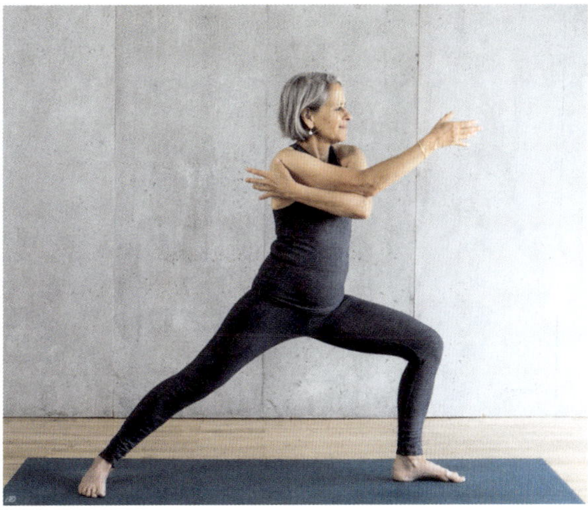

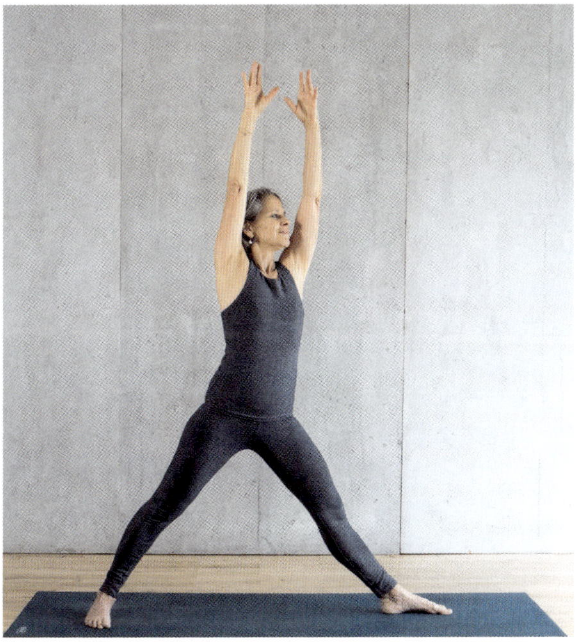

Grätsche, sitzend

Verschiedenste Dehnvariationen ausprobieren, um alle Regionen der Faszien zu erreichen. Nach vorne beugen, zur Seite beugen, Füße flexen und pointen, Rücken gerade oder rund, Oberkörper aufdrehen. Variiere immer wieder deine Haltung, Bleibe etwa 30–45 Sekunden in jeder Haltung (Fascial Stretch).

Kobra, schlängelnd

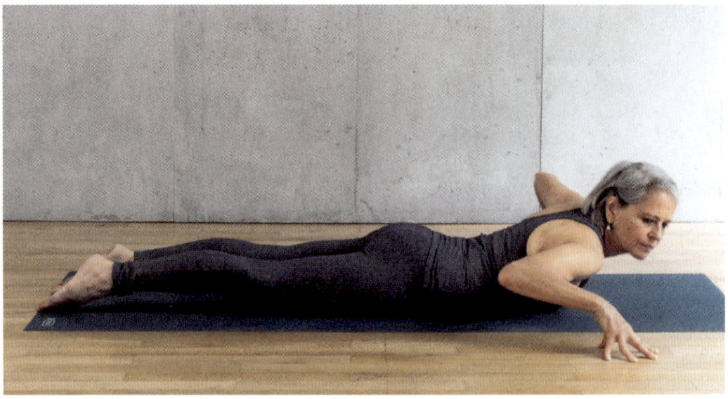

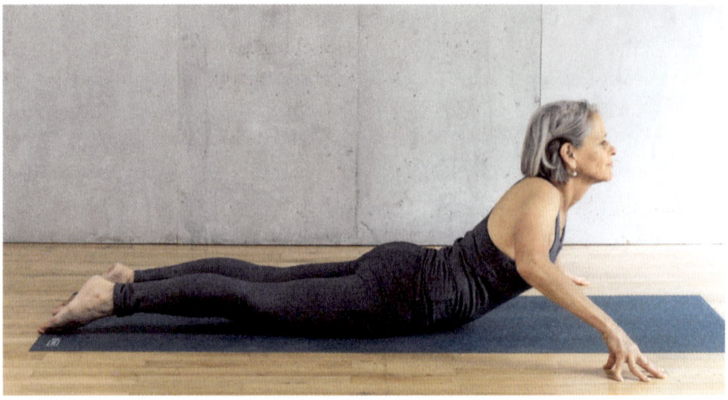

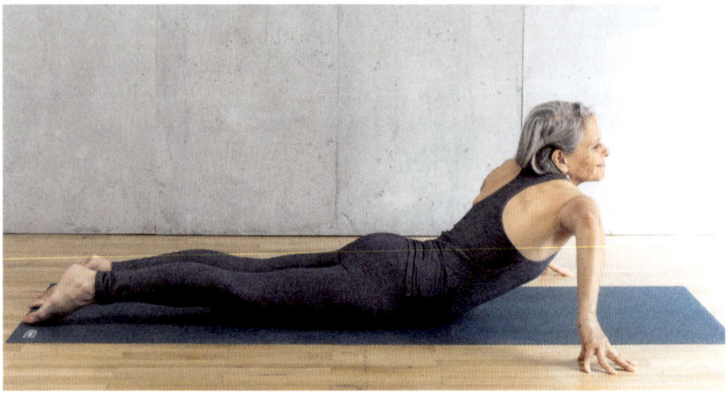

› Feine Veränderungen im Inneren entstehen lassen – etwas mehr heben und senken, schlängelnde Bewegungen (Fluid Refinement)

Schlaf – dein Tag bestimmt, wie du schläfst!

Schlaf war in meiner Familie sehr wichtig. Die erste Frage meiner Eltern am Morgen war immer: Hast du gut geschlafen? Davon hing ihr Tag ab. Doch das war nicht immer so. Die Bedeutung des Schlafes in unterschiedlichen Lebensphasen spiegelt sich gut in der Geschichte meines Vaters. Er gehörte der Kriegsgeneration an und konnte in seiner Jugend überall schlafen. Das war gut so, als er in den Arbeitsdienst kam. Die Tage waren lang und anstrengend und er war abends so müde, dass er sofort einschlief. Damals sagte er sich jeden Morgen: »Lieber Gott, lass Abend werden, Morgen wird's von selbst.« Mit Mitte 60 hatte sich seine Sichtweise völlig verändert. Einschlafen und Durchschlafen waren jetzt das Problem. Also drehte er das Gebet um und jeden Abend sagte er innerlich zu sich: »Lieber Gott, lass Morgen werden, Abend wird's von selbst.« So hat er es mir berichtet und es hat mich schon damals fasziniert, dass sich das Schlafverhalten so ändern konnte.

Ähnlich wie meinem Vater damals geht es mir jetzt auch – und wahrscheinlich vielen Menschen. In der Jugend ist Schlafen kein Problem, egal, wo wir sind oder was wir tun. Oft fühlen wir uns eher unausgeschlafen, weil wir uns zu spät hingelegt haben und zu früh aufstehen mussten. Im Alter wird das anders: Das Schlafbedürfnis nimmt ab, Einschlafen wird schwieriger und nachts liegen wir immer häufiger wach. Außerdem wachen wir öfter auf, schlafen früher ein und sind auch früher wach. Das ist bis zu einem gewissen Grad normal, wie Wissenschaftler herausgefunden haben. Denn unser Wach-Schlaf-System variiert mit dem Alter. »Unser Schlaf wird immer fragmentarischer, bis die Schlafeffizienz im Alter von achtzig Jahren auf etwa 70–80 % sinkt, wobei alters- und krankheitsbedingte Blasenschwäche eine große Rolle spielen.«[50]

Doch was können wir tun, um ausreichend Schlaf zu finden? Viele versuchen es mit pflanzlichen Mitteln, und wenn das nicht mehr wirkt, nehmen sie Schlaftabletten. Das kann kurzfristig helfen, ist aber keine Dauerlösung, da Schlaftabletten abhängig machen und den gesunden Schlafrhythmus zerstören.

Denn der erste Schritt, um auch im Alter zu einem guten Schlaf zu finden, ist die Akzeptanz, dass der Schlaf sich verändert hat, zu akzeptieren, mal nicht einschlafen zu können, wach zu liegen, viel zu früh aufzuwachen. Das nimmt den Druck, schlafen zu müssen. Denn unser Kopf, der den Schlaf erzwingen will, hält uns davon ab. Das schildert Dr. Guy Meadows sehr eindringlich in seinem Buch »Schlaf gut«[51], einem Plädoyer für einen anderen Umgang mit dem Schlaf. Denn guter Schlaf ist subjektiv. Vielleicht hast du auch schon mal beobachtet, dass du dich nach einer Nacht, in der du wenig geschlafen hast, am nächsten Tag ganz fit fühlst. Und das ist das Entscheidende, nicht die Stunden, sondern das eigene Gefühl. Das Wichtigste ist: nichts tun, das Kämpfen einstellen. Das annehmen, was ist, und unsere Sorgen und Ängste, die in der Nacht oft größer erscheinen, da sein lassen.

Aber wir können auch am Tag etwas dafür tun, nachts besser zu schlafen. So beschreibt Mark Stephens den Schlaf als etwas sehr Individuelles, das wir durch unser Verhalten beeinflussen können. »Wir müssen den Schlaf als ein Verhalten begreifen und guten Schlaf als einzigartige Erfahrung, die von körperlichen, mentalen, emotionalen und äußeren Voraussetzungen abhängt, zu denen auch unsere sozialen Beziehungen und unser Tagesablauf zählen.«[50]

Es geht vor allem darum, dem Schlaf nicht zu viel Bedeutung zu geben, zu lernen, ihn natürlich kommen zu lassen. Hier die gängigen Schlafhygienetipps, die sich in vielen Büchern und Ratgebern finden und die du individuell ausprobieren kannst:

- Nur müde ins Bett gehen.
- Immer wieder aufstehen, wenn du länger nicht schlafen kannst.
- Jeden Morgen zur gleichen Zeit aufstehen.
- Nickerchen am Tage, die mit dem Älterwerden zunehmen, kurz halten.
- Kein Koffein nach 16 Uhr.
- Die letzte Mahlzeit möglichst drei bis vier Stunden vor dem Zubettgehen einnehmen.
- Grelles Licht und kaltweißes Licht (Computer, Tablet, Smartphone) ein bis zwei Stunden vor dem Zubettgehen vermeiden.
- Kein oder wenig Alkohol.
- Ausreichend Bewegung am Tag.
- Beruhigende Tätigkeiten ein bis zwei Stunden vor dem Zubettgehen.

»Da es für die Gesundheit sehr förderlich ist, habe ich beschlossen, glücklich zu sein.«

Voltaire

YOGA UND GUTER SCHLAF

Schon Patanjali hat in seinem Yogasutra die Bedeutung von Ruhe für unsere Gesundheit erkannt: So heißt es im Sutra 1.2: »yogash citta vritti nirodah« – Yoga ist, wenn die Bewegungen des Geistes zur Ruhe kommen. Das ist schwer in dieser Welt des 21. Jahrhunderts, die uns ständig mit neuen Informationen und Eindrücken überschüttet. Der Geist findet keine Ruhe, weil er sich mit den Leiden und Kümmernissen (Kleshas) des Alltags befasst. Um Gesundheit und Wohlbefinden zu erlangen, bedarf es aus der Sicht des Yoga Gleichgewicht und Gleichmut. So beschreibt Mark Stephens den Weg zu mehr Ruhe und einem besseren Schlaf: »Obwohl unser Leben von der Genetik und unserer gesammelten Lebenserfahrung (Samskaras) bestimmt wird, können wir durch die Maßnahmen (Kriyas), die wir in unserem Alltag ergreifen, Ausgeglichenheit kultivieren und das beginnt bereits mit der Schlafhygiene.«[51]

Das Gleichgewicht (Homöostase) innerhalb unserer Körpersysteme wird von unserem autonomen Nervensystem gesteuert. Es funktioniert selbstständig und meist unbewusst, kann aber über die Atmung beeinflusst werden. Das autonome Nervensystem ist unterteilt in das Parasympathische (PNS) und das Sympathische (SNS) Nervensystem. SNS und PNS sind Antagonisten. Beide sind immer aktiv, aber einer ist dominanter als der andere. Das SNS ist meist aktiv unter Aufregung (positiv und negativ), Stress und Angst. Es sendet leistungsfördernde Signale und bereitet den Körper auf Angriff oder Flucht oder auf große Anstrengungen vor. Das PNS sorgt für die Entspannung des Nervensystems. Es sendet erholungsfördernde Signale und dient dem Stoffwechsel, der Erholung und dem Aufbau körpereigener Reserven.
Um zur Ruhe zu kommen und Schlaf finden zu können, müssen wir das PNS mehr aktivieren.

YOGA NIDRA

Der Sanskrit-Begriff Yoga Nidra bedeutet wörtlich »Yoga-Schlaf«. Dabei handelt es sich um eine geführte Meditation im Liegen, bei der Körper und Geist in mehreren Stufen in eine immer tiefere Entspannung gelangen. Der Geist bleibt dabei wach, um einen Zustand bewusster Ruhe zu erreichen. Während einer Yoga-Nidra-Sitzung kommen verschiedene Atem-, Entspannungs- und Visualisierungstechniken zum Einsatz, die je nach Lehrer und den Vorkenntnissen der Teilnehmer:innen leicht variieren können. Oft wird auch ein Vorsatz (Sankalpa) in den tieferen Schichten des Bewusstseins verankert, um von dort aus seine volle Wirkung zu entfalten. Yoga Nidra stammt – wie viele andere Techniken des Yoga – aus der tantrischen Tradition und wurde von Swami Satyananda Saraswati ins moderne Yoga integriert.[52]
Yoga Nidra wirkt wunderbar gegen Schlafmangel. Zu Beginn der Meditation kommen durch körperliche Entspannungstechniken die Sinne zur Ruhe und die Aufmerksamkeit wandert langsam nach innen. Während der verschiedenen Phasen von Yoga Nidra – dem bewussten Wahrnehmen des Atems, dem Erleben gegensätzlicher Empfindungen und dem Heraufbeschwören innerer Bilder – gelangt der Körper in einen Zustand immer tieferer Entspannung, während der Geist zunehmend ruhiger wird. Die Gedankenaktivität verlangsamt sich so weit, dass kognitive Funktionen wie Gedächtnis, Lernfähigkeit und Entscheidungsfindung positiv beeinflusst werden können. Zudem führt regelmäßige Praxis von Yoga Nidra zu einer erhöhten Ausschüttung von Melatonin im Gehirn.[53]

Es gibt unterschiedlichste Versionen von Yoga Nidra. Über den QR-Code kannst du dir eine Version herunterladen.
Du findest auch kostenlose Anleitungen auf YouTube und kostenpflichtige Versionen auf dem Onlineportal Yogaeasy[53] und bei Bärbel Mießner auf Yogamour+.[54]

Probiere es doch mal aus! Du wirst sehen, wie entspannt du danach bist und wie viel besser du schläfst!

▲ ZUR AUDIODATEI

4-7-8 ATMUNG

Diese Atmung ist ein natürliches Beruhigungsmittel für das vegetative Nervensystem und wirkt entspannend auf den Körper. Sie wurde vom US-Mediziner Andrew Weil entwickelt und soll bei Schlafstörungen, Ängsten und Bluthochdruck helfen.
Bei dieser Atemübung kann der eingeatmete Sauerstoff durch das Luftanhalten länger im Blut zirkulieren. Durch die verlängerte Ausatmung kann viel verbrauchte Luft aus dem Körper entweichen. Das senkt den Puls und wir werden gelassener und entspannter.
Wenn dir die Atemfrequenzen zu lang sind, kannst du es auch mit der Hälfte probieren. Es kommt vor allem auf das Verhältnis zwischen Einatmung, Atempause und Ausatmung an.
Taste dich langsam an dieses Pranayama heran. Lege dich auf den Rücken. Platziere die Hände auf deinem unteren Bauch. Atme in die Hände hinein. Der Bauch wölbt sich mit jeder Einatmung nach außen und fällt mit jeder Ausatmung nach innen. Nimm wahr, wie dein natürliches Verhältnis von Ein- und Ausatmung ist. Atme so für einige Atemzüge.
Lege nun deine Zungenspitze hinter die oberen Schneidezähne an den Gaumen. Beginne jetzt deine Ausatmung immer mehr zu verlängern. Vielleicht kannst du ein kleines Geräusch wie »f«, »s« oder »sch« bei der Ausatmung dazunehmen. Atme auf 4 ein und auf 6 aus. Baue dann langsam eine kleine Atempause ein. Mache das wieder einige Atemzüge.
Verlängere jetzt langsam deine Atempause bis auf 7 Atemzüge und die Ausatmung weiter auf 8 Atemzüge.
Andrew Weil empfiehlt, das 4-7-8-Pranayama viermal hintereinander zu machen, um den Entspannungseffekt zu spüren.

RESTORATIVE YOGA

Restorative Yoga unterscheidet sich von Yin Yoga, indem er nur auf Entspannung setzt. Dehnung wie im Yin Yoga soll vermieden werden, um voll ins Loslassen, die Entspannung, das »einfach nur Sein« zu kommen. Die Haltungen werden mit geringstmöglicher Anstrengung eingenommen, teilweise noch länger als im Yin Yoga, 5–10 Minuten. Durch die völlige Entspannung der Muskeln wird der Parasympathikus aktiviert, das zentrale Nervensystem beruhigt sich und Körper und Geist können sich regenerieren. So kann die Entspannung nachhaltig bis in die tiefsten Schichten des Körpers dringen. Dafür bedarf es vieler Hilfsmittel wie Blöcke, Decken, Bolster, Gurte, Kissen, Stuhl, die die Haltungen so weit wie möglich unterstützen, bis ein völliges Loslassen möglich ist.

RÜCKBEUGEN

Supta Baddha Konasana

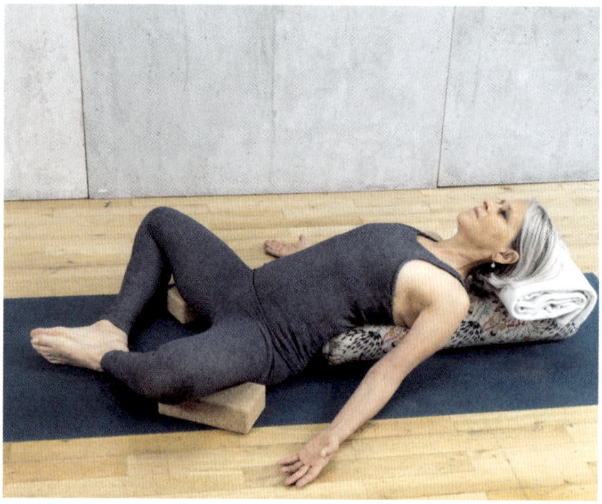

Mögliche Hilfsmittel:

- Bolster oder gerollte Decke unter dem Rücken
- Decke unter dem Kopf
- Blöcke unter den Oberschenkeln

Wirkung: sanfte Herzöffnung, sehr regenerierend.

VORBEUGEN

Grätsche

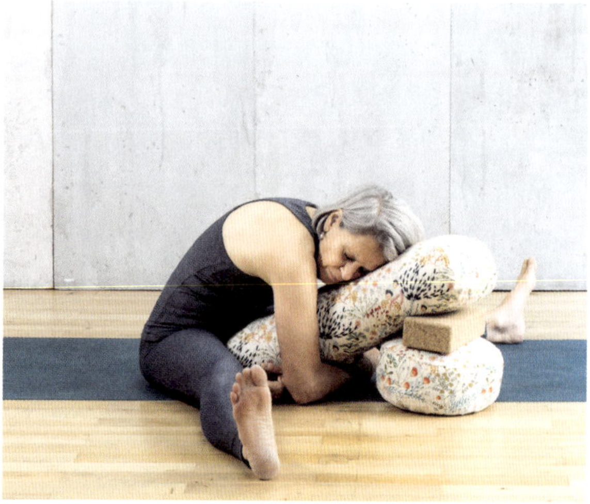

mit Bolster, Block und Kissen

DREHUNG

Sitzende Drehung

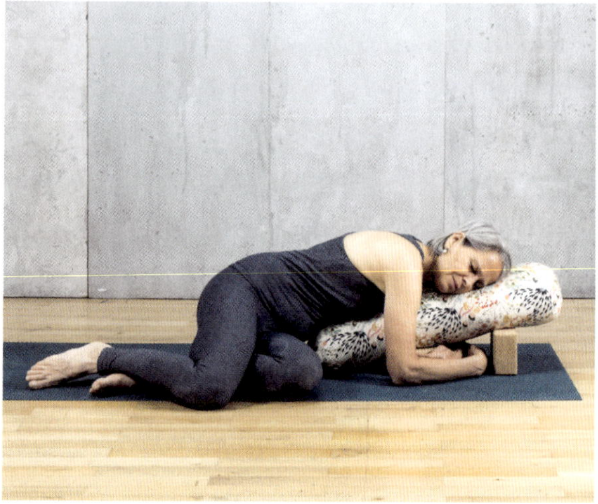

mit Bolster und 2 Blöcken

Legstretching

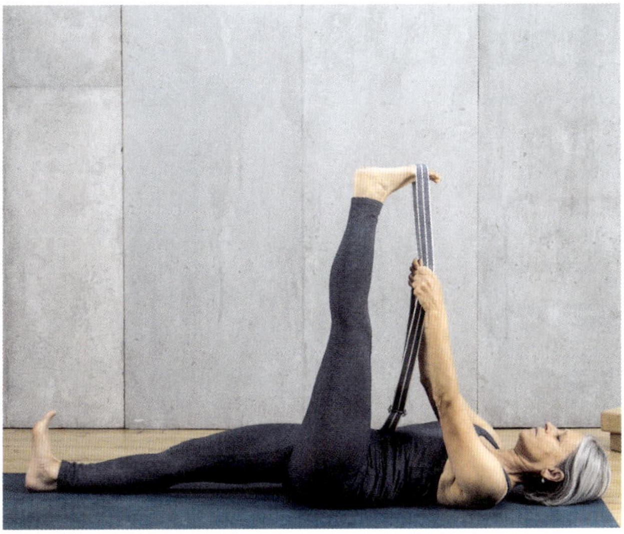

mit Gurt

Wirkung: Sanfte Dehnung der Beinrückseiten.

Viparita Karani

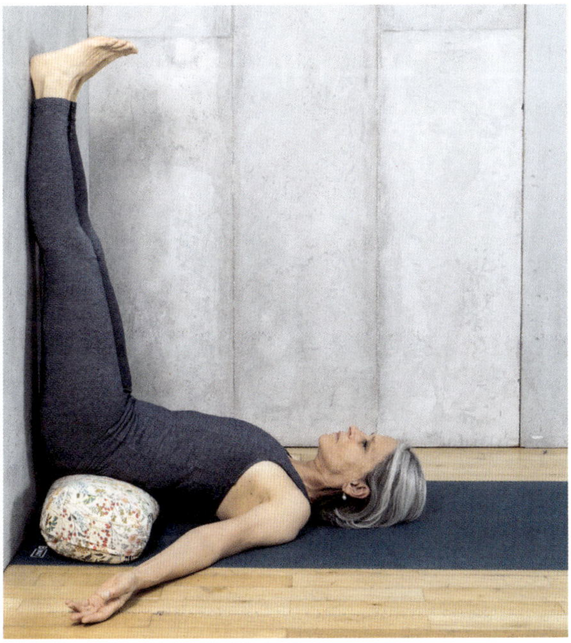

an der Wand mit Bolster

Wirkung:
Fördert die Durchblutung. Entspannt und baut Stress ab.

Vom Umgang mit Schmerz und Angst

Schmerzen sind ein Signal des Körpers. Sie zeigen uns, dass etwas nicht stimmt. Das kann eine Krankheit sein, eine Überlastung, psychischer Druck und vieles mehr. Meist versuchen wir, sie schnell mit einer Tablette zu betäuben, und befassen uns nicht mit ihren Ursachen. Doch das rächt sich häufig, denn so kommen sie zurück – und vielleicht sogar stärker. Das habe ich selbst mit Ende 40 intensiv erlebt. Eine chronische Blasenentzündung, ein Bandscheibenvorfall. In dieser Zeit war ich ständig auf meine Schmerzen fokussiert. Was kann ich tun, um diese Schmerzen loszuwerden? Ich hatte Angst, dass ich nie wieder schmerzfrei sein würde. Ich lief von Arzt zu Ärztin, von Therapeut zu Therapeutin, und es dauerte lange, bis etwas half. Oder mein Körper sich vielleicht auch von allein beruhigte. Gott sei Dank hatte ich keine lebensbedrohliche Krankheit und doch war der Tag von meinen Beschwerden bestimmt.

Niemand möchte Schmerzen haben, und doch gehören sie zum menschlichen Leben dazu. Und leider werden sie im Alter häufiger, da unser Körper abbaut, wenn wir älter werden, und vieles nicht mehr so funktioniert wie in jüngeren Jahren. Abnutzungserscheinungen an der Wirbelsäule, den Gelenken, Bändern, Muskeln und Knochen und Abbauprozesse an den inneren Organen und dem Nervensystem begünstigen Schmerzen. Und das macht Angst. Denn sie verändern das Leben. Am Anfang ist es vielleicht nur eine Sportart, die man aufgeben muss. Irgendwann ist die Bewegungsfreiheit immer mehr eingeschränkt und damit auch die Möglichkeit zu sozialen Kontakten. Und die brauchen wir Menschen wie die Luft zum Atmen. Werden die Schmerzen chronisch, bestimmen sie häufig den ganzen Alltag und rauben alle Energie. Eine Angstspirale kann beginnen, die womöglich bis zur Depression führt. Ein Horrorszenario? Ja, denn Schmerzen, Ängste und soziale Isolation sind die häufigsten Zufriedenheitskiller im Alter. Doch es muss nicht so kommen. Wir haben es selbst in der Hand, mit dem Altwerden anders umzugehen. Hier bietet uns Yoga ein breites Spektrum an Möglichkeiten, Schmerzen und Angst sowohl körperlich als auch mental zu begegnen.

YOGA GEGEN SCHMERZ UND ANGST

Vorab möchte ich eines klarstellen: Yoga kann keine Wunder vollbringen, Yoga kann uns nicht heilen. Aber Yoga kann unseren Körper kräftiger, stärker und beweglicher machen und unsere Haltung und Einstellung zu Schmerz und Angst verändern. Schmerzen, egal ob temporär oder chronisch, erfordern einen besonders achtsamen Umgang mit dem Körper. Dafür ist es wichtig, seinen Körper zu kennen, ganz vorsichtig die Grenzen auszuloten. Setze ich noch einen Reiz, einen Impuls oder bin ich schon drüber und verstärke den Schmerz. Das ist nicht einfach und erfordert eine intensive Wahrnehmung des Körpers. Mental und emotional geht es darum, anzunehmen, was ist und die Aufmerksamkeit umzulenken. Auf die Teile des Körpers, die gut funktionieren, und auf das soziale Umfeld und das Zusammensein mit geliebten Menschen. Das wahrzunehmen, was gut ist. Denn je mehr Aufmerksamkeit wir einer Sache widmen, hier dem Schmerz, umso stärker empfinden wir sie. Wir bauen innere Widerstände gegen den Schmerz auf. Körperlich, indem wir uns immer mehr verspannen, mental, indem unsere Gedanken ständig um den Schmerz kreisen, und emotional, indem wir Wut, Ärger, Trauer, Verzweiflung entwickeln. Das verstärkt den Schmerz!

Atemübungen und Meditationen können helfen, den Schmerz bewusst wahrzunehmen, ihn aus der Sicht eines äußeren Beobachters möglichst neutral ohne Bewertung zu beschreiben und den Fokus auf eine neutrale Stelle im Körper zu lenken: den Atem oder auch einen Punkt im Körper, der sich angenehm anfühlt. Das entlastet und beruhigt das vegetative Nervensystem.

Gerade die Verbindung von Yoga und Focusing erlaubt uns, die Achtsamkeit für den Körper zu entwickeln und den Fokus zu verändern.

MEDITATION: DER GUTE ORT[15]

Lege dich auf den Rücken. Mache es dir so bequem wie möglich. Vertiefe deine Atmung und tauche immer mehr nach innen. Lenke deine Aufmerksamkeit auf deinen Körper und nimm deine Körperempfindungen wahr. Vielleicht spürst du, wie gewohnt, zuerst die Stellen, die sich verspannt anfühlen oder schmerzhaft sind. Lenke diesmal deinen Fokus auf das Angenehme in deinem Körper und mache dich auf die Suche nach einer Stelle in deinem Körper, die sich im Vergleich zum Rest angenehmer oder wohliger anfühlt. Diesen Ort gibt es, auch wenn du Schmerzen hast.
Wo ist es am angenehmsten? Es kann sein, dass es dort wärmer ist, entspannter, friedlicher, stabiler, weiter, ruhiger als im Rest des Körpers. Vielleicht ist es aber auch die Stelle in dir, die gerade am wenigsten verspannt ist, die am wenigsten wehtut oder die schmerzfrei ist. Das kann ein ganz kleiner Ort sein, z. B. dein kleiner Zeh oder ein größerer Bereich wie dein Bauch. Lass dir Zeit, manchmal kann es eine gute Weile dauern, bis man einen Platz in sich gefunden hat.
Wenn du eine Stelle gefunden hast, die sich angenehm oder zumindest am wenigsten unangenehm anfühlt, verweile dort mit deiner Aufmerksamkeit. Vielleicht möchtest du dir vorstellen, dass du dich mit deinem Gewahrsein in der Mitte deines angenehmen Gefühls niederlässt oder dich danebensetzt. Vielleicht magst du deinen Atem dort hinschicken. Lass dir Zeit, dort zu sein, und beschreibe diese angenehme Stelle innerlich.

Benenne innerlich deine körperlichen Empfindungen: z. B. warm, lebendig, weit. Welche Stimmung herrscht in dir: z. B. friedlich, fröhlich, geborgen, vertraut, tröstlich. Vielleicht taucht ein Bild dieses guten Ortes in dir auf. Verweile weiter an deinem guten Ort und genieße das gute Gefühl!

Und dann kannst du dich fragen, was eigentlich das Beste hier an diesem guten Ort ist. Lass diese Frage nach innen zum Körper sinken. Es geht darum, die Frage an den Körper zu richten und nicht zu überlegen.

Stelle dir, wenn du magst, noch folgende Fragen:

- Wo und in welcher Situation in deinem Alltag kannst du diese Qualität gebrauchen?
- Wo hättest du gerne mehr davon?

Und bevor du aus dem Gefühl gehst, frage dich, was du brauchst, um wieder ins Hier und Jetzt zu kommen. Erst dann öffne langsam die Augen.

»Nicht die Glücklichen sind dankbar.
Es sind die Dankbaren, die glücklich sind.«

Francis Bacon

Yogasequenz: Inner Truth – Anwesenheit und Annahme

Hintereinander oder jede Sequenz einzeln durchführen.

3–5 Minuten: **❶Tadasana** – EA **❷Urdhva Hastasana** – AA **❸Uttanasana** – EA **❹Ardha Uttanasana** – AA **❺Uttanasana** – EA **❻Urdhva Hastasana** – AA **❶Tadasana**

Fließende Welle, wie Wasser, immer mehr die Feinheiten spüren, intuitiv, fließend, suchend. Spürst du einen Widerstand? Darf es sein? Ist es möglich, das Gefühl zu begrüßen? Was verändert sich, wenn es da sein darf?

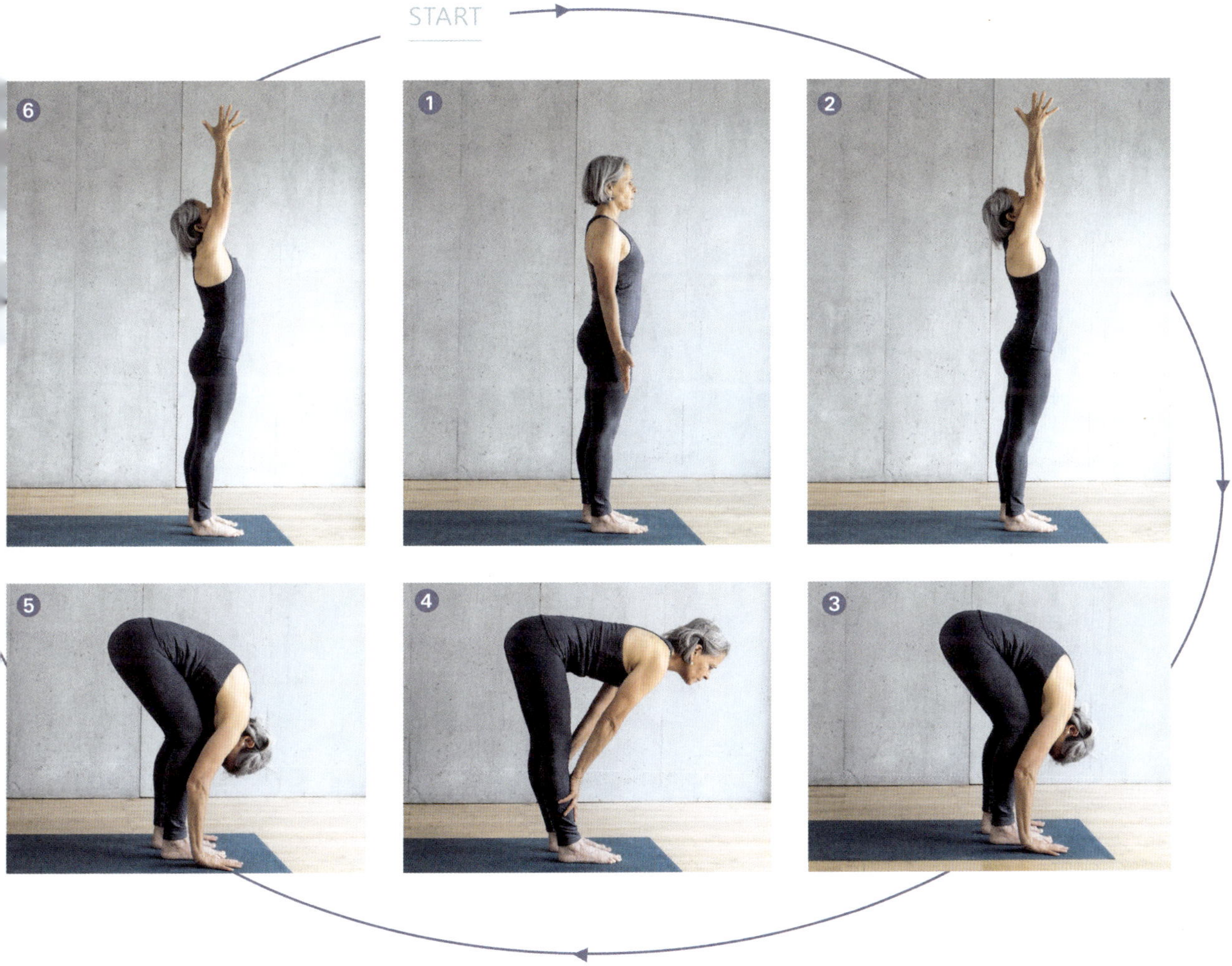

Mehrmals fließend: **Herabschauender Hund – Brett**

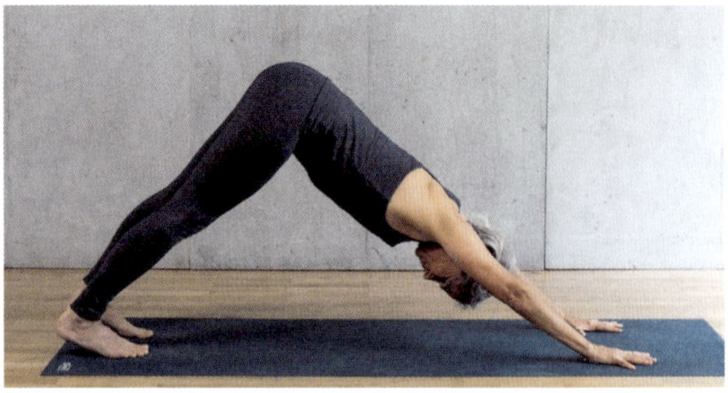

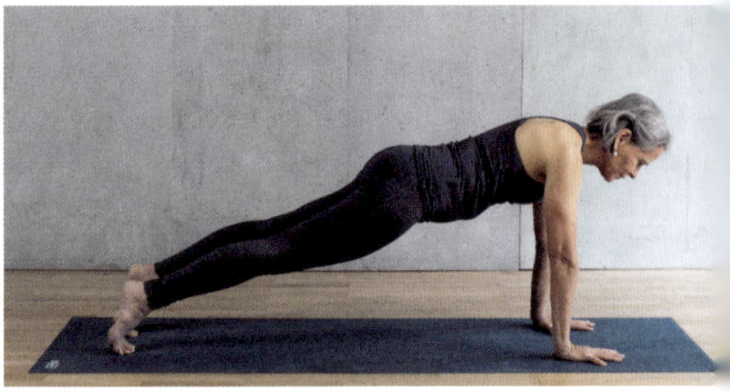

20-mal: **Kobra – Ablegen**

Was passiert in dir? Was sagt dein Körper? Wie ist dein Atem? Wie verändert er sich? Welche Gefühle hast du? Wie verändert sich dein Körpergewahrsein mit der Länge der Übung? Wie verändert sich dein Gefühl? Kannst du es annehmen? Gibt dir die ständige Wiederholung Sicherheit?

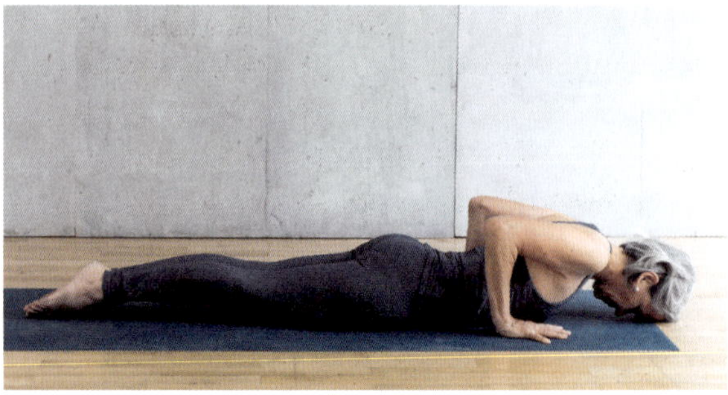

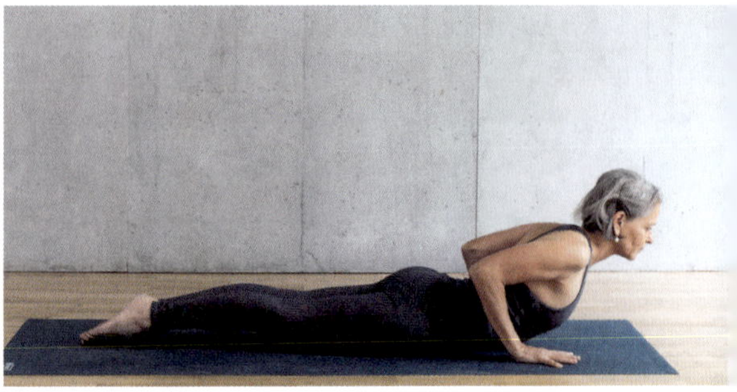

High Lunge

Hohe Intensität: Arme gestreckt, 5-mal strecken und beugen, dabei die Arme senken und strecken – Tadasana – andere Seite

80 % Intensität: Hände am Hinterkopf 5-mal beugen und strecken – Tadasana – andere Seite Arme hinter dem Rücken greifen 5-mal beugen und strecken

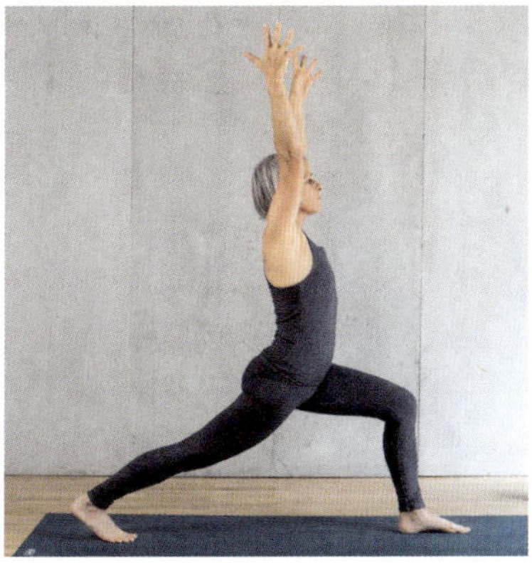

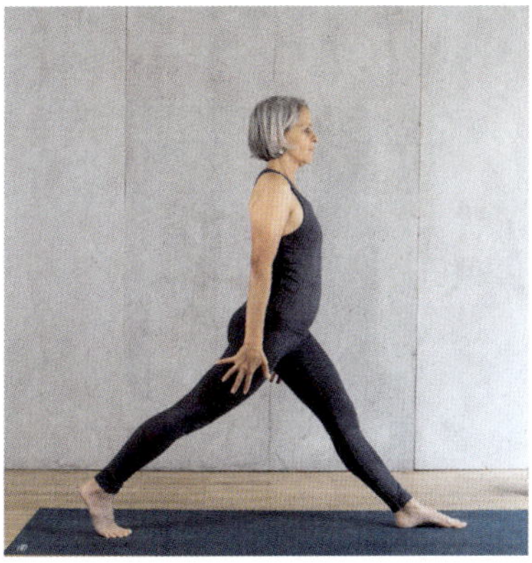

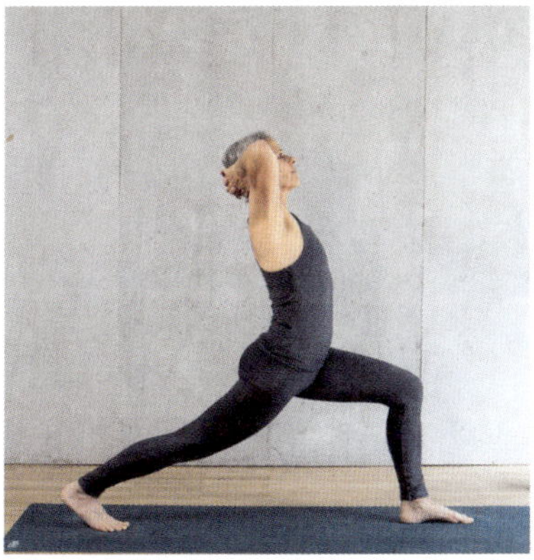

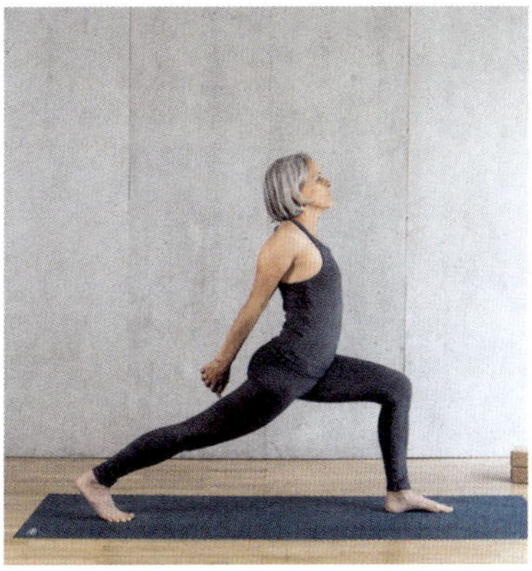

Kindhaltung

Zentrierung in der Mitte, Drittes Auge, alles da sein lassen

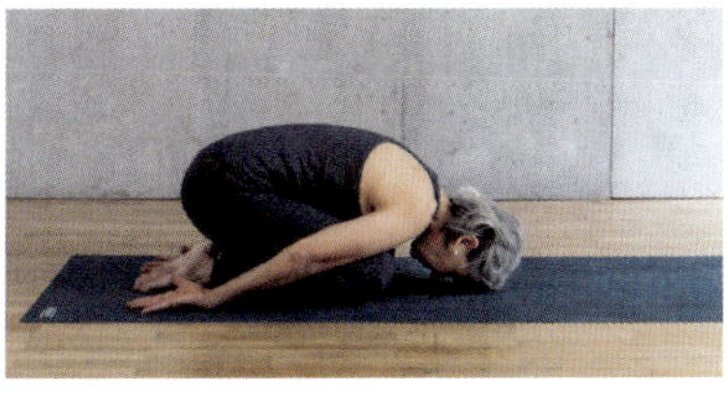

Rückenlage

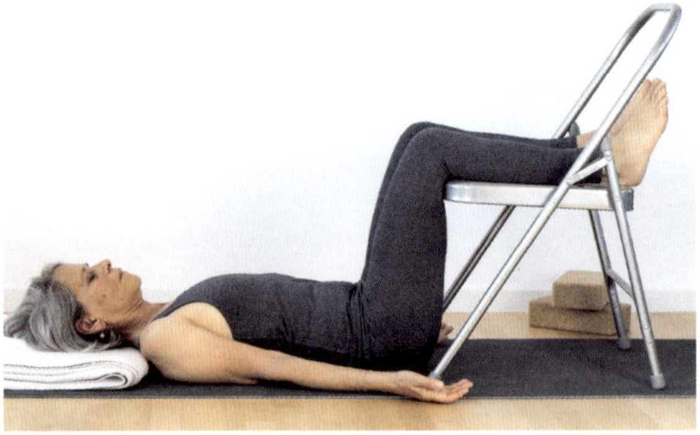

Unterschenkel auf Stuhl

Wirkung: Beruhigt das vegetative Nervensystem.

Grätsche, sitzend

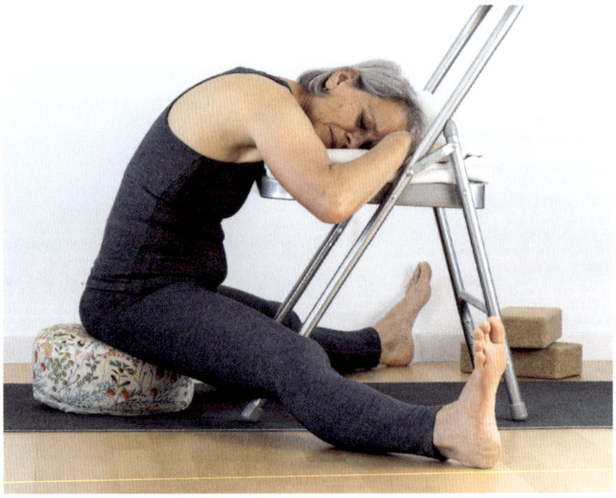

evtl. auf Kissen oder Block, Arme und Kopf auf Stuhl mit Decke

Wirkung: Beruhigt die Verdauungsorgane, da der innere Bauch viel Platz bekommt.

PRANAYAMA

4-7-8 Atmung (S. 182)
verlängerte Ausatmung (S. 197)

Typische Altersbeschwerden

Auch wenn wir es nicht wahrhaben wollen: Der Abbau unseres Körpers kommt schleichend, meist so langsam, dass es uns gar nicht so auffällt. Früher bin ich locker morgens aus dem Bett gesprungen. Und heute, mit Mitte 60, rolle ich mich zur Seite und stelle dann erst mal meine Füße auf, rückenschonend, denn mein Körper fühlt sich morgens noch ziemlich steif und unbeweglich an. Nach meinem Morgenritual fühle ich mich deutlich besser, die Muskeln sind aufgewärmt, die Gelenke geschmiert, die Faszien gedehnt. Der Tag kann losgehen. Doch das ist nur der allgemeine, ständige Abbauprozess. Es kann auch ganz anders kommen. Denn die Abnutzung und der Abbau in unserem Körper verursachen vermehrt auch größere Beschwerden und Krankheiten – und das immer mehr, je älter wir werden.

Typische altersbedingte Krankheiten sind u. a. Arthrose, Bluthochdruck, Rücken- und Knieschmerzen und Osteoporose. Wie man diesen Beschwerden mit Yoga begegnen kann, darauf möchte ich jetzt, am Ende dieses Buches, noch kurz eingehen. Wer tiefer in die Yogatherapie einsteigen möchte, findet im Literaturverzeichnis fundierte Ratgeber.

Yogatherapie ist auch kein Ersatz für eine Diagnose und Behandlung beim Arzt, Heilpraktiker oder Therapeuten! Deshalb gebe ich hier nur Informationen weiter, die ich in meiner eigenen Yogatherapieausbildung bekommen habe und die dir helfen sollen, deine Yogapraxis für dich und deinen Körper schmerzfrei zu gestalten.

BLUTHOCHDRUCK

Mit zunehmendem Lebensalter nimmt das Risiko für Bluthochdruck zu, da die Gefäße an Elastizität verlieren. Ein hoher Blutdruck begünstigt schwere Herzerkrankungen wie Schlaganfall und Herzinfarkt. Neben der ärztlichen Behandlung, Veränderung der Ernährung und täglicher Bewegung kann auch Yoga helfen, den Blutdruck zu senken.

YOGA BEI BLUTHOCHDRUCK

Empfohlen wird eine sanfte Yoga Asana-Praxis, die den Körper kräftigt und mit Entspannung gemischt ist. Die Anstrengung sollte langsam gesteigert werden und die Positionen sollten öfter gewechselt werden, um die Blutzirkulation zu unterstützen. Rückbeugen öffnen den Brustkorb und erleichtern eine vertiefte Atmung.
Atemübungen ergänzen die Praxis, vor allem mit einer verlängerten Ausatmung.
Vorsicht bei Umkehrhaltungen – vor allem bei Kopf- und Handstand. Nicht zu lange in den Haltungen bleiben, auch nicht im herabschauenden Hund!

Yogasequenz: Sanfter Sonnengruß

❶Tadasana – EA Arme über die Seite nach oben – **❷Urdhva Hastasana** – AA **❸Utkatasana** – EA **❹Kaktusarme** – AA **❺Uttanasana** – EA Schritt zurück in **❻Anjaneyasana** – AA **❼Hände auf Knie** abstützen – EA **❽Hände hinter dem Rücken** greifen – AA **❽Kind** – EA **❿Kuh** – AA **⓫Katze** – EA **⓬Kuh** – AA **⓭Kind** – EA **⓮Anjaneyasana** – AA **⓯Uttanasana** – EA Arme über die Seite nach oben – **⓰Urdhva Hastasana** – AA **❶Tadasana**

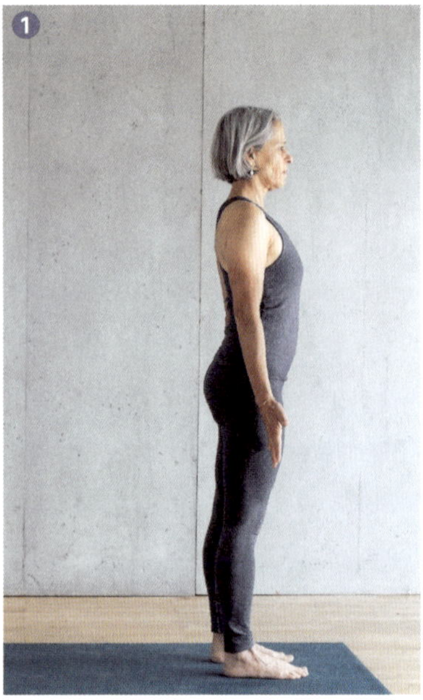

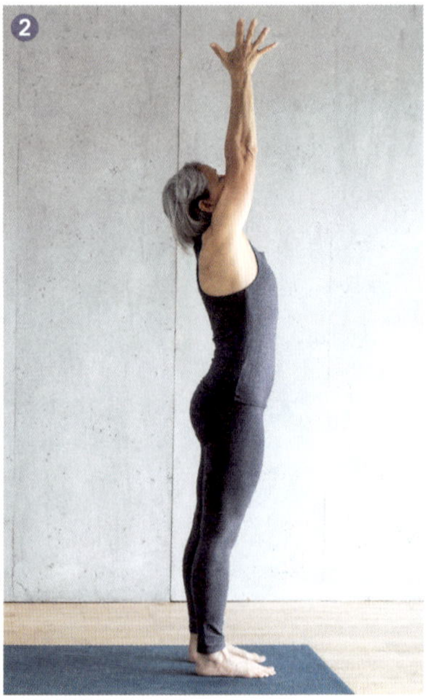

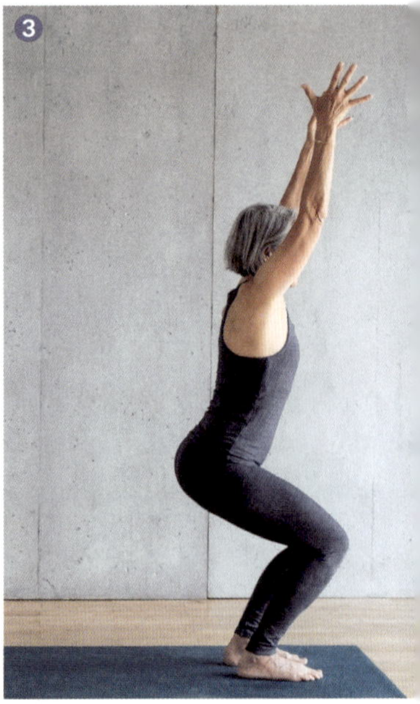

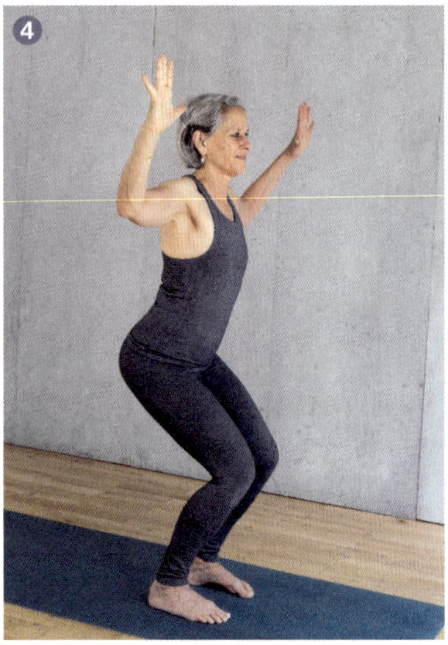

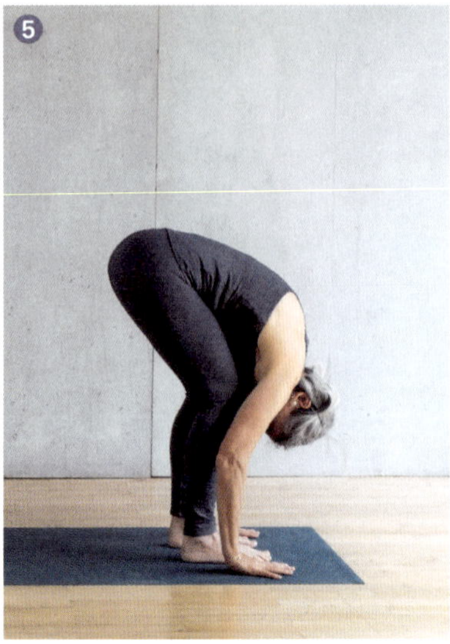

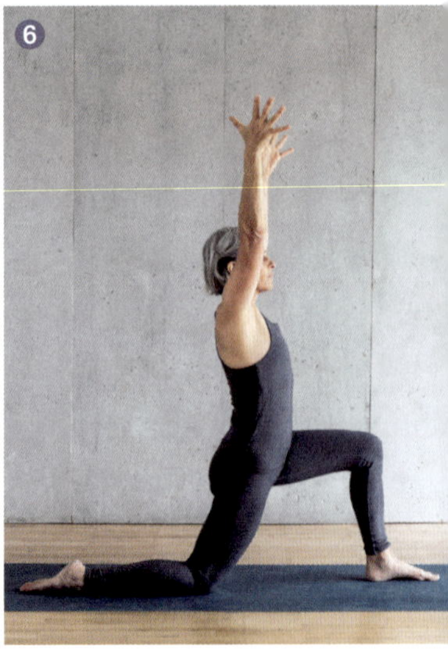

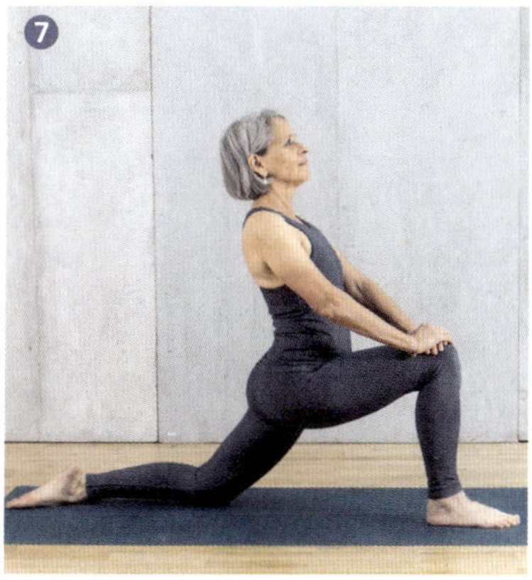
7

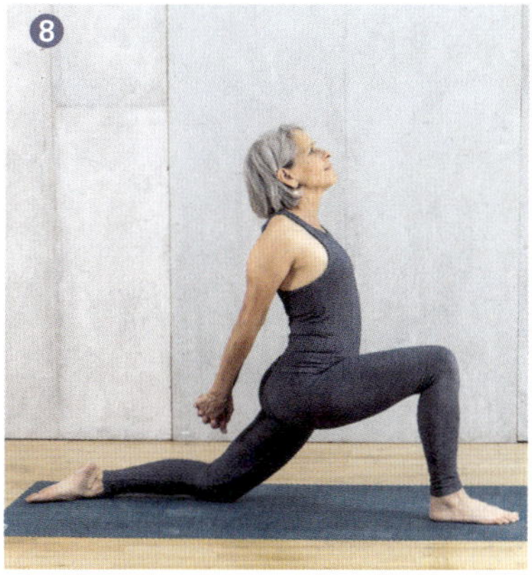
8

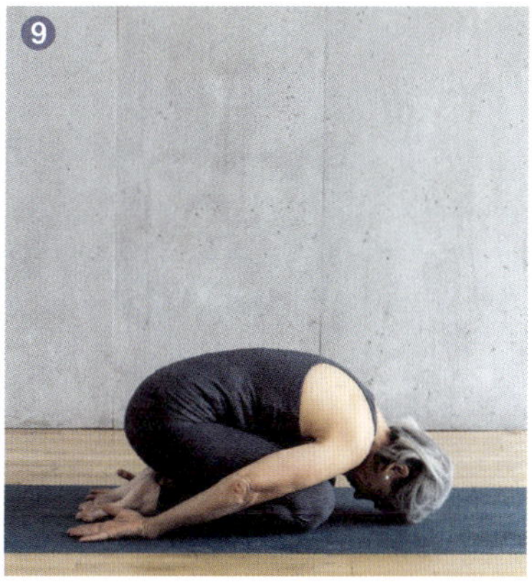
9

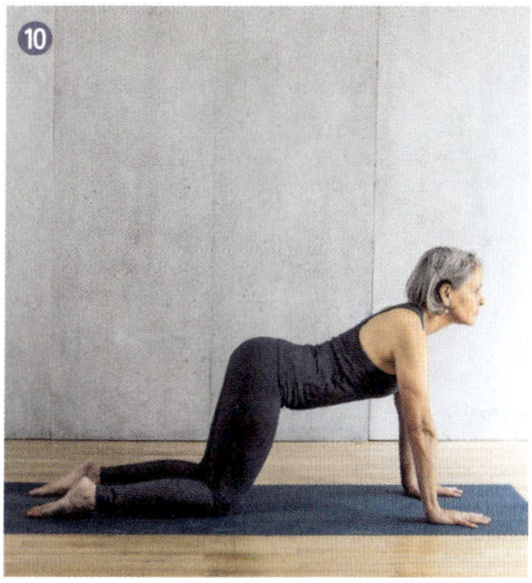
10

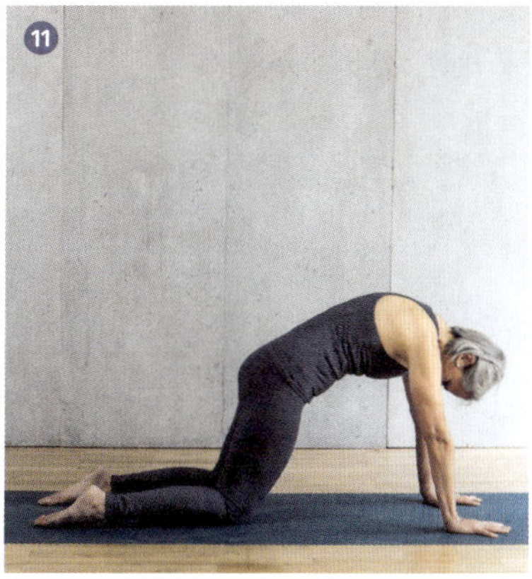
11

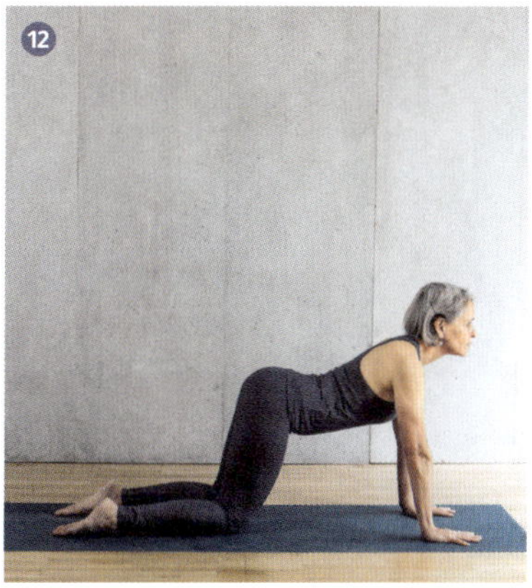
12

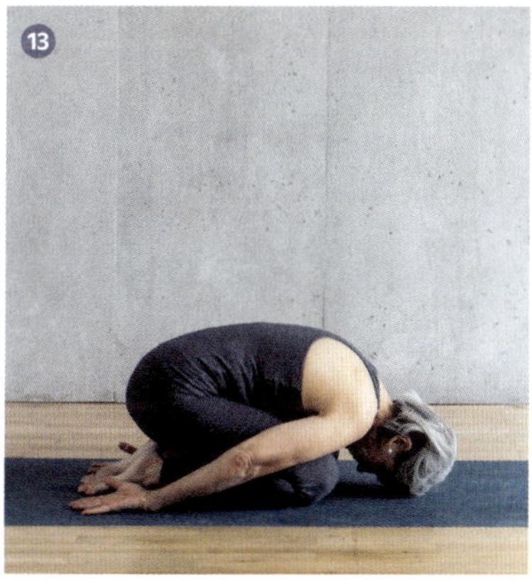
13

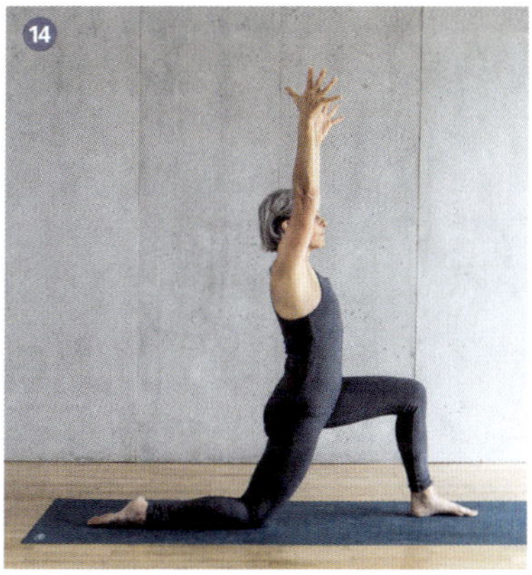
14

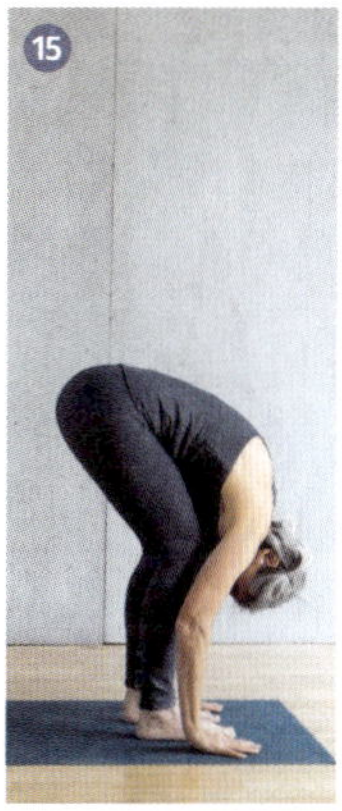
15

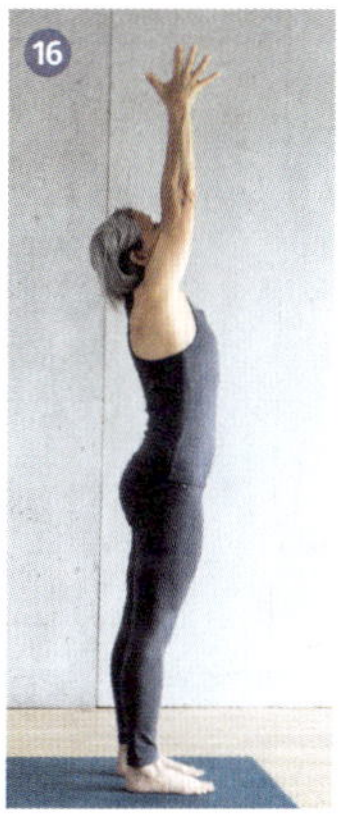
16

Shavasana

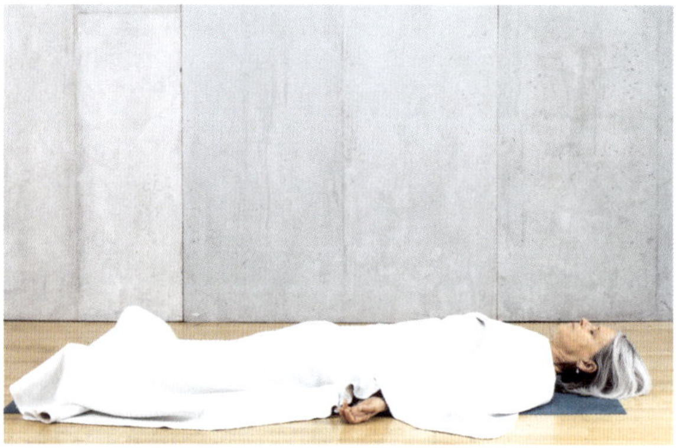

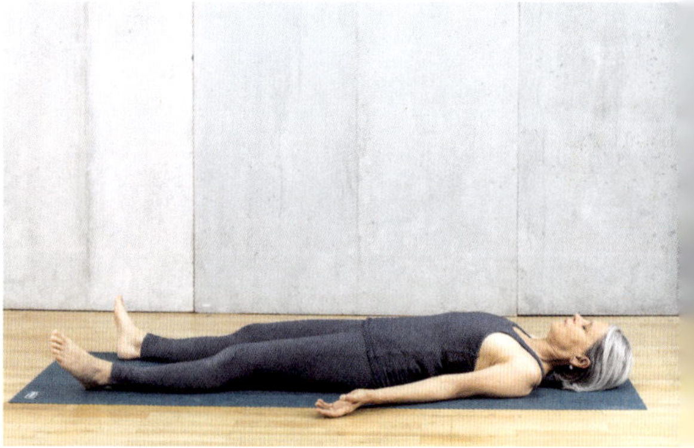

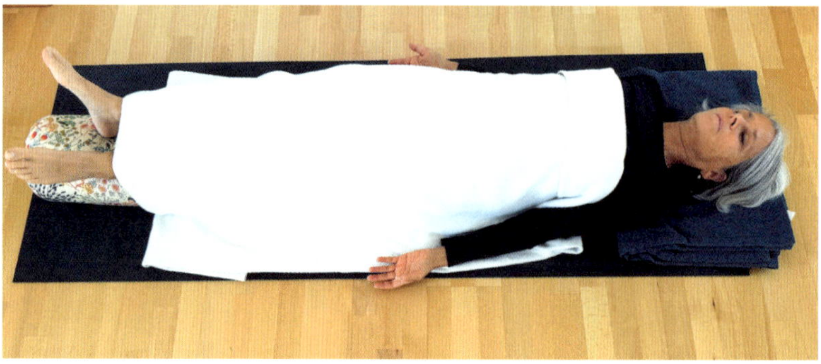

auf Bolster und Decke

› Der Körper liegt bis zum Brustkorb höher, Schultergürtel und Kopf sind niedriger. So wird der venöse Blutfluss erleichtert, das Herz muss weniger arbeiten.

PRANAYAMA: VERLÄNGERUNG DER AUSATMUNG

Einatmen auf 4 Atemzüge, Verlängerung der Ausatmung langsam auf 6–10 Atemzüge.

Blutdrucksenkende Atmung
Sitze in aufrechter Position, verschließe mit dem rechten Daumen das rechte Nasenloch, die linke Hand liegt im Chin Mudra (S. 154) auf dem Oberschenkel oder Knie, eventuell mit der Handfläche nach oben. Atme ruhig nur durch das linke Nasenloch ein und aus. Wenn möglich, verlangsame den Atem. Mache diese Atemübung 5 Minuten täglich.

Nadi Shodana
(S. 72)

OSTEOPOROSE

Bei dieser Skeletterkrankung baut sich die Knochensubstanz verstärkt ab. Ab dem 40. Lebensjahr wird mehr Knochenmasse abgebaut als aufgebaut. Werden zu wenig Nährstoffe (vor allem Vitamin D, B12 und Calcium) mit der täglichen Nahrung aufgenommen, kann dies den Aufbau neuer Knochenmasse zusätzlich beeinträchtigen. Die Knochen werden dann immer instabiler und brüchiger. Auch Bewegungsmangel begünstigt den Knochenschwund, denn der Druck der Muskulatur regt das Knochenwachstum an.

YOGA BEI OSTEOPOROSE

Im Vordergrund der Prophylaxe und Behandlung steht der Aufbau der Muskelkraft, um mehr Druck auf die Knochen zu erzeugen. Die Streckung der Wirbelsäule und Koordination und Balance dienen der Sturzprophylaxe. Dehnungs- und Mobilisierungsübungen wirken ergänzend.

STANDHALTUNGEN MIT AUFRECHTER WIRBELSÄULE

Alanasana – High Lunge – Hoher Ausfallschritt

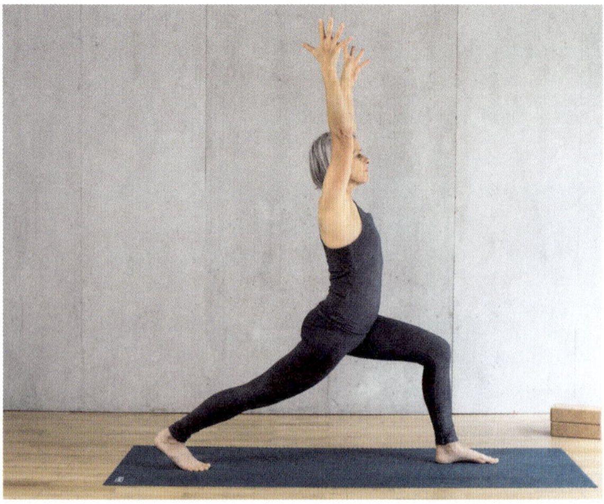

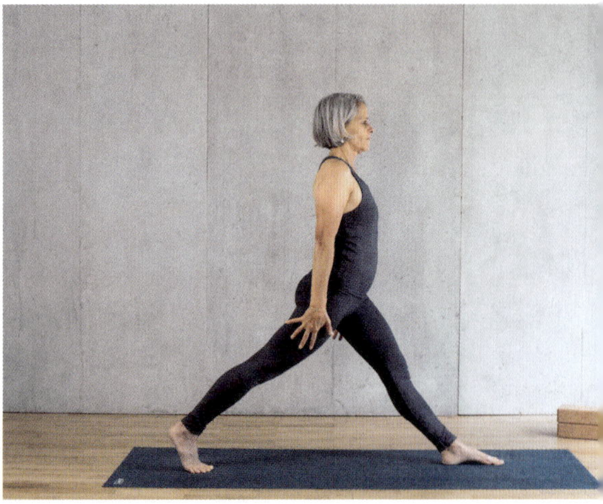

beugen und strecken

Utkatasana – Stuhl

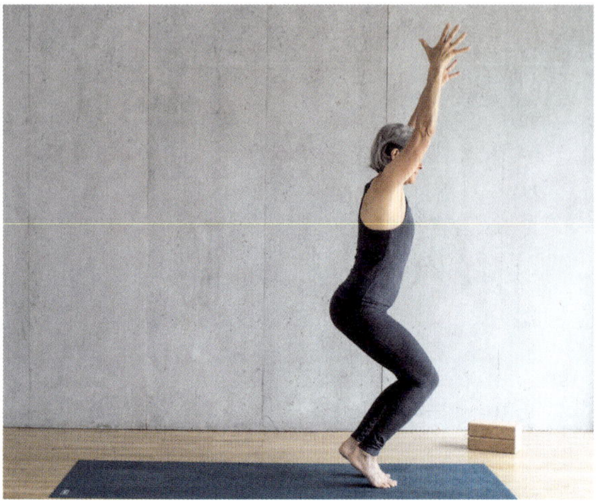

mit Fersenheben

Phalankasana – Brett

(Bild S. 163)

Navasana – Boot

(Bild S. 109)

Setu Bandha Sarvangasana – Schulterbrücke

(Bild S. 95)

Bhujangasana – Kobra

(Bild S. 58)

ENTSPANNUNG: RESTORATIVE

(siehe S. 183, Bilder S. 192)

YOGA NIDRA

(siehe S. 182)

»Es ist vernünftiger, eine Kerze anzuzünden, als über Dunkelheit zu klagen.«

Konfuzius

DER RÜCKEN

Unsere Wirbelsäule ist ein Wunderwerk der Natur. Sie ist stabil und trotzdem beweglich. Diese Beweglichkeit wird durch die einzelnen Wirbelkörper und die sie verbindenden Bandscheiben gewährleistet. Doch diese nutzen sich im Laufe des Lebens immer mehr ab. Die Verschleißerscheinungen werden begünstigt durch vieles Sitzen, Fehlbelastungen, Übergewicht und mangelnde Bewegung. Betroffen ist vor allem die Lendenwirbelsäule, da sie im Laufe unseres Lebens besonders stark beansprucht wird. Das gilt auch für das Iliosakralgelenk, die Verbindung der Beckenschaufeln mit dem Kreuzbein, das hauptsächlich eine stabilisierende Funktion hat. Daher kann sich das Gelenk auch nur wenig bewegen und ist anfällig für Blockaden, die meist sehr schmerzhaft sind.

Insgesamt verändert sich unsere Körperhaltung mit zunehmendem Alter. Davon ist nicht nur der untere Rücken betroffen, sondern auch der obere. Er neigt dazu, runder zu werden, bedingt durch Abnutzungserscheinungen an den Bandscheiben, abnehmender Muskelkraft, Schwäche der Bänder im Bereich des Rückens und zunehmender Abnahme der Elastizität des Bindegewebes. Auch das wirkt sich auf unsere Gesamtkörperhaltung aus. Eine aufrechte Körperhaltung ist aber gerade mit zunehmendem Alter sehr wichtig, denn sie erhöht die Beweglichkeit und Lebensqualität und beugt typischen Alterserscheinungen des Skeletts und der Muskulatur vor. Doch wir sind dem nicht ausgeliefert. Wir können aktiv etwas dagegen tun.

YOGA FÜR DEN RÜCKEN

Ziel des Yoga für den Rücken ist es, vor allem die aufrechte Ganzkörperhaltung zu verbessern. Und dies speziell mit kräftigenden Asanas der Bauch- und der Rückenmuskulatur. Beide Muskelgruppen sind Gegenspieler, die nur miteinander funktionieren. Deshalb müssen beide gekräftigt werden. Auch die bewusste Öffnung des Brustkorbes in Rückbeugen verbessert die Körperhaltung, dehnt die Muskulatur der Körpervorderseite und entspannt die Rückenmuskulatur. Vorbeugen sind nur mit aktivem, geradem unterem Rücken und mit leicht gebeugten Beinen zu empfehlen. Dies gilt auch für das tägliche Bücken und Heben. Im Alltag sollte das Geradesitzen trainiert werden. Die natürliche Krümmung der Wirbelsäule im unteren Rücken – die Lordose – sollte sanft und achtsam bewegt werden.

KRÄFTIGENDE YOGA-ASANAS

Lordose abrollen mit Mula Bhanda

Kräftigung der kleinen Muskeln (Multifidii)
(S. 165)

Shalabasana

nur ein Bein abwechselnd heben, Oberkörper bleibt gesenkt – Kräftigung Rückenmuskulatur

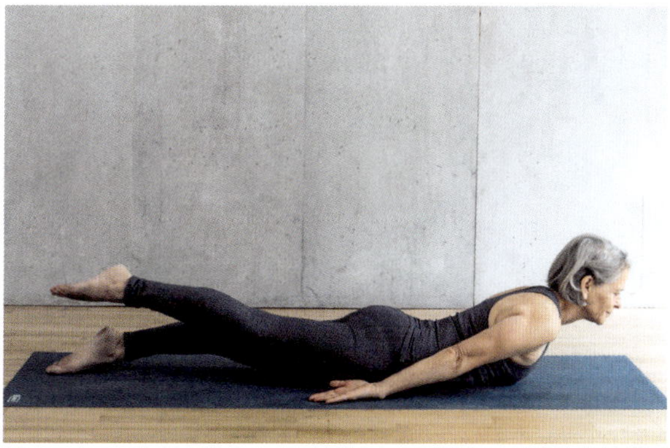

Unterarmbrett

Kräftigung Core-Muskulatur
(S. 132)

Vashistasana

Seitliches Brett oder Variation mit ausgeklapptem Unterschenkel – Kräftigung seitliche Bauchmuskulatur
(S. 111)

Utkatasana

Ganzkörperkräftigung
(S. 78, 198)

Dehnung

Adho Mukha Svanasana

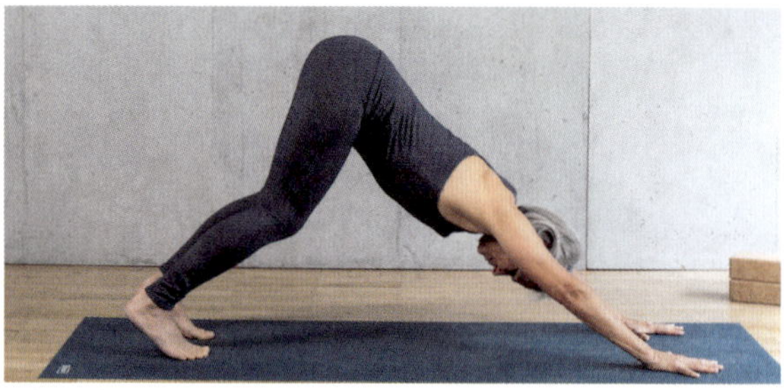

mit gebeugten Beinen

Wirkung: Zieht die Wirbel auseinander, entlastet.

Parighasana

Balkenhaltung

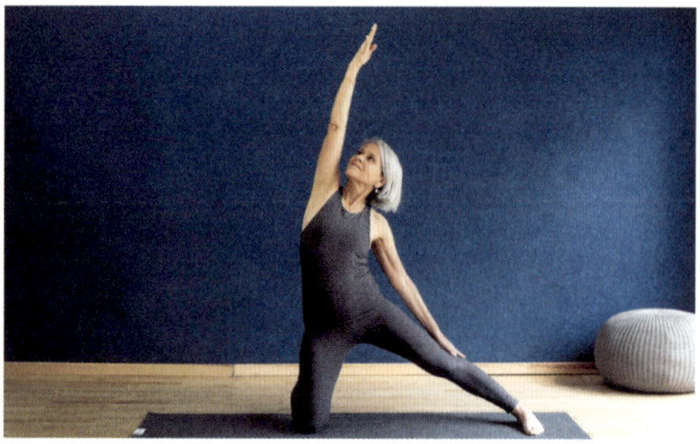

Wirkung: Dehnung des seitlichen Oberkörpers und des hinteren Oberschenkelmuskels, löst Blockaden in der Wirbelsäule.

Legstretching

Rückenlage: Bild S. 185
Wirkung: Dehnung der Beinrückseiten mit Gurt – entlastet den unteren Rücken.

LOCKERUNG DES ILIOSAKRALGELENKES (ISG)

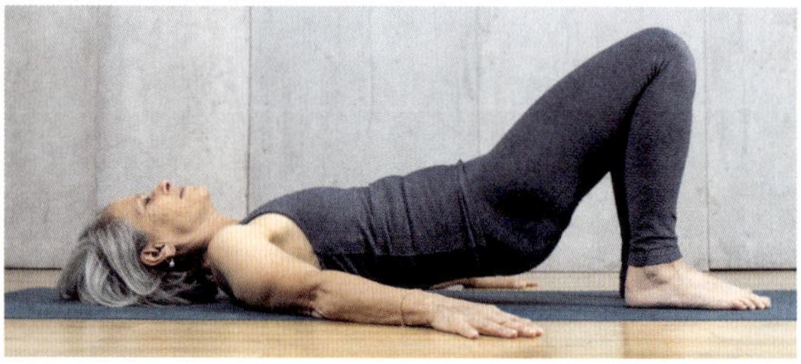

Unteren Rücken ausklopfen

Wirkung: Löst Verklemmungen und Blockaden.

BODY-SCAN-MEDITATION (KÖRPERWAHRNEHMUNG)

Finde in einen bequemen aufrechten Sitz auf einer Unterlage oder auf einem Stuhl, sodass sich das Becken und der Bauch entspannen können. Falls das gar nicht geht, ist auch Rückenlage möglich.

Komme in deinem Yogaraum an. Spüre die Unterlage unter dir, die Sitzbeinhöcker, den Boden unter dir, der dich trägt. Spüre die Füße, wie sie auf dem Boden aufliegen.
Schließe nun deine Augen. Rolle die Schultern zwei- bis dreimal nach oben und hinten unten, um den Körper besser aufrichten zu können und die Schultern zu entspannen.
Atme tief durch die Nase ein und lang durch den Mund aus. Spüre, wie dadurch die Wirbelsäule länger wird. Wiederhole dies noch zweimal in deinem Tempo und lege dann die Hände locker auf die Oberschenkel oder Knie.
Spüre deinen natürlichen Atem, wie er ein- und ausfließt, dort, wo du ihn am besten spüren kannst, an der Nasenspitze, im Brustraum oder im Bauch. Ist er flach oder tief?
Lenke dein Bewusstsein jetzt auf deinen Körper. Wir werden jetzt die einzelnen Körperpartien einzeln durchgehen. Nimm nur wahr, was du spürst, verändere es möglichst nicht und bewerte es nicht. Nimm wahr, wo du verspannt bist und wo du entspannt bist.

Beginne mit der Kopfkrone. Spüre, wie dich ein unsichtbarer Faden nach oben zieht. Lenke dann die Aufmerksamkeit langsam nacheinander auf die Stirn, die Augen in den Augenhöhlen, die Schläfen, die Nase, die Ohren, die Wangen, den Mund und die Zunge im Mundraum, den Kiefer, die Kehle, den Nacken, die rechte Schulter, den rechten Oberarm, den rechten Unterarm, das rechte Handgelenk, die rechte Hand, die rechten Finger, die linken Finger, die linke Hand, das linke Handgelenk, den linken Unterarm, den linken Oberarm, die linke Schulter, den Brustraum, den Bauch – ist er weit oder eng, wie fühlen sich die Organe an? –, den oberen Rücken, den unteren Rücken, das Becken, die rechte Hüfte, den rechten Oberschenkel, das rechte Knie, den rechten Unterschenkel, das rechte Fußgelenk, den rechten Fußrücken, die rechte Fußsohle, die rechten Zehen, die linken Zehen, die linke Fußsohle, den linken Fußrücken, das linke Fußgelenk, den linken Unterschenkel, das linke Knie, den linken Oberschenkel, die linke Hüfte.

Spüre den Halt auf der Erde, die dich immer trägt. Sie ist immer da, egal, ob du sitzt, liegst, stehst oder gehst. Auch wenn alles wegbricht oder wenn es dir nicht gut geht, die Erde gibt dir Sicherheit und Stabilität!
Nimm jetzt wahr, wie dein Atem fließt, vielleicht ist er durch den Body Scan ein bisschen tiefer und ruhiger geworden.
Nimm dann die Hände vor dem Brustkorb zusammen, senke den Kopf leicht zu den Fingerspitzen in innerer Dankbarkeit, öffne die Augen und hebe den Blick!

HÜFTE UND BECKEN

Um aufrecht zu stehen und zu sitzen, brauchen wir nicht nur die Rücken- und Bauchmuskulatur, sondern auch die Hüfte, das Becken und die umgebenden Muskeln. Denn Hüfte und Becken verbinden den Oberkörper mit den Beinen und sind verantwortlich für die Aufrichtung unseres Körpers.

Das Hüftgelenk ist unser größtes Kugelgelenk und muss enorme Belastungen aushalten. Es ist durch starke Bänder mit der Beckenschaufel verbunden. Verschiedenste Muskeln ermöglichen uns die Bewegung: die innere Hüftmuskulatur, vor allem der **Iliopsoas** – der kräftigste Hüftbeuger, der durch vieles Sitzen oft stark verkürzt ist –, die äußere Hüftmuskulatur, vor allem der **Piriformis** und der **Gluteus maximus**. Der **Piriformis** presst den Hüftkopf in die Pfanne und ermöglicht die Außenrotation. Er verkürzt sich durch langes Sitzen, aber auch z. B. bei Läufer:innen. Der **Gluteus maximus** ermöglicht uns das Aufrichten des Rumpfes, das Aufstehen und Treppensteigen. An der Rückseite der Oberschenkel sorgt die ischiocrurale Muskulatur – auch **Hamstrings** genannt – für das Beugen der Knie, Strecken des Hüftgelenks und Stabilisierung des Beckens. Auch die Hamstrings neigen zu Verkürzungen.

Hüftbeschwerden im Alter werden jedoch vor allem vom zunehmenden Verschleiß des Knorpels verursacht, der Hüftarthrose. Dadurch wird der Abstand zwischen den Knochen geringer und es kommt zu Schmerzen in diesem Bereich.

YOGA FÜR HÜFTE UND BECKEN

Ziel des Yoga ist wie bei der Rückenpraxis, die Ganzkörperaufrichtung zu verbessern. Gerade der Beckenbereich ist für eine gute Aufrichtung besonders wichtig. Denn häufig wird das Becken nach vorne gekippt. Die Folge sind Rückenschmerzen, die durch ein Hohlkreuz und einen schwachen Beckenboden entstehen. Zur verbesserten Aufrichtung bedarf es der Kräftigung und Dehnung der Hüftmuskulatur und der gezielten Öffnung der Hüfte. Besondere Beachtung findet im Yoga der Iliopsoas – der große Hüftbeuger –, der das Becken mit den unteren Rippen verbindet und an der Innenseite des Beckens verläuft. Er kann zu Rückenschmerzen führen, da die Muskulatur des unteren Rückens überdehnt und die Muskulatur der Körpervorderseite verkürzt ist. Außerdem ist durch das viele Sitzen oft der Piriformis – der große Gesäßmuskel – verkürzt. Durch die Verkürzung kann er sich verdicken und schmerzhaft auf den Ischiasnerv drücken, der auch innerhalb des Beckens verläuft.

Yoga kann helfen, den Muskel zu entlasten und damit den Druck auf den Nerv zu reduzieren. Besonders Dehnung und Entlastung sind hier hilfreich, aber auch der Aufbau der umliegenden Muskulatur.

Um die Beweglichkeit des Körpers zu erhalten, bedarf es aber auch der Beweglichkeit der Hüftgelenke durch hüftöffnende Asanas.

Bei Hüftarthrose sollten vor allem die Hamstrings, der Piriformis und der Iliopsoas gedehnt werden, die gesamte Hüftmuskulatur gekräftigt und die Ganzkörperaufrichtung verbessert werden. Hüftöffner sollten nur moderat ausgeführt werden.

Dehnung des Iliopsoas

High Lunge – hoher Ausfallschritt

(Bilder S. 58, 198)

Low Lunge – tiefer Ausfallschritt

(Bilder S. 87)

Dehnung des Piriformis

Kapotasana - halbe Taube

(Bilder S. 50)

Nadelöhr

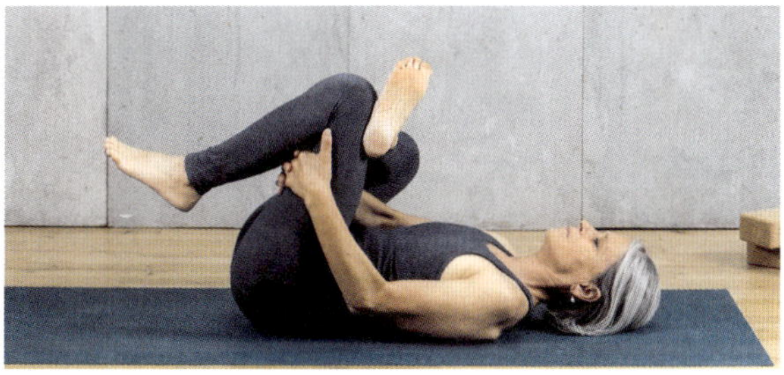

Öffnung der Hüfte

Malasana – Hocke

(Bilder S. 80)

Dehnung des Iliopsoas und Öffnung der Hüfte

Liegendes Gomukhasana

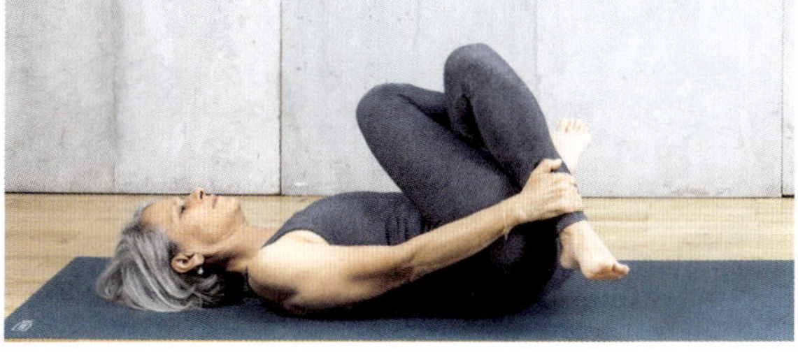

Rückenlage, Knie übereinander heranziehen

Wirkung: Entlastung des Kreuzbeines und Dehnung der Hüfte.

KNIE

Das Kniegelenk ist unser größtes Gelenk. Es ermöglicht uns fast jede Art der Fortbewegung: gehen, laufen, springen, tanzen, schwimmen. Ein Wunderwerk der Natur, das wir erst beachten, wenn wir Beschwerden haben.

Das komplizierte Dreh-Scharnier-Gleitgelenk erlaubt uns Beugung und Streckung, Außen- und Innenrotation. Dadurch können wir unser Gleichgewicht halten und Erschütterungen ausgleichen. Es macht unsere Fortbewegung fließend und elegant. Die knöchernen Strukturen des Oberschenkelknochens, des Schienbeines und der Kniescheibe werden von den Innen- und Außenbändern, den Kreuzbändern und der Patellasehne gehalten. Die Unebenheiten zwischen den Knorpelflächen des Oberschenkel- und Schienbeinknochens werden von den Menisken – Innen- und Außenmeniskus – ausgeglichen. Menisken sind halbmondförmige Faserknorpelscheiben, die sich bei Bewegung verlagern und so ein Drittel der Druckbelastung übernehmen, sie auf das ganze Gelenk verteilen und die Drehung im Knie stabilisieren. Gestreckt wird das Knie vom großen Quadrizeps femoris und gebeugt von der ischiocruralen Muskulatur, den Hamstrings.

Beschwerden im Knie können sehr vielfältig sein. Oft hören wir von Innen-, Außen- und Kreuzbandzerrungen und von Meniskusverletzungen. Aber altersbedingt stehen vor allem Verschleißerscheinungen im Vordergrund. Durch Fehlhaltungen und Überlastungen kann über die Jahre Arthrose entstehen.

YOGA FÜR DIE KNIE

Um die Bewegungsfähigkeit des Knies zu erhalten und Verletzungen vorzubeugen, sollten die Knie immer aufgewärmt werden, bevor sie stärkerer Belastung ausgesetzt sind. Ziel ist es, die Beuge- und Streckmuskulatur zu kräftigen und die Bänder sanft zu dehnen (nur in aufgewärmten Zustand!). Liegen bereits Beschwerden vor, geht es erst einmal vor allem um die Mobilisierung und Entlastung des Knies. Um die Innen- und Außenbänder nicht unnötig zu dehnen, sollten die Knie bei allen Standhaltungen in der Fuß-Bein-Achse ausgerichtet sein. Dabei drückt der Großzehballen in den Boden, die Ferse rotiert nach außen und aktiviert damit das Fußgewölbe. Der Oberschenkel rotiert ebenfalls nach außen. Auch die vollständige Streckung des Kniegelenks ist nicht empfehlenswert. Lange, intensive Dehnungen wie der Fersensitz oder der Lotussitz beanspruchen die Menisken und Bänder sehr stark. Um die Knie bei Haltungen auf den Knien zu schonen, empfiehlt es sich, immer etwas Weiches, z. B. eine Decke, unterzulegen.
Generell sollte mit Hilfsmitteln wie Blöcken und Decken gearbeitet werden, um die Knie nicht zu überlasten.

YOGA-ASANAS FÜR DIE KNIE

Massage der Knie

Kniescheiben, Kniekehlen, Beinrückseiten und Beinvorderseiten

Knie kreisen

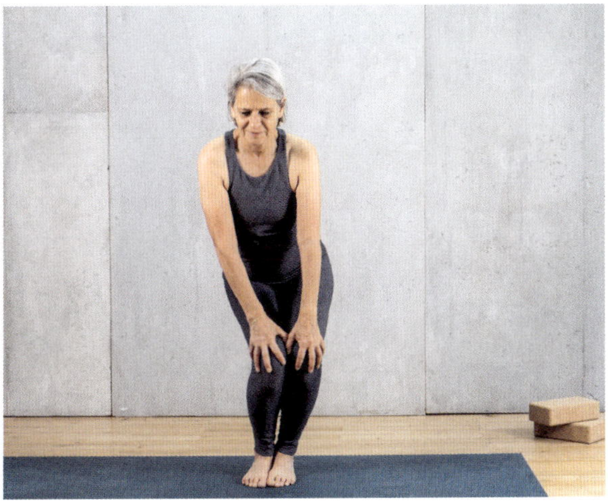

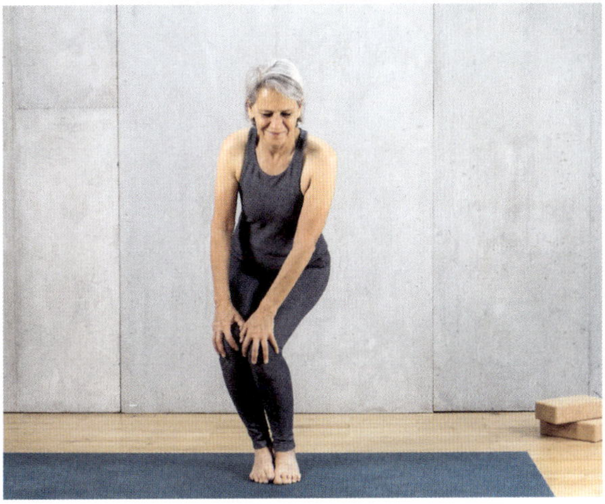

Wirkung: Aktivierung die Gelenkschmiere.

Utkatasana – Stuhlhaltung

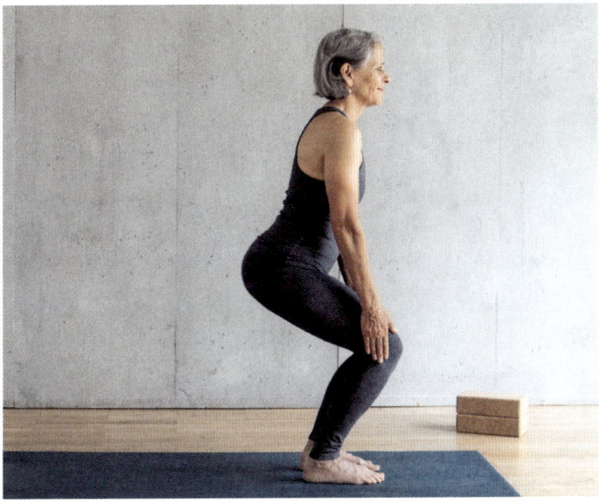

fixierte Knie, mit Druck von außen oder Druck von innen

Wirkung: Kräftigung der Beinmuskulatur und Bänder.

Baumelknie

Wirkung: Entspannt und mobilisiert das Knie, aktiviert den Knorpel.

Käfer – Ausschütteln der Beine

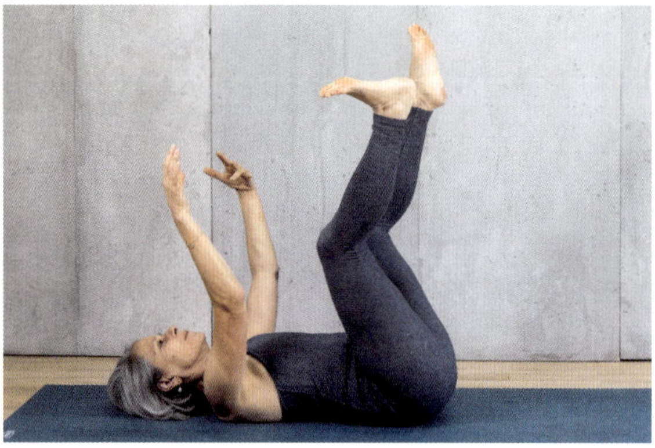

Wirkung: Aktivierung die Gelenkflüssigkeit.

Stand

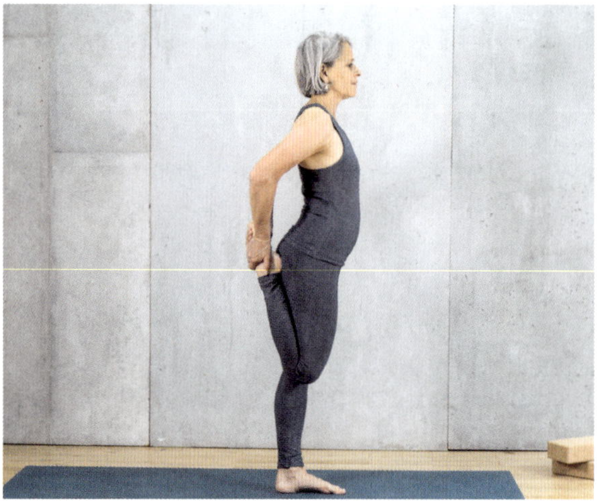

Unterschenkel nach hinten heben, Fuß greifen, zum Oberschenkel ziehen

Wirkung: Dehnung der Bänder am Knie und der Oberschenkelvorderseite.

FÜSSE

Die Füße sind unser Fundament. Sie tragen die ganze Last des Körpers ein Leben lang. Sie sind unsere Basis. Wir brauchen sie, um mobil zu sein, für jeden einzelnen Schritt. Doch anstatt sie zu beachten und zu pflegen, stecken wir sie die meiste Zeit des Tages in Schuhe, oft sehr enge oder auch erhöhte, und nehmen ihnen Raum und Beweglichkeit. Das macht über die Jahre etwas mit den Füßen. Es verändert sie. Das Fußgewölbe verflacht sich, die Achillessehne und die Plantarfaszie verkürzen sich. Und irgendwann tauchen die ersten Schmerzen beim Gehen auf. Erste Hilfe gegen die Beschwerden versprechen Einlagen. Das ist auch okay, um den Alltag zu meistern, aber Einlagen sind nur ein Pflaster, sie gehen nicht an die Ursache, sie verschieben nur das Problem.

Unsere Füße müssen bewegt werden, um gesund zu bleiben. Frei, ohne Begrenzungen, in alle Richtungen. Nur so behalten die Muskulatur und die Sehnen die Kraft, den Körper zu tragen, ohne einzusinken. Nur eine kräftige und bewegliche Fuß- und Wadenmuskulatur stützt das Fußgewölbe.

Doch es ist nie zu spät, die Füße mehr zu beachten. Sie zu dehnen, zu bewegen, zu kräftigen. Am einfachsten ist es, mehr barfuß zu laufen, wo immer es geht. Zu Hause, im Garten, am Strand. Und vermehrt Schuhe zu tragen, die den Fuß in seiner Anatomie unterstützen, anstatt ihn zu beengen, auch wenn sie vielleicht nicht immer so schick aussehen.

YOGA FÜR DIE FÜSSE

Das Ziel der Yogapraxis ist es, den Füßen wieder mehr Beachtung zu schenken. Sie zu berühren, zu kneten, zu dehnen, zu aktivieren. Die Fußsohle und Achillessehne zu dehnen, das Innengewölbe aktiv zu heben, die Zehen zu aktivieren und den Großzehballen zu kräftigen. Für die Verbesserung der Ganzkörperhaltung hat die Fußstellung eine enorme Bedeutung, denn sie bildet die Basis für die Stellung der Knie, der Hüfte, des ganzen Oberkörpers und des Kopfes. Deshalb sollten die Füße in den Standhaltungen immer genau in der Fuß-Bein-Achse stehen, also weder nach außen noch nach innen gedreht sein.

Zehenspitzenstand, dynamisch

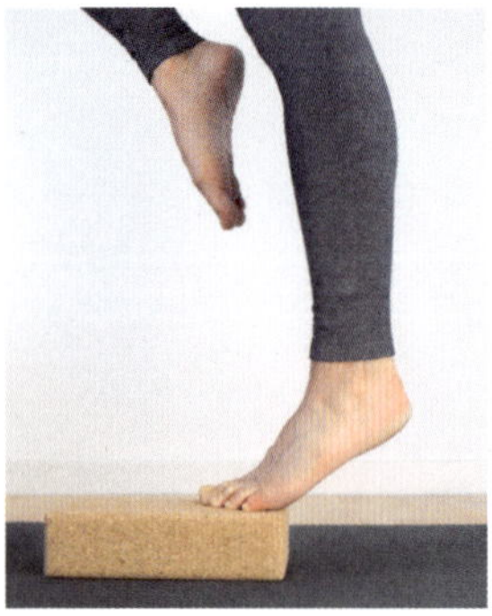

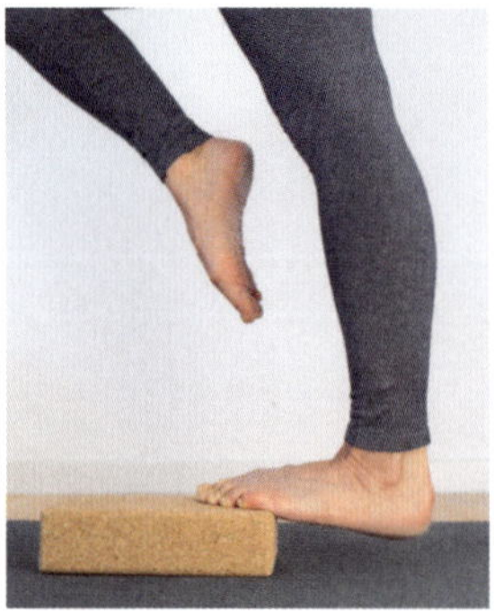

auf Block, Ferse absenken

Wirkung: Kräftigung der Waden- und Fußmuskulatur, Dehnung Achillessehne.

Stand auf zwei Blöcken

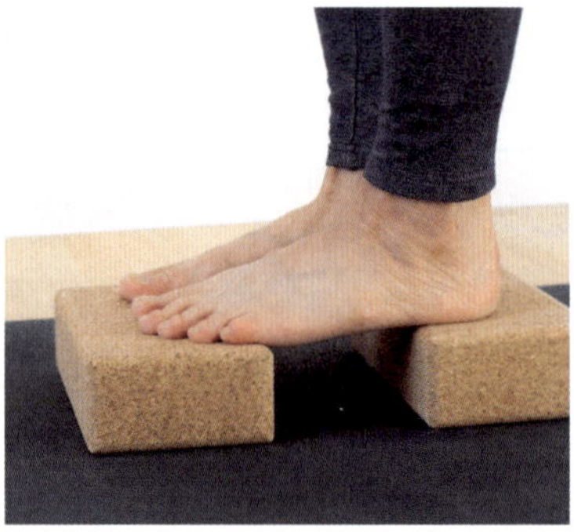

Variation: auf einem Bein

Wirkung: Aktivierung des Fußgewölbes.

Einbeinstand auf Block

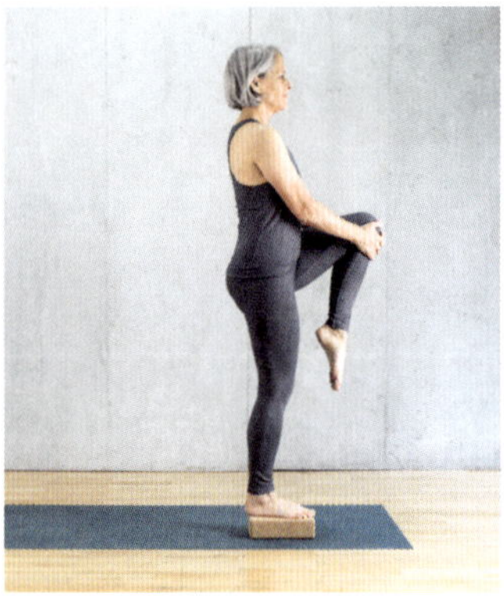

Wirkung: Aktivierung des Fußgewölbes und der kleinen Fußmuskeln, Balance.

Stand auf Zehenspitzen

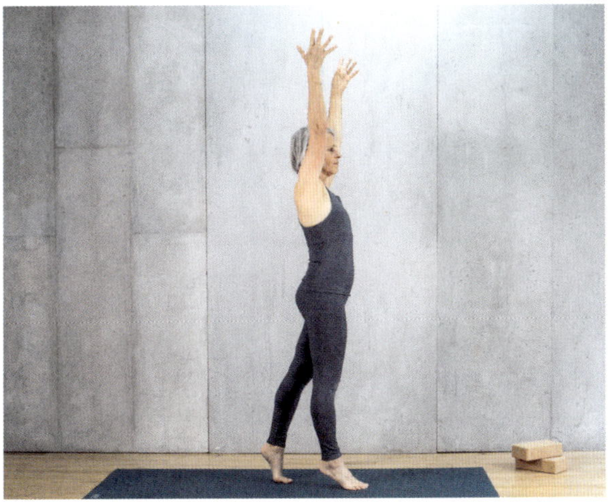

Arme gehoben

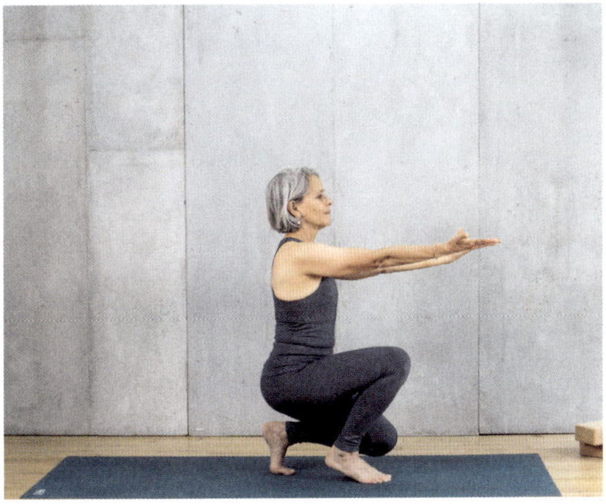

in die Hocke gehen, Arme senken

Wirkung: Aktivierung des Fußgewölbes.

Tadasana – Berghaltung

(Bild S. 132)

Wirkung: Aktivierung des Fußgewölbes.

Utthita Trikonasana – Dreieck

(Bilder S. 110)

Wirkung: Verschraubung des Fußes in den Boden.

Vrksasana - Baum

(Bilder S. 100)

Wirkung: Schulung der kleinen Muskeln im Fuß.

Legstretching

liegend mit Gurt: Bild S. 185

Fazit

Ich habe lange an diesem Buch geschrieben und habe in dieser Zeit, in der ich mich mit dem positiven Älterwerden intensiv auseinandergesetzt habe, viele Erkenntnisse gewonnen. Kurz bevor das Buch fertig war, habe ich mich gefragt, wie es denn enden könnte – und ich war etwas ratlos. Hatte ich nicht schon alles gesagt, was das positive Älterwerden gelingen lässt? Und doch fehlte etwas.

Um herauszufinden, was, ging ich meinen Weg am Ufer des Chiemsees entlang. Den Weg, den ich schon so viele Male gegangen bin, der mich mit seiner weiten Sicht auf den großen See erdet und wieder mit der Natur und mir selbst verbindet. Auf diesem Weg kann ich meine Gedanken ordnen, neue Gedanken entwickeln und erkennen, wo es langgeht.

Auf diesem Weg ist mir dann auch der Gedanke gekommen, was ich dir, liebe Leserin, lieber Leser, noch mitgeben möchte. Etwas, was du immer wieder auch in den einzelnen Kapiteln findest, das ich aber am Ende nochmals bündeln möchte.

Das Wichtigste für deine Zukunft ist es, mit dir im inneren Dialog zu sein – im Gespräch mit dir selbst!

Das klingt vielleicht etwas abstrakt. Doch Mirriam Prieß[55] hat es in ihrem Buch »Die Kraft des Dialogs« sehr schön erklärt.

Der innere Dialog bedeutet, dass du für dich **Interesse** zeigst, für dein Wesen, deine Meinungen, deine Positionen, deine Gedanken, deine Gefühle.

Dass du **offen** bist, dir selbst gegenüber, die Perspektive weitest, dass du nicht nur funktionierst oder in schwierigen Situationen verharrst, sondern deine Widerstände wahrnimmst, wenn du etwas nicht wahrhaben willst.

Dass du **empathisch** dir selbst gegenüber bist, dass du fühlst, was du rational denkst, dass du dich nicht verurteilst, sondern auch Mitgefühl für deine Schwächen entwickelst.

Dass du mit dir auf **Augenhöhe** bist. Das bedeutet, dass du die eigenen Bedürfnisse und Grenzen wahrnimmst und respektierst. Zu erkennen, wer du bist mit deinen Stärken, aber auch Schwächen. Ich habe in meiner politischen Zeit meine Bedürfnisse ignoriert und meine Grenzen nicht erkannt. Ich wollte es nicht wahrhaben, nicht so leistungsfähig zu sein wie andere.

Es geht darum, dass du die eigenen Bedürfnisse und Grenzen respektierst und lebst und dass du dich **wertschätzt** für alles, was du getan und erreicht hast in deinem Leben.

Wenn du danach lebst, wirst du auch die Fragen dieses Buches für dich beantworten können. Lebst du deine positiven Emotionen? Spürst du einen Sinn in deinem Leben? Erfüllt dich dein Tun? Sind deine Beziehungen wahrhaftig oder bist du häufig nur mit Menschen zusammen, um nicht allein zu sein? Lebst du das, was du gut kannst? Und hast du vielleicht noch einen Traum, den du verwirklichen möchtest?

Wenn du immer wieder in den Dialog mit dir gehst, wirst du wissen, wo es für dich in der Zukunft und im Alter hingeht. Vielleicht hast du auch einen inspirierenden Weg in der Natur, auf dem du immer wieder das Gespräch mit dir selbst finden kannst.

Es liegen noch viele Jahre vor dir, die du positiv gestalten kannst. Auch wenn manches nicht mehr so gut geht und der Tod mit zunehmendem Alter immer näher rückt. Das ist beängstigend und das darf auch sein, denn der Tod macht allen Menschen Angst. Doch sie wird nicht so groß sein, wenn du ein gutes und gelungenes Leben gelebt hast.

Liebe Leserin, lieber Leser, vielen Dank für dein Interesse an diesem Buch und deine Neugier, zu erfahren, wie das gehen kann mit dem positiven Älterwerden. Bleib dran und sage dir immer wieder: Es ist schön, alt zu werden!

»Ich bin stolz auf meine Falten. Sie sind das Leben in meinem Gesicht.«

Brigitte Bardot

Quellenangaben

1, 2: Statistisches Bundesamt (www.demografie-portal.de/DE/Fakten/lebenserwartung.html).

3: Neurobiologie des Glücks. Wie die Positive Psychologie die Medizin verändert, Tobias Esch, Thieme, 2017.

4: Generali Altersstudie 2017: Wie ältere Menschen in Deutschland denken und leben, Springer Verlag 2017.

5: Pro-Aging, Die Alten machen uns jung, Zukunftsinstitut, Trendstudie, 2016.

6: Die bessere Hälfte, Eckart von Hirschhausen, Tobias Esch, Rowohlt, 2018.

7: Sieger erkennt man am Start – Verlierer auch, Dieter Lange (www.youtube.com/watch?v=Otgl6Kw7dxU).

8: Upanishaden, die heiligen Schriften Indiens meditieren, Bettina Bäumer, Kösel, 1997.

9: Die kleine Yoga Philosophie, Anna Trökes, O.W. Barth, 2013

10: Wiki.yoga-vidya.de/Patanjali

11: Patanjalis 10 Gebote der Lebensfreude, Birgit Feliz Carrasco, Gräfe und Unzer, 2013.

12: Embodiment, Die Wechselwirkung von Körper und Psyche verstehen und nutzen, Maja Storch et al., Verlag Hans Huber, 2017.

13: Embodied Yoga Principles, Mark Walsh (www.embodiedyogaprinciples.com).

14: Embodied Yoga Principles, Making Yoga Meanful, Mark Walsh, E-Book (www.embodiedyogaprinciples.com/ebook-shop).

15: Dein Körper sagt dir, wer du werden kannst, Focusing-Weg der inneren Achtsamkeit, Klaus Renn, Herder, 2017.

16: Focusing, Eugene T. Gendlin, Rowohlt, 1998.

17: 60+Podcast »Gelassen älter werden«, #30 Gehirn und Altern mit Gerald Hüther, Bertram Kaspar, August 2022.

18: Sekundenglück, Herbert Grönemeyer.

19: Der Glücks-Faktor, warum Optimisten länger leben, Martin E.P. Seligman, Lübbe, 2005.

20: Die Macht der guten Gefühle, Barbara L. Fredrickson, Campus, 2011.

21: Warum positive Gefühle so wichtig sind, Psychologie heute, Heiko Ernst, 01/2006.

22: Das 6 Minuten Tagebuch, Dominik Spenst, Urbestself.

23: Dankbarkeits-Meditation: Entdecke Fülle in deinem Leben, Yogaeasy, Laura Melina Seiler (www.yogaeasy.de/videos/dankbarkeits-meditation-entdecke-fuelle-in-deinem-leben).

24: Die 7 Wege zur Effektivität, Stephen R. Covey, Gabal, 2018.

25: Reinhold Niebuhr (1892–1971), US-Theologe und Philosoph.

26: Learned Hopefulness, Dan Tomasulo, New Harbinger Publications, Inc., 2020.

27: Elisabeth Kübler-Ross (1926–2004).

28: The Three Regrets, Tenzin Kiyosaki, Plata Publishing, 2021.

29: Yogamour, Bärbel Mießner (https://yogamour.de/meditation/metta-meditation).

30: Positive Leadership: Strategies for Extraordinary Performance, Kim Cameron, Berrett-Koehler Publishers, 2012.

31: Das Pinguin Prinzip, Eckart von Hirschhausen
(www.youtube.com/watch?v=sY539oAsTb0).
32: Flow: Das Geheimnis des Glücks, Mihaly Csikszentmihalyi , Klett-Cotta, 2015.
33: Über den Sinn des Lebens, Viktor E. Frankl, Beltz, 2019.
34: Paul Wong (https://psychologie-des-gluecks.de/forscher/paul-wong).
35: Ikigai, Die japanische Lebenskunst, Ken Mogi, DuMont Buchverlag, 2017.
36: Ikigai, Das 12-Wochen-Programm für Glück und Gesundheit, Caroline de Surany, Irisiana, 2019.
37: 5 »Blue Zones«, Where the World's Healthiest People Live, National Geographic (www.nationalgeographic.com/books/article/5-blue-zones-where-the-worlds-healthiest-people-live).
38: Ikigai, Mit der japanischen Philosophie den Sinn des Lebens finden, Sarah Beekmann, Utopia, 7. 9. 2020.
39: Die neue Psychologie des Alterns, Hans-Werner Wahl, Kösel, 2017.
40: Die hohe Kunst des Älterwerdens, Anselm Grün, Vier-Türme-Verlag, 2020.
41: Dr. Robert Biswas-Diener, The happiest days are behind you
(https://youtu.be/-QTVv9tAllE).
42: Patanjali, Das Yoga Sutra, R. Sriram, Theseus, 2006.
43: Sadhana – Deine tägliche Yogapraxis, Birgit Feliz Carrasco, Yogaeasy
(www.yogaeasy.de/artikel/sadhana-deine-taegliche-yoga-praxis).
44: Studie – Sportmedizin der Universität Saarland 2018.
(www.swr.de/wissen/odysso/broadcastcontrib-swr-35294.html).
45: Deutsche Gesellschaft für Innere Medizin e.V. (DGIM), Prof. Dr. med. Cornel C. Sieber (www.internisten-im-netz.de/aktuelle-meldungen/aktuell/altersbedingter-muskelabbau-wird-oft-unterschaetzt.html).
46: Der Beckenboden: Die Macht der Mitte, Petra Orzech, Juliana Afram – Yogaeasy
(www.yogaeasy.de/artikel/der-beckenboden-die-weibliche-mitte-erspueren).
47: Lehrbuch Faszien: Grundlagen, Forschung, Behandlung, Robert Schleip,
Urban & Fischer, 2020.
48: Anatomy Trains, Tomas W. Myers, Urban & Fischer, 2014, S. 15.
49: Faszien Yoga, Lucia Nirmala Schmidt, Nymphenburger Verlag, 2016.
50: Mark Stephens, Yoga für einen guten Schlaf, S. 48, S. 66, S. 83.
51: Schlaf gut, Guy Meadows, Rowohlt Taschenbuchverlag, 2019.
52: Yoga Nidra – Wirkung auf Körper und Geist, Yogaworld , 2020
(https://yogaworld.de/yoga-nidra-wirkung-auf-koerper-und-geist).
53: Yogaeasy (www.yogaeasy.de).
54: Yogamour+ (https://plus.yogamour.de).
55: Die Kraft des Dialogs, Dr. Mirriam Prieß, Südwest, 2021.

Weiterführende Literatur

Yoga verstehen, Ann Swanson, DK, 2019.
Der Yoga-Doc: Heilen mit Yoga, Ronald Steiner, Riva, 2019.
Yogatherapie in der Praxis, Bitta Boerger, O.W. Barth, Mai 2023.
Fußsprache – Erkennen und Verstehen, Ulli Wurpes, Eigenverlag Ulli Wurpes, 2019.
5 Dinge, die Sterbende am meisten bereuen, Bronnie Ware, Goldmann, 2015.
Yoga – Rituale, Diana Schöpplein, Knaur Balance, 2022.
Restorative Yoga, Lorna Neuber, Südwest, 2019.
Die Mudra Box, Stefanie Schmid-Altringer, Gräfe und Unzer, 2021.
Yin Yoga, Helga Baumgartner, blv, 2017.

Glossar

Bhagavadgita
Heiliger Text des Hinduismus, eingebettet im Epos Mahabharata. In Form eines Dialogs zwischen dem Krieger Arjuna und dem Gott Krishna vermittelt er spirituelle und ethische Lehren. Vor einer entscheidenden Schlacht zweifelt Arjuna an der Gerechtigkeit des Kampfes gegen Verwandte. Krishna lehrt ihn über seine Pflicht (Dharma), die unsterbliche Seele und Wege zum spirituellen Erwachen durch Yoga.

Chakren
Feinstoffliche Energiezentren (Kreise, Wirbel) im Körper, die entlang der Wirbelsäule liegen. Sie nehmen Energie von außen auf und verteilen sie im Körper. Sind die Chakren geöffnet, fließt die Energie. Durch äußere Einflüsse kann die Energie in den Chakren blockiert sein. Es gibt sieben Chakren, die für bestimmte Körper- und Lebensbereiche stehen. Sie bauen sich vom Becken bis zur Kopfkrone auf. Die unteren sind den Grundbedürfnissen und Emotionen zugeordnet, die oberen den feinstofflicheren höheren und geistigen Fähigkeiten.

1. **Muladhara-Chakra** – Das Wurzelchakra befindet sich an der Basis der Wirbelsäule und steht für die Verbindung zur physischen Welt, Sicherheit und Überleben. Es wird durch die Farbe Rot repräsentiert und dem Element Erde zugeordnet. Ein ausgeglichenes Muladhara-Chakra fördert ein Gefühl von Sicherheit, Urvertrauen und Lebensenergie. Ungleichgewichte können Ängste, Unsicherheiten oder Probleme mit dem Körperbewusstsein hervorrufen.

2. **Svadhisthana-Chakra** – Das Sakral- oder Sexualchakra liegt im Bereich des Unterbauchs, etwa zwei Fingerbreit unterhalb des Nabels. Es ist Zentrum für Kreativität, Emotionen, Sinnlichkeit und Lebensfreude und symbolisiert die Verbindung zu den eigenen Gefühlen und der schöpferischen Kraft. Es wird durch die Farbe Orange und das Element

Wasser repräsentiert. Ein ausgeglichenes Svadhisthana-Chakra fördert Stabilität, Kreativität und ein positives Körpergefühl, Blockaden können zu Gefühlsblockaden oder Beziehungsschwierigkeiten führen.

3. **Manipura-Chakra** – Das Solarplexus- oder Nabelchakra liegt im Bereich des Solarplexus, oberhalb des Nabels. Es steht für persönliche Macht, Selbstbewusstsein, Willenskraft und Transformation und symbolisiert das innere Feuer und die individuelle Stärke. Das Chakra wird durch die Farbe Gelb und das Element Feuer repräsentiert. Ein harmonisches Manipura-Chakra fördert Selbstvertrauen, Entschlossenheit und Willenskraft. Blockaden können zu Unsicherheit, Wut, Verdauungsproblemen oder einem Mangel an Motivation führen.

4. **Anahata-Chakra** – Das Herzchakra liegt in der Mitte der Brust auf Höhe des Herzens. Es ist das Zentrum für Liebe, Mitgefühl, Harmonie und emotionale Heilung. Es wird durch die Farbe Grün und das Element Luft repräsentiert. Ein ausgeglichenes Anahata-Chakra fördert liebevolle Beziehungen, Selbstakzeptanz und ein Gefühl der inneren Verbundenheit. Blockaden im Herzchakra können zu Einsamkeit, emotionalen Schmerzen oder Schwierigkeiten in zwischenmenschlichen Beziehungen führen.

5. **Vishuddha-Chakra** – Das Kehlchakra befindet sich im Bereich des Halses. Es steht für Kommunikation, Selbstausdruck und Kreativität. Es soll die Klarheit der eigenen Gedanken und die Kommunikation fördern und wird durch die Farbe Blau und das Element Äther (Raum) repräsentiert. Ein ausgeglichenes Vishuddha-Chakra ermöglicht freies, ehrliches Sprechen und Zuhören sowie kreativen Ausdruck. Blockaden können zu Kommunikationsschwierigkeiten, Angst vor Selbstausdruck und körperlichen Beschwerden im Halsbereich führen.

6. **Ajna-Chakra** – Das Stirnchakra oder auch Drittes Auge liegt zwischen den Augenbrauen, leicht oberhalb der Nasenwurzel. Es ist das Zentrum für Intuition, geistige Klarheit, Erkenntnis und Weisheit und symbolisiert die Fähigkeit, die Realität über die physischen Sinne hinaus zu verstehen. Dieses Chakra wird durch die Farbe Indigo repräsentiert und ist mit dem Element Licht oder Geist verbunden. Ein ausgeglichenes Ajna-Chakra fördert Intuition, innere Einsicht und ein tiefes Bewusstsein. Blockaden können zu Verwirrung, Konzentrationsschwierigkeiten und einem Mangel an innerer Vision führen.

7. **Sahasrara-Chakra** – Das Kronenchakra befindet sich am Scheitel des Kopfes. Es steht für spirituelle Verbindung, Erleuchtung, universelles Bewusstsein und die Vereinigung mit dem Göttlichen und wird oft als Lotus dargestellt. Dieses Chakra wird durch die Farbe Violett oder Weiß repräsentiert und ist keinem Element zugeordnet, da es die Ebene des reinen Geistes verkörpert. Ein geöffnetes Sahasrara-Chakra ermöglicht tiefen inneren Frieden, spirituelle Erfüllung und ein Gefühl der Einheit mit dem Universum. Blockaden können sich als Sinnverlust, geistige Verschlossenheit oder Entfremdung äußern.

Hatha Yoga Pradipika

Ein klassischer Text des Hatha-Yoga, verfasst von Swatmarama im 15. Jahrhundert. Sie gilt als eine der wichtigsten Schriften des Hatha-Yoga und beschreibt Techniken und Prinzipien zur Erweckung der inneren Lebensenergie (Prana) und zur Vorbereitung auf spirituelle Erkenntnis. Die Hatha Yoga Pradipika behandelt Themen wie Asanas (Körperhaltungen), Pranayama (Atemübungen), Bandhas (Energieverschlüsse), Mudras (Gesten) und Meditation. Ziel des Textes ist es, den Körper und Geist zu reinigen und zu stärken.

Kirtan

Traditionelle Form des Chantens, bei der spirituelle Mantras oder Gesänge wiederholt werden. Die Praxis wird meist von Instrumenten wie Harmonium, Tabla oder Gitarre begleitet. Kirtan fördert eine meditative Stimmung und verbindet die Teilnehmenden.

Mudras

Symbolische Handgesten aus den östlichen Gesundheitslehren und dem Yoga, die auf den Körper eine positive Wirkung erzielen können. Gesten sind Teil unserer Kommunikation. Mit Handbewegungen können wir viel ausdrücken. Die Mudras finden sich vor allem in Buddhadarstellungen und im indischen Tanz. Sie sind nicht nach außen gerichtet, sondern senden Botschaften an uns selbst. So können wir eine positive sprachliche Botschaft an uns selbst verstärken, indem wir die Mudra halten und an die Botschaft denken.

Patanjali

Indischer Gelehrter und Weiser, der als Autor der Yoga-Sutras gilt. Die Yoga-Sutras sind eine Sammlung von 195 kurzen Versen, die den achtgliedrigen Pfad des Yoga (Ashtanga) beschreiben. Dieser Pfad umfasst ethische Prinzipien (Yamas und Niyamas), Körperhaltungen (Asanas), Atemkontrolle (Pranayama) sowie mentale und meditative Praktiken zur Selbstdisziplin und inneren Erkenntnis.

Upanishaden

Eine Sammlung philosophischer Schriften des Hinduismus, die als abschließender Teil der Veden (Vedanta) gelten. Sie entstanden 800–500 v. Chr. und erforschen die spirituellen und metaphysischen Aspekte des Daseins. Zentrale Themen sind die Natur des Selbst (Atman), das Absolute (Brahman), Karma, Wiedergeburt und die Suche nach Erleuchtung. Im Gegensatz zu den Anweisungen der Veden konzentrieren sie sich auf Meditation und Erkenntnis.

Veden

Die ältesten heiligen Texte des Hinduismus. Sie entstanden vor über 3000 Jahren und enthalten Hymnen, Gebete, Mantras und Rituale, die zur Anrufung der Götter und für religiöse Zeremonien genutzt wurden. Neben spirituellen Themen behandeln sie auch Kosmologie, Natur und Moral. Sie sind die früheste Quelle hinduistischer Philosophie und Spiritualität.

Yogastile

Ashtanga-Yoga ist ein kraftvoller Yogastil, der aus festgelegten Serien von Asanas (Körperhaltungen) besteht. Jede Serie folgt einer festen Abfolge von Posen, die durch dynamische Bewegungen und Atemtechniken (Vinyasa und Ujjayi-Atmung) miteinander verbunden sind. Ashtanga ist körperlich herausfordernd und fördert Kraft, Flexibilität und Ausdauer. Der Stil eignet sich besonders für Menschen, die eine intensive und selbstständige Praxis suchen.

Iyengar-Yoga legt den Fokus auf präzise Körperhaltungen (Asanas) und die korrekte Ausrichtung des Körpers. Es werden häufig Hilfsmittel wie Blöcke, Gurte und Decken verwendet, um die Haltungen sicher und genau auszuführen. Die Praxis ist eher langsam und methodisch, wobei jede Position länger gehalten wird, um Kraft, Flexibilität und Balance zu fördern.

Jivamukti-Yoga ist eine moderne, ganzheitliche Form des Yoga, die in den 1980er-Jahren in New York entwickelt wurde. Sie verbindet körperliche Praxis mit spirituellen und ethischen Aspekten. Jivamukti-Yoga beinhaltet dynamische, fließende Bewegungsabfolgen, Meditation, Atemübungen (Pranayama), Musik (oft Mantras) sowie philosophische und spirituelle Lehren, oft mit Fokus auf Mitgefühl und Tierschutz. Dieser Stil fördert körperliche Stärke und Flexibilität, aber auch Bewusstsein und Achtsamkeit im Alltag.

Kundalini-Yoga ist das Yoga der Energie. Kundalini heißt wörtlich »Schlangenkraft«. In der Yogaphilosophie liegt die Schlange eingerollt unter dem Muladhara-Chakra und soll durch Techniken der Reinigung und Stärkung geweckt werden. Ziel ist es, dass sie aufsteigt bis ins höchste Chakra, das Sahashara Chakra. Im Kundalini-Yoga werden meist ganz andere Haltungen geübt, diese aber möglichst lang, um die Energie im Körper zu aktivieren.

Sivananda-Yoga ist ein traditioneller, ganzheitlicher Yogastil, der von Swami Sivananda und seinem Schüler Swami Vishnudevananda entwickelt wurde. Der Stil basiert auf fünf Prinzipien: richtige Körperübungen (Asanas), richtige Atmung (Pranayama), richtige Entspannung (Savasana), richtige Ernährung (vegetarisch) und positives Denken (Vedanta) mit Meditation. Eine typische Sivananda-Yogastunde folgt einer festen Abfolge von zwölf Grundhaltungen, kombiniert mit Atemübungen und Entspannungstechniken. Dieser Ansatz betont das körperliche, mentale und spirituelle Wohlbefinden und eignet sich besonders für Praktizierende, die eine ruhige und meditative Form des Yoga suchen.

Vinyasa-Yoga ist ein dynamischer und fließender Yogastil, bei dem die Bewegungen synchron mit dem Atem ausgeführt werden. Jede Haltung (Asana) geht sanft in die nächste über, wodurch ein »Flow« entsteht. Es gibt keine feste Abfolge; die Stunden sind oft kreativ gestaltet und variieren in Intensität und Thema. Vinyasa-Yoga stärkt die Muskulatur, fördert Flexibilität und Konzentration und eignet sich besonders für Menschen, die eine kraftvolle und zugleich meditative Praxis schätzen.

Übersicht: Yoga-Asanas

Originale Bezeichnung	Deutsche Bezeichnung	Bild auf S.
Adho Mukha Svanasana	herabschauender Hund	79, 202
Adho Mukha Vrikshasana	Handstand	101
Alanasana (High Lunge)	hoher Ausfallschritt	58, 198
Anahata Asana	Panther	70, 172
Anjaneyasana (Low Lunge)	tiefer Ausfallschritt	87
Ardha Chandrasana	Halbmond	133
Ardha Uttanasana	halbe stehende Vorbeuge	146
Bakasana	Krähe	102
Balasana	Kindhaltung	86, 118
Bananasana	Banane/liegende Seitbeuge	173
Bhujangasana	Kobra	58
Bitilasana	Kuh	89
Dead Bug	Käfer	208
Dragon Pose	Drache	174
Garudasana	Adler	119
Golden Gate Bridge	Rückbeuge	88
Gomukhasana	Kuhgesicht	205
Halasana	(halber) Pflug	127
Jalandhara Bandha	Kehlkopfverschluss	113
Kapotasana	(halbe) Taube	50
Kurmasana	Schildkröte/Vorbeuge	173
Majariasana	Katze	89
Malasana	Hocke	80
Matsyasana	Fisch	126
Matsyendrasana	Drehsitz	112
Natarajasana	Tänzer	102
Navasana	Boot	109
Paschimottanasana	sitzende Vorbeuge	153
Phalakasana	Brett	132, 163
Salamba Bhujangasana	Sphinx	94
Salamba Sirshasana	Kopfstand	101
Setu Bandha Sarvangasana	Schulterbrücke	95
Shalabasana	Heuschrecke	164, 201
Shavasana	Totenhaltung	196
Shishumerasana	Delfin	119
Simhasana	Löwe	126
Spinal Flex	Kamelritt	51

Originale Bezeichnung	Deutsche Bezeichnung	Bild auf S.
Sucirandhrasana	Nadelöhr	205
Supta Baddha Konasana	liegender Schmetterling	88
Tadasana	Berghaltung	132
Uddiyana Bandha	Nabelverschluss	113
Upavista Konasana	sitzender Winkel	69
Urdhva Hastasana	gestreckte Berghaltung	146
Urdhva Mukha Svanasana	heraufschauender Hund	94
Ustrasana	Kamel	60
Utkatasana	Stuhl	78, 198
Uttanasana	stehende Vorbeuge	68, 152
Utthita Parshvakonasana	Seitwinkel	169
Utthita Trikonasana	Dreieck	110
Vashistasana	Seitstütz	111
Viparita Karani	halber Schulterstand	69
Virabhadrasana I	Krieger I	95
Virabhadrasana II	Krieger II	70, 161
Virabhadrasana III	Krieger III	162
Vrksasana	Baum	52, 100

Register

Dank

Ich danke meiner Yogalehrerin Irina Alex und meiner Ausbilderin in Positiver Psychologie Elisabeth Walcher für ihre inspirierenden Vorworte zu diesem Buch. Ein besonderer Dank geht an Bitta Boerger, meiner erfahrenen Yogatherapieexpertin, für das Interview über Yoga und positives Altern.

Meinem Mann Jürgen Krieger sowie meinen Töchtern Lena und Inga danke ich für ihre Unterstützung, Geduld und Inspiration.

Vielen Dank an Beate Kuckertz für ihre konstruktive Kritik zu meinem ersten Entwurf.

Mein herzlicher Dank gilt dem Team des Stiebner und Copress Verlags, insbesondere Melanie Stiebner, für das Vertrauen, dieses Buch zu ermöglichen. Ein weiterer Dank gilt meiner Lektorin Verena Stindl für ihre beständige Unterstützung und Danai Afrati für das schöne Design.

Danke an die Fotografin Tina Welther für die authentischen Aufnahmen und an das Nordlicht Studio für die fantastische Shootinglocation.

Meiner langjährigen Yogalehrerin Bärbel Mießner danke ich für ihre Unterstützung, ebenso den Yogastudios YogaBee, Salon de Shakti, Riverflow und Lovelysita, die meine Workshops und meine Fortbildung ermöglicht haben.

Dank auch an meine Social Media Assistentin Mara-Paulin Kabitschke und an Katharina Dohmann für ihre Arbeit am Onlinekurs.

Liebe Leser:innen,

wir freuen uns, dass wir Sie mit diesem Buch inspirieren und Teil Ihrer spirituellen Reise sein dürfen. Noch mehr Inspiration, originelle Ideen und besondere Themen finden Sie auf unserer Verlagsseite www.copress.de.

Text: Sabine Krieger
Fotografie: Martina Welther
Illustrationen: CFK, mitay20– stock.adobe.com
Cover und Layout: Danai Afrati
Lektorat: Dr. Verena Stindl
Gedruckt bei: Central Dabas Printing House, Ungarn

FSC www.fsc.org MIX Papier | Fördert gute Waldnutzung FSC® C106616

ISBN 978-3-7679-1306-6

Bibliografische Information der Deutschen Nationalbibliothek: Die Deutsche Nationalbibliothek verzeichnet diese Publikation in der Deutschen Nationalbibliografie; detaillierte bibliografische Daten sind im Internet über http://dnb.dnb.de abrufbar.

Die Ratschläge und Anleitungen in diesem Buch ersetzen nicht den Gang zu einem Arzt oder Therapeuten. Alle Anleitungen wurden von der Autorin und den Mitarbeiterinnen des Verlags sorgfältig entwickelt und geprüft. Eine Garantie wird jedoch nicht übernommen. Autorin und Verlag können für eventuell auftretende Schäden nicht haftbar gemacht werden.
Wir produzieren unsere Bücher mit großer Sorgfalt und Genauigkeit. Trotzdem lässt es sich nicht ausschließen, dass uns in Einzelfällen Fehler passieren. Auf unserer Webseite finden sich bei dem jeweiligen Titel eventuelle Korrekturen (Errata). Sollten Sie in diesem Buch einen Fehler finden, so bitten wir um einen Hinweis an verlag@stiebner.com. Für solche Hinweise sind wir sehr dankbar, denn sie helfen uns, besser zu werden.

www.copress.de